Haug

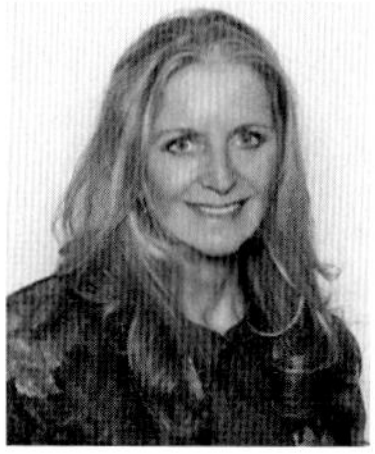

Über die Autorin

Dr. Linda Johnston ist seit der Gründung ihrer homöopathischen Praxis im Jahre 1986 ein weltweit aktives Mitglied der homöopathischen Gemeinschaft. Nach Abschluss ihres Medizinstudiums an der University of Washington, USA, im Jahre 1979 schloss sich ein weiteres Jahr der Ausbildung zur Hausärztin an. 1981 eröffnete sie ihre Praxis als Haus- und Allgemeinärztin. Sie begann 1986 mit ihrer homöopathischen Ausbildung und behandelte noch im gleichen Jahr die ersten Patienten homöopathisch. Ihr Hauptaugenmerk lag von jeher auf der klinischen Praxis der Homöopathie, und dies ist bis heute der Fall.

Sich über das Schreiben und Lehren am Leben der homöopathischen Gemeinschaft zu beteiligen und Beiträge zu liefern, ist für Linda Johnston gleichermaßen wichtig. In den Jahren 1991 bis 1996 entwickelte sie ein 2-jähriges Ausbildungscurriculum für Ärzte, das sie während dieser Zeit in vier verschiedenen amerikanischen Städten unterrichtete. Auch international ist sie als Dozentin bekannt.

Linda Johnston ist nicht nur Autorin zahlreicher Artikel in homöopathischen Fachzeitschriften, sondern auch Autorin von *Additions to the Homeopathic Repertory from Kent's Lectures on Homeopathic Materia Medica* (Christine Kent Agency, 1990) sowie wie eines populären Buches für Laien, *Everyday Miracles: Homeopathy in Action* (Christine Kent Agency, 1991). Seit ihrer ersten öffentlichen Vorlesung im Jahre 1987 hat sie Hunderte von Radio- und TV-Auftritten absolviert, darüber hinaus sind zahlreiche Interviews in Printmedien erschienen, in denen sie die breite Öffentlichkeit über die Homöopathie informiert.

Dr. Linda Johnston arbeitet derzeit als Co-Autorin zusammen mit ihrem Mann Frans Vermeulen an einem umfangreichen Werk über Pflanzen und Pflanzenfamilien; die ersten Bände werden noch im Sommer 2011 erscheinen.

Linda Johnston

Homöopathische Fallanalyse bei Kindern

Die Sankaran-Methode und weitere Ansätze

Aus dem amerikanischen Englisch übersetzt
von Jochen Klein

Karl F. Haug Verlag · Stuttgart

Bibliografische Information der Deutschen Nationalbibliothek
Die Deutsche Nationalbibliothek verzeichnet diese Publikation in der Deutschen Nationalbibliografie; detaillierte bibliografische Daten sind im Internet über http://dnb.d-nb.de abrufbar.

Anschrift der Autorin:
Linda Johnston, MD
P.O. Box 8498
Van Nuys, CA 91409
USA

Anschrift des Übersetzers:
Jochen Klein
Inzlingerstr. 19a
79540 Lörrach

Originaltitel: The Child's World. New Approaches to the Homeopathic Treatment of Children

Unsere Homepage: www.haug-verlag.de

Printed in Germany

Umschlaggestaltung: Thieme Verlagsgruppe
Verwendete Fotos: www.imagestate.com, PhotoDisc Inc.
Satz: stm | media GmbH, Köthen
Satzsystem: Adobe InDesign CS5
Druck: Grafisches Centrum Cuno, Calbe

ISBN 978-3-8304-7422-7 1 2 3 4 5 6

Wichtiger Hinweis: Wie jede Wissenschaft ist die Medizin ständigen Entwicklungen unterworfen. Forschung und klinische Erfahrung erweitern unsere Erkenntnisse, insbesondere was Behandlung und medikamentöse Therapie anbelangt. Soweit in diesem Werk eine Dosierung oder eine Applikation erwähnt wird, darf der Leser zwar darauf vertrauen, dass Autoren, Herausgeber und Verlag große Sorgfalt darauf verwandt haben, dass diese Angabe dem Wissensstand bei Fertigstellung des Werkes entspricht.

Für Angaben über Dosierungsanweisungen und Applikationsformen kann vom Verlag jedoch keine Gewähr übernommen werden. Jeder Benutzer ist angehalten, durch sorgfältige Prüfung der Beipackzettel der verwendeten Präparate und gegebenenfalls nach Konsultation eines Spezialisten festzustellen, ob die dort gegebene Empfehlung für Dosierungen oder die Beachtung von Kontraindikationen gegenüber der Angabe in diesem Buch abweicht. Eine solche Prüfung ist besonders wichtig bei selten verwendeten Präparaten oder solchen, die neu auf den Markt gebracht worden sind. Jede Dosierung oder Applikation erfolgt auf eigene Gefahr des Benutzers. Autoren und Verlag appellieren an jeden Benutzer, ihm etwa auffallende Ungenauigkeiten dem Verlag mitzuteilen.

Widmung

Dieses Buch ist meinem Vater **Gerald F. Johnston** gewidmet

Danksagung

Niemand hat einen größeren Anteil am Zustandekommen dieses Buches als Dr. Sverre Klemp vom Haug Verlag in den MVS Medizinverlagen Stuttgart. Nur ein weiteres Buch über die homöopathische Behandlung von Kindern zu schreiben, wäre für mich kein so sehr verführerischer Gedanke gewesen; Sverre Klemps Vision von diesem Projekt beinhaltete aber vor allem den innovativen Gedanken, den Fokus auf die im vergangenen Jahrzehnt entwickelten neuen und erfolgreichen Trends innerhalb der Homöopathie zu legen. Nachdem er zunächst ganz alleine den Ball ins Rollen gebracht hatte, begannen wir mit der gemeinsamen Arbeit. In den ersten Monaten unserer Diskussionen über sein Projekt, seine Anteile, Überzeugungen und seine exemplarischen Kenntnisse zu dem, was einerseits auf dem Büchermarkt noch nicht verfügbar ist, andererseits aber den Homöopathen große Dienste erweisen könnte, wuchsen mein Respekt und meine Bewunderung für sein scheinbar grenzenloses Talent und seinen Scharfsinn. Das Resultat unserer Zusammenarbeit war die Fortentwicklung seiner ursprünglichen Inspiration zu dem Buch, das Sie jetzt in Händen halten. Es war ein Prozess, der angefüllt war mit immenser Freude und Kreativität, und dafür gebührt Sverre Klemp meine Dankbarkeit.

Auch Dr. Sunil Anand verdient eine besondere Erwähnung. Ich stehe tief in seiner Schuld. Sein Beitrag zu diesem Buch entwickelte sich bereits vor vielen Jahren, als ich unter seiner wunderbaren Anleitung begann, mich mit der Behandlung von Kindern zu beschäftigen. Dr. Anand hat einen wohlverdienten, weltweit bekannten Ruf als der führende Experte der homöopathischen Behandlung von Kindern und es war für mich immer ein Quell großer Freude, dass es mir vergönnt war, über viele Jahre hinweg von ihm lernen zu dürfen. Die von ihm verkörperte Kombination aus ruhigem und freundlichem Auftreten, erstaunlicher Wahrnehmungsgabe und riesigem Wissen ist der Maßstab für alle Homöopathen, diesen Level in der Behandlung von Kindern zu erreichen. Dr. Anands Beiträge in Form der Fallbeispiele, seiner Kommentare und Analysen haben dieses Buch insgesamt besser und instruktiver gemacht. Wenn Sie seine Fallbeispiele lesen und daraus lernen, bin ich mir sicher, dass Sie ebenso viel Nutzen daraus ziehen werden, wie ich es getan habe.

Weitere wichtige Beiträge hat Rachel Lipman Mostow, die einen speziellen Platz in meinem Herzen hat, geliefert. Ihre Erfahrungen wird sie Ihnen in ihren eigenen Worten in Kapitel 9 schildern. Ich habe sie und ihre vier Kinder über viele Jahre hinweg behandelt. Es sind Menschen wie Rachel, die dazu beitragen, dass das Leben als Homöopath noch erstaunlicher und reicher wird, als es das ohnehin schon ist. Ihre Intelligenz, Wahrnehmung und ihr Einsatz für ihre Werte und ihre Familie können jedermann nur hohe Bewunderung abverlangen. Von unserer ersten Begegnung an zeigte sie einen von kritischer Intelligenz durchdrungenen Eifer zu verstehen, was mit ihr und ihrer Familie vorging und was die Homöopathie ausrichten konnte und wie dies geschah. Über die Jahre hat sie sich einen scharfen Blick erarbeitet, ebenso wie die Fähigkeit, ihre Kinder zu beobachten und zu verstehen – es ist die reine Freude, diese beiden Dinge bei ihr zu sehen. Ich möchte ihr nicht nur für ihren Beitrag zu diesem Buch danken, sondern auch für die vielen wundervollen Jahre unserer Zusammenarbeit.

An all die vielen anderen, die dieses Buch ermöglicht haben, geht mein tiefster und herzlichster Dank. In besonderer Weise möchte ich Divya Chhabra, Rajan Sankaran, Jayesh Shah, Sujit Chatterjee, Sudhir Balbota und meinen anderen Lehrern danken, die so viel zu meinem Wissen und meinen Fähigkeiten als Homöopathin beigetragen haben.

Und schließlich möchte ich noch meinem wunderbaren Ehemann Frans Vermeulen danken. Seine Unterstützung und sein liebevolles Wesen machen für mich jeden Tag, nicht nur die Tage des Schreibens, unendlich segensreich.

Van Nuys, Kalifornien, USA, November 2010
Linda Johnston, MD

Inhaltsverzeichnis

1 Einführung

1.1 Der Ansatz zur Behandlung von Kindern

Im Verlauf eines jeden homöopathischen Seminars, das ich bislang besucht habe – und das waren Dutzende – wurde unvermeidlich irgendwann die Frage gestellt: „Und wie behandelt man Kinder?" Diese Frage erklärt sich aus der Auffassung, die Therapie von Kindern unterscheide sich grundsätzlich von der eines Erwachsenen. Menschen sind jedoch überall auf dieser Welt einfach nur Menschen, und mit der Homöopathie kann jedermann in nahezu gleicher Art und Weise behandelt werden – in jeder Altersstufe, in jedem Kulturkreis und in jedem Stadium des Lebens. Dennoch weist die Kindheit natürlich bestimmte Besonderheiten auf, die einen Einfluss auf unseren therapeutischen Ansatz ausüben.

Ein offenkundiger Unterschied, mit dem Homöopathen sich auseinanderzusetzen haben, besteht darin, dass Kinder entweder (noch) nicht über die Fähigkeit des verbalen Ausdrucks verfügen oder diese zu schwach ausgeprägt ist, um eine differenzierte Schilderung ihrer körperlichen oder emotionalen Befindlichkeiten zu ermöglichen. In Anbetracht des Umstands, dass die homöopathische Methodik in ihrem Streben nach einer korrekten Verschreibung ganz wesentlich vom Verständnis der Erlebenswelt des individuellen Patienten abhängig ist, fragen sich Homöopathen, wie es möglich sein kann, von einem nonverbalen Patienten die notwendigen Informationen zu erlangen. Und dies ist nur eine der zahlreichen unterscheidenden Charakteristika der Kindheit, die insgesamt vom Behandler besondere Fähigkeiten und Erkenntnisse verlangen. Im Folgenden werden alle diese Besonderheiten und die Art und Weise, in der sie das Vorgehen bei der Behandlung eines Kindes bestimmen, vorgestellt.

Homöopathen haben sich hinsichtlich der Sammlung von Informationen immer auf das Werkzeug der Beobachtung verlassen. Dies alleine bleibt jedoch sinnlos, solange der Behandler nicht weiß, wonach er zu suchen und wie er die Beobachtungen dann zu interpretieren hat. Dieses Buch hat zum Ziel, dem Homöopathen bei dem Versuch, hier ein tieferes Verständnis zu erlangen, Hilfestellung zu geben – und dies erfolgt über die Betrachtungen zum Wesen der Kindheit, zu den Stadien der Entwicklung und zu der Perspektive, aus der ein Kind diese Welt wahrnimmt.

Für die meisten Homöopathen macht die Behandlung von Kindern nur einen gewissen Anteil ihres gesamten Patientenaufkommens aus. Einige Praxen behandeln dagegen überwiegend Kinder. Aber unabhängig davon, ob nur ein Kind pro Jahr behandelt wird oder die überwiegende Zeit für kindliche Patienten aufgewandt wird, wollen alle Homöopathen nur eines erreichen, und das sind erfolgreiche Verschreibungen für jeden ihrer Patienten. Jeder Therapeut, der bereits eine gewisse Zeit praktiziert, entwickelt auf ganz natürliche Weise seinen eigenen Behandlungsstil, er arbeitet bevorzugt mit bestimmten Methoden, folgt bestimmten Gedanken und hat eine individuelle Vorgehensweise im Umgang mit Patienten. In dem Maß, in dem die Lernprozesse des einzelnen Homöopathen voranschreiten und seine Erfahrung wächst, entwickelt sich auch der persönliche Stil weiter. Zugleich jedoch wird das allen Homöopathen gemeinsame, durch die Methodik vorgegebene Fundament beibehalten.

Der Zuwachs an Wissen und Fertigkeiten kann für jeden Behandler, vom Studenten der Homöopathie bis hin zum erfahrenen Praktiker, nur von Vorteil sein. Die in diesem Buch formulierten Gedanken zielen zum einen darauf ab, durch die Erweiterung der grundlegenden Prinzipien das therapeutische Fundament zu verbreitern, und andererseits Ihre Fähigkeiten um neue Perspektiven und Techniken zu ergänzen. Anders formuliert: Wo auch immer Sie sich momentan in Bezug auf Ihre homöopathische Expertise befinden, sollte dieses Buch Ihnen ermöglichen, tiefer in das „Reich“ des erfolgreichen Verstehens und der Verschreibung für Kinder vorzudringen. Ausgehend von der Vorstellung traditioneller Methoden beschäftigt sich das Buch in der Folge damit, neue Gedanken und Ansätze der Homöopathie zu erkunden, voneinander abzugrenzen und darzustellen, wie sie in der Behandlung von Kindern erfolgversprechend eingesetzt werden können.

1.2 Was ist das Behandlungsziel?

Jeder Mensch trifft bestimmte Entscheidungen zur Frage, wie er für die Erhaltung seiner Gesundheit sorgen möchte; bei Kindern wird dies in der Regel von den Eltern übernommen. Einige entschließen sich, den konventionellen medizinischen Konzepten und Methoden ihr Vertrauen zu schenken, während andere jegliche medizinische Hilfestellung überhaupt ablehnen. Wieder andere entscheiden sich für die Homöopathie als ihre präferierte Form von Medizin. Jede dieser Entscheidungen nimmt nicht nur Einfluss auf das, was im Krankheitsfall geschieht, sondern hat auch Auswirkungen auf die allgemeine Lebensführung und wie diese Menschen sich um das eigene Wohlergehen kümmern. Kurz: Die Wahl der Homöopathie als Heilmethode für sich selbst steht für eine Sicht auf das Leben, welche die Verknüpfung alles Lebendigen miteinander anerkennt, der gesamten Natur und auch jedes Aspekts eines jeden Menschen. Homöopathie ist ein Teil des Lebens und nicht dessen Umgehung.

Der allererste Schritt jeder therapeutischen Situation besteht – noch vor der Wahl der indizierten Therapieform – darin, sich eine klare Vorstellung vom Ziel der Behandlung zu verschaffen. Was versuchen wir als Homöopathen denn zu tun? Was ist unser Leitbild? Und bezogen auf das Thema dieses Buches: Worin besteht das Ziel der homöopathischen Behandlung eines Kindes? Sind wir einzig und allein darauf aus, Symptome verschwinden zu lassen? Wollen wir das Fieber eliminieren, die Ohrentzündung beseitigen, eine Asthma-Attacke stoppen oder das aufgeregte Kind besänftigen? Oder haben wir ein höheres, umfassenderes Ziel?

Diese wichtige Frage verbindet die Themen Gesundheit, Krankheit und Homöopathie miteinander. Das Verständnis für die komplexe Gesundheit und Krankheit muss zunächst vorhanden sein, bevor ein realistisches Therapieziel formuliert werden kann. Über dieses Verständnis zu verfügen, bildet überhaupt erst die Basis für jede Therapieform. Was ist Krankheit? Was ist Gesundheit? Was macht ein gesundes Kind aus? Die Beschäftigung mit diesen Fragen ist für Homöopathen keine neuartige Herausforderung. Schon von Beginn des Studiums an wurden wir mit diesen philosophischen und methodologischen Fragestellungen konfrontiert. Unsere Gedanken diesen Themen zuzuwenden, stand niemals im Rang bloßer Spekulation oder gegenstandsloser Gedankenspiele. Nein – es ist vielmehr ein wesentlicher und notwendiger Teil der Homöopathie und berührt die tiefere Bedeutung und den Stellenwert von Gesundheit und Krankheit, um darüber eine größere Tiefe der Heilung zu erreichen.

Hahnemann forderte, dass ein Homöopath sehr klar und präzise erfassen muss, worin die Krankheit eines Patienten besteht. Diesen, eine hochgradige Einsicht erfordernden Auftrag, können wir nur dann erfüllen, wenn wir genau wissen, wie sich denn „Gesundheit" zeigt. Nur dann ist es möglich, den Kontrast zwischen dem aktuellen, kranken Zustand und der angestrebten Gesundheit zu erfassen, die wir für den Patienten zu erlangen suchen. Dies gilt natürlich auch für die Behandlung von Kindern. Der erste Schritt auf dem Weg zur Verbesserung der gesundheitlichen Verfassung des Kindes ist es, all die normalen Veränderungsprozesse der Kindheit vollständig zu kennen und zu verstehen, auch die Stadien der immanenten, gesunden Entwicklungsprozesse, und zu verstehen, welchen Blick das gesunde Kind auf das Leben hat. Erst wenn wir all das zum gesunden Zustand wissen, ist es uns möglich, die Krankheit im Kind wahrzunehmen.

Dies mag unnötig kompliziert erscheinen. Ist es denn nicht offensichtlich, dass ein Kind krank ist, wenn es Fieber, Hautausschlag, Ohrentzündung, Husten oder eine Kolik hat? Unser Ziel aber besteht ja eben nicht in der einfachen Eliminierung dieser individuellen Symptome, sondern in der Wiederherstellung der Gesundheit des gesamten Menschen. Um das zu erreichen, muss das Kind in seiner Gesamtheit betrachtet werden, und dies vor dem Hintergrund des Wissens um das, was in jedem Stadium des Lebens eines Kindes normal und zu erwarten ist.

1.3 Traditionelle und neue Methoden

Ist das Ziel einmal definiert, so besteht der nächste Schritt in der Frage, welche Methoden am besten geeignet sind, dieses zu erreichen. Generationen von Homöopathen haben Kinder erfolgreich mit Methoden therapiert, die sich schwerpunktmäßig auf die Beobachtung und Erfassung von Verhaltensmustern abstützen, gekoppelt mit Schlüsselbegriffen der Arzneimittel und den pathognomonischen Symptomen. Ein Homöopath beobachtet ein Kind üblicherweise direkt oder erhält eine Schilderung durch die Eltern, dann sucht er nach den Schlüsselsymptomen oder erkennt die bekannten Verhaltensmuster eines der häufig vorkommenden Kindertypen.

Diese altbewährten Methoden haben über viele Jahrzehnte hinweg zahllose erfolgreiche Heilungen ermöglicht. Tatsächlich sind es häufig die Resultate der Behandlung von Kindern, die maßgeblich zur Verbreitung und zunehmenden Popularität der Homöopathie beigetragen haben. Warum stellt sich vor dem Hintergrund einer solch langen Tradition erfolgreicher Behandlung von Kindern denn die Frage nach einer Veränderung dieses Konzepts? Die Antwort lautet: Weil es trotz aller guten Resultate immer wieder Fälle gibt, in denen diese Methoden nicht zum Ziel führen, in denen das „offensichtlich indizierte" Mittel, gestützt von Schlüsselsymptomen, körperlichen Zeichen und dem passenden Kindertyp, dennoch nicht gewirkt hat. Das Ziel wurde dort also nicht erreicht.

1.4 Die Eltern

Alle Kinder haben Eltern, so viel ist klar. Deshalb muss dieser prägende Aspekt der Kindheit beachtet und in den Behandlungsansatz mit einbezogen werden. Der elterliche Einfluss und die sich daraus ergebenden Auswirkungen auf das Kind sind ein solch gravierender Teil seiner Erlebniswelt, dass das Wesen der Eltern, ihre Werte, ihr Lebensstil und Gesundheitszustand von herausragender Bedeutung für den Fall sind. Diese Einflüsse bleiben uns sogar noch im Erwachsenenalter erhalten. William Wordsworth (1770–1850) bemerkte dazu treffend: „Das Kind ist der Vater des Mannes."

Gleichermaßen selbstverständlich ist die Tatsache, dass jeder Erwachsene einmal Kind gewesen ist und alle Entwicklungsphasen des Entdeckens, Lernens, Wachsens und der Erkundung des Lebens selbst durchgemacht hat. Für einige Erwachsene sind diese Kindheitserfahrungen immer noch sehr lebendig und ausdrucksstark. Der berühmte Kinderbuchautor Dr. Seuss geht so weit zu sagen: „Erwachsene sind veraltete Kinder."

Alle Homöopathen haben erwachsene Patienten, deren Störung unter anderem auch nicht integrierte kindliche Entwicklungsphasen oder traumatische Erlebnisse umfasst, die fortlaufend das Leben überschatten. Für die Behandlung solcher Fälle ist die genaue Kenntnis der Kindheitsentwicklung, ihrer Stadien und der normalen Wegmarken von unschätzbarem Wert. Und obwohl dies ein Buch über die Behandlung von Kindern ist, wird vieles von dem hier Diskutierten dazu beitragen können, diejenigen erwachsenen Patienten, deren Kindheit immer noch lange Schatten über ihr Leben wirft, besser zu verstehen. Schließlich ist es niemals zu spät, eine glückliche Kindheit zu haben.

Das Kind steht im Zentrum eines Ökosystems, das für gewöhnlich aus den Eltern, anderen Pflegepersonen, den Großeltern, Geschwistern und anderen Verwandten gebildet wird. Alle diese Menschen nehmen einen wichtigen Platz im Leben des Kindes ein und sind von großer Bedeutung für seine Gesundheit. Manchmal gibt es sogar mehr als nur zwei Elternteile – und viel zu oft weniger als zwei. Homöopathen, die Kinder behandeln, sind sich der Bedeutung der häuslichen Umgebung und des elterlichen Einflusses auf die Gesundheit des Kindes sehr bewusst. Eltern sind eigenständige Menschen – dies muss in der Behandlung beachtet werden, ergänzt um das Verständnis, wie sie das Universum des Kindes strukturieren, wie sie mit ihm interagieren, es beobachten und unterstützen. Der Schweizer Psychiater C. G. Jung (1875–1961) beobachtete, dass ein Kind im Raum des Unbewussten der Eltern lebt [1]. Anders ausgedrückt kann man sagen, dass ein vollständig bewusster Elternteil den psychologischen Zustand des Kindes vollständig umgibt. Diese Sicht erlaubt es uns zu erfassen, wie extrem sensibel Kinder auf elterliche Gefühle, Gedanken und Handlungen reagieren. In der Anwendung der neuen Ansätze der Homöopathie erlangt diese Perspektive noch größere Bedeutung und wird im Verlauf des Buches ausführlich erläutert.

Um ein Kind als vollständiges Individuum zu erkennen, bedarf es einer umfassenden Sicht auf sein emotionales und entwicklungsbezogenes Ökosystem. Um das zu erreichen, ist es enorm hilfreich, sich zum Verbündeten der Eltern zu machen, die wertvolle Informationsquellen für uns sind. Dabei ist es aber wichtig, sich bewusst zu sein, dass sich die Wahrnehmungen der Eltern immer auf deren eigener Perspektive und der Tiefe ihrer Einsichtsfähigkeit begründen. Denn alles, was man von den Eltern hören wird, ist durch den Filter ihrer eigenen Wertvorstellungen, Erwartungen, ihres Bildungsniveaus, ihrer vorgefassten Meinungen und – natürlich – ihres eigenen Gesundheitszustandes gegangen. In manchen Fällen erfährt der Homöopath dabei mehr über den Elternfall als über den des Kindes! Auch wenn der Elternteil nicht bereits Patient ist, sind diese Informationen wichtige Hilfen, um die Umgebung, in der das Kind lebt, deutlicher wahrzunehmen. Die Herausforderung solcher Fälle besteht darin, dass es für den Homöopathen wichtig ist, in der Lage zu sein, zwischen der Verfassung des Elternteils und den Informationen bezüglich ihres Kindes zu unterscheiden – und zu wissen, wie all diese Informationen sinnvoll zu koordinieren sind.

Was für die Homöopathen gilt, trifft ebenso auf die Eltern zu: Auch sie müssen wissen, was sie an ihrem Kind beobachten; diese Kenntnis versetzt sie in die Lage, den Wert der Beobachtung als Information zum Wohlbefinden ihres Kindes ermessen zu können und daraus abzuleiten, welche zusätzlichen Angaben hilfreich sein könnten. Mit anderen Worten: Die Eltern helfen dem Homöopathen, ihrem Kind zu helfen, indem sie wissen, wie sie die Situation aus der homöopathischen Sicht wahrnehmen können. Die Eltern also quasi zum Stellvertreter zu machen, erfordert vom Homöopathen, Zeit mit ihnen zu verbringen und sie auf die gleiche Art auszubilden, in der er selbst ausgebildet wurde, d. h.

- sie mit den Grundlagen der homöopathischen Philosophie vertraut zu machen,
- ihnen Wissen zur Kindesentwicklung zu vermitteln,
- sie zu ermutigen, das Kind als Ganzes zu sehen,
- ein Bewusstsein für Ätiologien und Stressfaktoren zu vermitteln und
- zu erläutern, was Symptome sind und wie man sie erkennen kann.

Die Zusammenarbeit mit „Homöopathie-Eltern" ist nicht nur geeignet, die Heilungsergebnisse beim Kind wesentlich zu verbessern, sondern hilft Eltern auch, ihr Kind viel besser zu verstehen. Diese Form der Zusammenarbeit ist eine der großen Freuden in der Behandlung von Kindern. Das Teamwork mit den Eltern ist von derart herausgehobener Bedeutung, dass es in mehreren der folgenden Kapitel thematisiert werden wird.

1.5 Zusammenfassung

In dieser Einleitung habe ich kurz einige der für die Behandlung von Kindern spezifischen und speziellen Felder berührt. Jedes dieser Themen – und viele weitere mehr – werden in den folgenden Kapiteln ausführlich vorgestellt und diskutiert, um Ihnen einen tragfähigen Boden bezüglich der notwendigen Informationen für die Behandlung von Kindern zu verschaffen, Ihnen das Verständnis der neuen Methoden nahezubringen und die Eltern in den Prozess mit einbeziehen zu können. Unser Ziel als Homöopathen ist es, den von uns behandelten Kindern ein Maximum an Gesundheit zu ermöglichen. Das Ziel dieses Buches ist es, den homöopathischen Therapeuten zu helfen, dieses Ziel zu erreichen.

Literatur

[1] **Jung CG.** Psychology of the Unconscious. London: Kegan Paul Trench Trubner; 1916 (deutsche Ausgabe: Jung CG. Wandlungen und Symbole der Liebe. 1912).

2 Traditionelle Methoden der Behandlung von Kindern

Generationen von Homöopathen haben mit Erfolg Kinder behandelt. Während des 19. Jahrhunderts wurde die Homöopathie in den USA schwerpunktmäßig im Mittleren Westen ausgeübt, und dies von den Frauen und Müttern der ländlichen Farmgemeinschaften. Die riesige Ausdehnung Amerikas, insbesondere in den Great Plains, brachte es mit sich, dass Millionen von Menschen außerhalb formaler medizinischer Betreuung lebten. Ein erfahrener Arzt befand sich für gewöhnlich in einer Distanz von ein bis drei Tagesritten. Diese Lücke wurde ausgefüllt durch die häuslich ausgeübte Homöopathie, entsprechende Selbsthilfe-Kits und Bücher. Ganz wie sie es gewohnt waren, nahmen die genügsamen Farmer die Dinge selbst in die Hand. Verletzungen, Kinderkrankheiten, Fieber und andere medizinische Probleme wurden mithilfe der Homöopathie erfolgreich behandelt.

Im Verlauf dieser Jahre wurde so eine große Menge an Wissen und Erfahrung mit dieser Methodik akkumuliert, besonders hinsichtlich der Behandlung von Kindern und deren Beschwerden. Aus den durch lange Erfahrung entstandenen grundlegenden Ansätzen haben sich die Grundlagen der heutigen Methoden zur Behandlung von Kindern geformt. Bevor wir uns der Erkundung neuerer Ansätze in der Homöopathie und ihrer Anwendung bei Kindern zuwenden, lassen Sie uns zunächst einen kurzen Blick auf diese traditionellen Methoden werfen. Einige der dort zu findenden Fertigkeiten sind nämlich auch auf die neuen Ansätze anwendbar.

2.1 Kindertypen

Eine der üblichsten und populärsten Methoden in der Verschreibung für Kinder besteht darin, sie über einen Arzneimittel-„Typus“ zu identifizieren. Obwohl dies nicht unbedingt in der Absicht des Arztes Douglas M. Borland (1885–1960) lag, so war es doch sein Werk *Kindertypen*, das diese Herangehensweise wesentlich vereinfachte [1]. Diese Methode ordnet Kinder in einen Typus aus einer Reihe klar definierter Wesenstypen ein, die voneinander mithilfe einer Gruppe häufig zu beobachtender Symptome und Charakteristika unterschieden werden können.

Obwohl diese Vorgehensweise auch auf Erwachsene angewendet wurde und wird, hat sie sich bei jenen als bei Weitem nicht so effektiv herausgestellt wie bei Kindern. Warum scheint sich die Begrenzung auf eine überschaubare Anzahl von Typen in der Behandlung von Kindern zu bewähren, während die Verschreibung für Erwachsene ein riesiges Aufgebot tausender Mittel erfordert, aus denen das passende zu wählen ist?

Im Leben der Menschen gibt es Situationen, die von den meisten anderen auch so oder so ähnlich erlebt wurden. So sind zum Beispiel der Abschluss der Ausbildung, das Finden eines Lebenspartners, Kinder zu haben oder ein Heim aufzubauen, allesamt Erfahrungen, die von anderen Menschen auch in irgendeiner Form gemacht werden. Diese Meilensteine sind bei jedem zwar identisch, allerdings gibt es eine enorme Vielfalt der Art und Weise, in der die Menschen diese Erfahrungen erleben. Schon die Art ihrer Erziehung, die Schule, die sie besuchen, die Anzahl der Jahre des Schulbesuchs und ihr persönlicher Lernstil zeigen eine bemerkenswerte Vielfalt. Die Ehe ist ein universeller Ausdruck menschlichen Lebens, aber auch hier zeigen sich gewaltige kulturelle, soziale und individuell begründete Unterschiede. So gibt es beispielsweise eine enorme Anzahl verschiedenartiger Hochzeitszeremonien – von der formalisierten, dreitägigen traditionellen indischen Hochzeit bis hin zu den Blumenkindern der 1960er-Jahre, die in übermütiger Unbekümmertheit durch die Wälder tollten. Erwachsene individualisieren alles, was sie tun und werden von den Dingen, die sie tun, individualisiert.

Das Gleiche trifft auch auf ihr jüngeres Selbst zu. Als Kinder teilen die Menschen die universellen Stadien des frühen Lebens mit anderen Kindern. Sie bekommen Zähne, lernen zu gehen, arrangieren sich mit Geschwistern und beginnen ihre Schullaufbahn. Allerdings gibt es einen wichtigen Unterschied zwischen diesen Kindheits- und den späteren Erwachsenen-Erlebnissen: Kinder individualisieren diese Lebensstadien weniger und verallgemeinern sie stärker, als Erwachsene dies mit ihren Meilensteinen tun. Diesem Konzept werden wir uns jetzt eingehender zuwenden.

2.2 Individualität und Allgemeinheit

Ganz zu Anfang beginnt jeder sein Leben als eine einzige befruchtete Zelle. Diese einzelne Zelle teilt sich in zwei, dann in vier, dann in acht Zellen und setzt dies während des Wachstums fort. Während dieser frühen Stadien ähnelt der Zellhaufen, Blastula genannt, allen anderen Zellen. Das Genmaterial innerhalb jeder Zelle ist zwar höchst individuell, die dort definierten Eigenschaften sind aber noch nicht zum Ausdruck gekommen. Alles, was in diesem Stadium wahrgenommen werden kann, ist eine Gruppierung von Zellen, die allen anderen Blastula-Gruppierungen gleicht. Die Ähnlichkeiten überwiegen die individuellen Merkmale bei Weitem. Im Fortschreiten der Embryogenese kommen zunehmend menschliche Charakteristika zum Vorschein, bis schließlich die individuell unterscheidenden Merkmale dieses Menschen erkennbar werden. Und obwohl sich Neugeborene doch recht ähnlich sehen, so ist doch der Anteil an Gemeinsamkeiten jetzt bereits geringer und die individuellen Merkmale treten hervor.

Dieser Prozess kommt mit der Geburt nicht zum Stillstand. Im Zuge des Wachstums und der Reise durch seine Entwicklungsstadien begegnet das Neugeborene zahlreichen Erlebnissen allgemeiner Natur. Die physische und emotionale Reaktion auf diese Dinge fällt bei den meisten Kindern annähernd gleich aus. Davon abgesehen ist natürlich unbestreitbar, dass vom Moment der Geburt an – und sogar schon vorher – individuelle Unterschiede zwischen Kindern bestehen. Die eigentliche Frage jedoch ist die nach dem Verhältnis zwischen den universellen Charakteristika und Reaktionen im Vergleich zu den individuellen. Während der ersten Lebensjahre erleben Kinder vieles, was andere Kinder auch schon erlebt haben, und sie erleben es in sehr ähnlicher Art und Weise. Die Kunst, die Kinder bis zum Alter von sieben Jahren produzieren, ist auf der ganzen Welt bemerkenswert ähnlich. Jenseits dieser Altersstufe kommen die individuellen Unterschiede zum Vorschein, die kulturellen Einflüsse und die Vorlieben des kindlichen Künstlers zeigen sich.

Lässt sich ein hohes Maß an gemeinsamen Charakteristika bei einer nur geringen Individualität beobachten, kann man zu einer erfolgreichen Verschreibung gelangen, indem die universellen Charakteristika herangezogen werden – und nicht die präzise Individualität, wie es bei der Behandlung Erwachsener notwendig ist. Tritt hingegen die Individualität in den Vordergrund, so erfordert dies eine weit stärker individuell orientierte Verschreibung. Jenseits des Alters von sieben bis acht Jahren ist das Kind so weit zu seinem eigenen Selbst geworden, dass eine typenbasierte Verschreibung nicht mehr so erfolgreich sein wird, wie sie es in der Vergangenheit war. Im vorigen

Kapitel wurden die Veränderungen, die zur Entwicklung der wachsenden Selbstwahrnehmung und Identität des Kindes beitragen, bereits genannt. Dies ist eines der Felder, von dem unsere Verschreibungen beeinflusst werden.

Aber auch Erwachsene verfügen über Aspekte ihres Wesens, die nicht individuell, sondern im Universellen verankert geblieben sind. So erhält beispielsweise jeder Patient, der hinfällt und sich dadurch einen Bluterguss zuzieht, Arnica. Hier gibt es eine weit geringere Veranlassung zur Individualisierung einer Verschreibung, da jedermann sich in sehr ähnlicher Weise prellt, wenn er fällt. In der Folge eines unerwarteten tödlichen Schreckens reagiert fast jeder Mensch gut auf Aconitum. Der Fundus an Mitteln gegen akute Verletzungen ist für jedermann derselbe, da Menschen auf solche Ereignisse in fast exakt der gleichen Art und Weise reagieren. Sie reagieren als ein Teil einer universellen, gattungsmäßigen Erfahrung und nicht aufgrund ihrer eigenen spezifischen Individualität.

Neben der Klassifizierung nach grundlegenden Kindertypen stehen auch noch andere Ansätze zur Behandlung von Kindern zur Verfügung wie die Repertorisation und das Verschreiben nach Schlüsselbegriffen. Diese Methoden sind, anders als die Kategorisierung in Typen, bei Erwachsenen mit Erfolg angewandt worden. Da diese Techniken den meisten Homöopathen vertraut sind und sie für viele andere das Standbein der Verschreibung bilden, erscheint es nicht notwendig, mehr als eine kurze Vorstellung ihrer Prinzipien zu geben.

2.3 Repertorisation

Die Repertorisation ist keine Einzelmethode zur Analyse ausgewählter Symptome im Vergleich zu- und in Kombination miteinander. Anders als man vermuten könnte, führt eine Repertorisation alleine noch nicht zu einem Ergebnis – vielmehr ist die Auswahl der Symptome, die für die Analyse in Betracht kommen, der Schlüssel zum Erfolg. Noch dazu gibt es eine Vielzahl verschiedenartiger Ansätze innerhalb des Begriffs „Repertorisation“. Da eine tief gehende Diskussion der Symptomenwahl im Rahmen einer traditionellen Repertorisation den Umfang dieses Buches sprengen würde, muss hier der Hinweis genügen, dass es verschiedene Wege gibt, auf denen dieser Auswahlprozess erfolgen kann. Eine Reihe von Homöopathen konzentriert sich auf seltsame, seltene oder eigentümliche Symptome, andere auf allgemeine Modalitäten, und wieder andere auf Charakteristika des Gemüts. Alle gesammelten Symptome werden dann zusammengeführt, um das überschneidende, allen gemeinsame Mittel zu finden. Zumindest jedoch wird das Mittel gewählt, das den vorliegenden Symptomen am ehesten entspricht.

Seit der Begründung der Homöopathie bis in die 1980er-Jahre haben Homöopathen die Symptome unter Verwendung von Papier und Stift repertorisiert. Die Rubriken wurden ausgewählt und die ihnen zugeordneten Arzneien in ein Papierraster eingetragen, wodurch es möglich wurde, die Anzahl und Wertigkeiten der dort erfassten Arzneimittel zu berechnen. Jedem von uns, der diesen arbeitsintensiven Prozess schon einmal durchgeführt hat, wurde rasch klar, dass sich unsere Arbeit durch eine sorgfältige Auswahl der Rubriken wesentlich vereinfacht. Sowohl die Methode selbst wie auch der Patientenfall legten die anzuwendenden Rubriken fest. Und dies war ein glücklicher Umstand. Die von der manuellen Repertorisation auferlegten Grenzen halfen uns, bei der Auswahl der Rubriken sehr präzise und sorgfältig vorzugehen – was dem Ganzen nur zum Vorteil gereichte. Zu dieser Zeit war es üblich, alle sehr großen Rubriken zu vermeiden und die Anzahl auf nur jene zu begrenzen, die exakt auf den Fall passen, dabei den Wert einer jeden einzelnen Rubrik genau abzuwägen, bevor sie in die Analyse einbezogen wurde. Das Resultat war für gewöhnlich eine Handvoll kleiner bis mittelgroßer Rubriken, die mit Bedacht gewählt worden waren. Der Aufwand, den die sorgfältige Abwägung bei der Erstellung des Rasters erforderte, hatte ebenso viel oder sogar noch mehr Einfluss auf den Erfolg dieser Methode wie das Raster selbst.

Das Aufkommen der computerisierten Repertorisation änderte all dies. Auf einmal wurde es möglich, Rubriken mit einzubeziehen, die bislang viel zu unhandlich gewesen waren, und die Anzahl verwendbarer Rubriken war nun praktisch unbegrenzt. Mit der Zeit verschob sich dadurch der Fokus der Methode, weg von der sorgfältigen Erwägung, hin zum Raster. Alles, was nunmehr nötig erschien, war, so viele Rubriken wie möglich zu sammeln und dem Computer dann die Arbeit zu überlassen. Die Bedeutung des Homöopathen schien zu verblassen, während der Computer sich aufmachte, zu eigenem Leben zu erwachen. Langsam jedoch ist die Begeisterung darüber, alle möglichen Arten von Rubriken ohne vorhergehende Selektion übernehmen zu können, der Einsicht gewichen, wie bedeutsam trotz alledem eine anspruchsvolle Auswahl von Symptomen und Rubriken für jede Repertorisation ist. Das homöopathische Denken ist zu dem Verständnis zurückgekehrt, dass das Schlüsselelement einer jeden Repertorisation in einer auf der Grundlage klar definierter homöopathischer Prinzipien basierenden Wahl von Symptomen und Rubriken besteht – mit dem Computer als machtvollen Verbündeten an des Homöopathen Seite.

2.4 Verschreibung nach Schlüsselsymptomen

Die Verschreibung nach Schlüsselsymptomen ist eine Variante der Methode der Suche nach dem Eigentümlichen, Seltenen und Seltsamen, wobei diesem Symptom dann die höchste Bedeutsamkeit zugeschrieben wird. Die Qualität eines nützlichen Schlüsselsymptoms ist darin zu sehen, dass es für ein einzelnes Arzneimittel unterscheidend, präzise und hoch charakteristisch ist. Die allopathische Welt verwendet den Begriff „pathognomonisch“, um ein Zeichen oder Symptom als in spezifischer Weise charakteristisch oder auf eine bestimmte Krankheit oder einen Zustand hinweisend zu beschreiben. Es ist vergleichbar damit, den Eiffelturm zu sehen und damit zu wissen, dass man sich in Paris befindet oder sicher zu sein, dass man sich in der Nähe der Themse befindet, wenn man Big Ben im Blickfeld hat. Alle anderen Örtlichkeiten scheiden aus. Die Bedeutung der griechischen Wurzeln des Begriffs lautet interessanterweise „erfahren in der Diagnose“. Das sollte der Methode doch nun wirklich Schubkraft verleihen! Mit der Hilfe eines solch klaren und unterscheidenden Symptomen-Wegweisers gewinnen unsere Diagnosen deutlich an Qualität. Die Verschreibung nach Schlüsselsymptomen ermöglicht die Verwendung seltener und auf einzigartige Weise unterscheidende Symptome, im Unterschied zu eher allgemeinen, häufig auftretenden Zeichen.

Die Verwendung von Schlüsselsymptomen hat sich schon immer für die Verschreibung bei Kindern geeignet. Markante Symptome zeigen sich bei Kindern leichter und häufiger; im Allgemeinen sind sie nur zu einer geringeren Bandbreite an Ausdrucksmöglichkeiten in der Lage. Sie haben noch nicht den nötigen Wortschatz oder die geistigen Fähigkeiten und die Komplexität entwickelt, um ihren wahren Zustand nach außen hin anders darzustellen oder zu verändern. Bildhaft könnte man sagen, dass Erwachsene über eine Palette von 1000 unterschiedlichen Farbstiften verfügen, um ihr inneres Selbst zu schildern, während Kinder nur die Schachtel mit den sechs Grundfarben haben. Dieser Umstand wird in den folgenden Kapiteln noch eingehender diskutiert werden, auch weil es sich in dem Phänomen spiegelt, dass die neueren Methoden bei der Behandlung von Kindern so gut funktionieren.

2.5 Beobachtung

Unabhängig davon, welche Technik beim Aufsuchen oder bei der Analyse der Symptome angewandt wird, stellt das Rückgrat in jedem Fall die Sammlung nützlicher Symptome dar – in anderen Worten: die Fallaufnahme. Soll die Analyse nützlich und erfolgreich sein, so muss der Homöopath die Symptome genau wahrnehmen, die Wertigkeit jedes Symptoms richtig abschätzen und deren Bedeutung priorisieren. Dies alles läuft also auf eine kunstvolle und scharfsinnige Fallaufnahme hinaus. Der einzige Weg, eine erfolgreiche Fallaufnahme zu erreichen, geht über die Wahrnehmung und Beobachtung. Beobachten ist jedoch mehr als nur Hinschauen. Es ist ein Prozess, der sich aus sorgfältigem und aufmerksamem Schauen und Zuhören bildet, wodurch Informationen mithilfe der Augen, der Ohren, Nase und dem Geist gesammelt werden. Dann erst wird bestimmt und aufgezeichnet, was von all dem signifikant ist. Mit anderen Worten: Beobachten setzt sich zusammen aus sensorischem Input *plus* Nachdenken. Die kunstvolle Beobachtung ist das Fundament all dessen, was ein Homöopath tut, um das passende Arzneimittel für seinen Patienten zu bestimmen.

Wenn wir nicht gerade tatsächlich die Augen schließen, betrachten wir Menschen ständig die Welt. Das Sehen hat eine nahezu passive Qualität. Denken hingegen geschieht nicht notwendigerweise so automatisch oder ist so evident. Häufig ist es von außen fast unmöglich zu sagen, ob jemand mit seinen Gedanken beschäftigt ist oder nicht. Ein Mensch muss eine gewisse Anstrengung aufbringen, um seinen Geist ins Arbeiten zu bringen – und wenn er dies tut, nennt man das Konzentration. Dass dies Arbeit ist, war seit langer Zeit bekannt. „Für die meisten Menschen gibt es nichts mühseligeres als die Anstrengung, zu denken" (James Bryce, 1838–1922) [2]. – „Es gibt keine Ausflucht, derer sich der Mensch nicht bedienen würde, um der wahren Anstrengung des Denkens auszuweichen" (Sir Joshua Reynolds, 1723–1792) [3].

Dem Zuhören mit aktiver Geistestätigkeit wurde der Begriff des „aktiven Zuhörens" zugeordnet. Im Hinblick auf die Fallaufnahme kann man dieses Konzept erweitern und dementsprechend als „aktives Beobachten" oder „aktives Wahrnehmen" bezeichnen. Homöopathen sehen und hören, aber denken dabei auch. Ihre Augen „sehen", aber es ist ihr Geist, der „wahrnimmt". Homöopathen genießen nicht den Luxus, ihrem Geist den Zustand des Leerlaufs zu erlauben. Sie müssen in jeder Minute absolut aktiv aufmerksam sein.

Eine gewaltige Menge an Daten bricht in atemberaubender Geschwindigkeit ständig über sie herein. Der Geist eines Menschen verfügt über automatische Filterfunktionen, welche die überwiegende Mehrzahl dieser einlaufenden Daten eliminiert. Es ist relativ einfach, diesen voreingestellten Filtern zu erlauben, die Verarbeitung der Daten zu erledigen. Dies geschieht im Leben eines Menschen sowieso die meiste Zeit: Er schenkt den Dingen einfach keine Beachtung. Die harte Arbeit des Denkens hingegen lässt genau das nicht zu; in ihr wird der normale Modus der Sortierung von Gedanken sozusagen überstimmt. Die automatisierten Verbindungen der Neurone untereinander sind eben nicht mehr wie gewohnt im Passiv-Modus. Aufmerksamkeit zu schenken bedeutet, Daten eine hohe Beachtung zukommen zu lassen, die ansonsten möglicherweise ausgefiltert würden. Beobachtung, Denken und Konzentration sind Prozesse, die dem Zweck dienen, Dinge wahrzunehmen, die dem Menschen normalerweise nicht bewusst würden. Die datenbezogenen Filtermechanismen des Gehirns sind derart tief verwurzelt und sogar unverzichtbar, dass harte Arbeit aufgewandt werden muss, sie zu verdrängen, damit jene Daten verarbeitet werden können, die im Normalfall unterdrückt werden.

Jeder Homöopath, der Kinder behandelt, wird des Öfteren mit Anrufen von Eltern konfrontiert, die von einer plötzlichen Erkrankung ihres Kindes berichten: der Husten, der nach der Schule begann, das Fieber mitten in der Nacht, der Asthma-Anfall, die Antriebslosigkeit nach dem Mittagsschlaf – oder irgendein anderes aus einer Vielzahl plötzlicher Symptome. Sich um Kinder in Notfallsituationen kümmern zu müssen, meist via Telefon oder sogar per E-Mail, kommt häufig vor. Diese Arten von Erkrankungen können oft gut am Telefon behandelt werden, indem man den aufmerksam beobachtenden Elternteil sorgfältig befragt. Ein Schlüsselsymptom taucht auf und erlaubt es, das Problem rasch und erfolgreich zu behandeln. Der Erfolg wird umso wahrscheinlicher eintreten, wenn das Kind dem Homöopathen bereits gut bekannt ist und ihm seine Anfälligkeiten und seine familiäre Situation vertraut sind.

Das Problem jedoch besteht darin, dass dem Homöopathen dadurch, dass er das Kind nicht sehen kann, einiges an wichtigen und ergiebigen Informationen verschlossen bleibt. Wenn ein Bild soviel zählt wie tausend Worte, so kann der visuelle Eindruck, den ein krankes Kind vermittelt, natürlich helfen, einiges an Telefongesprächen und sogar an falschen Verschreibungen zu vermeiden. Obwohl es immer wieder Situationen geben wird, in denen der Zeitpunkt und die Umstände es erfordern, auf Basis eines Telefonates zu verschreiben, so ist es doch für gewöhnlich wesentlich besser, den Patienten direkt zu sehen. Das lässt mich an einen mehrere Jahre zurückliegenden Fall denken, der mir die Bedeutung der visuellen Beobachtung vor Augen führte. Gleichgültig, wie erfahren wir in der Gesprächsführung sind und unabhängig davon, über wieviel Materia-medica-Wissen wir verfügen und auch, wie aufmerksam und kooperativ wir sind, so führt manches Mal der einzige Weg zu einer korrekten Verschreibung nur über die direkte Beobachtung des Kindes.

Fallbeispiel 1: Telefonische Konsultation

Ich erinnere mich an den Fall eines siebenjährigen Jungen, der seit drei Tagen an Husten litt. Es war, wie so oft, ein eher unspezifischer Husten; er war trocken, rau, aber ohne entscheidende Modalitäten. Auch eine eingehende telefonische Befragung sowohl der Mutter als auch des Kindes erbrachte keine weiteren signifikanten Symptome, keine Erkenntnisse zu Änderungen des Verhaltens und zu einem anderen auslösenden Faktor. Das einzige Symptom war dieser störende, intensive und hartnäckige Husten. Ohne Grundlage für eine Verschreibung wäre man versucht gewesen, der Mutter zu raten, abzuwarten, bis der Husten sich von selbst erledigt hat. Dessen Intensität und sein störender Einfluss jedoch schlossen diese Strategie von vornherein aus. Und so bestand ich allen Widrigkeiten zum Trotz darauf, dass die Mutter das Kind in die Praxis bringt. Wie froh bin ich, das getan zu haben! Nachdem ich nur einen Blick auf den Jungen geworfen hatte, kannte ich das passende Arzneimittel. Ohne ihn gesehen zu haben, wäre diese Verschreibung völlig unmöglich gewesen. Dieser Augenblick der Betrachtung machte den Unterschied zwischen Versagen und Erfolg aus. Was ich in diesem Moment nämlich sah, waren kleine Petechien auf den Augenlidern des Kindes.

Die Wahl des Arzneimittels

Die Kombination aus Husten und Ekchymosen führt zu nur einer Schlussfolgerung: Arnica. Unterstützt wird dies durch die Rubriken „Auge: Ecchymosis: durch Husten“ und „Auge: Ecchymosis: Lider“. In Kents Repertorium [4] findet sich Arnica als eine von nur zwei Arzneien in jeder dieser Rubriken. Ich bezweifle, dass ich am Telefon daran gedacht hätte, die Mutter zu fragen, ob sie kleine rote Punkte auf den Augenlidern sähe, und es ist auch sehr unwahrscheinlich, dass sie, trotz ihrer guten Beobachtungsgabe, daran gedacht hätte, diese von sich aus zu erwähnen. Es war genau dieses unübliche, seltene und markante Symptom des Kindes – und nicht der Husten – das der Schlüssel zum Erfolg der Verschreibung war. Und in der Tat, eine einzige Gabe Arnica C 200 heilte den Husten umgehend.

Alle Homöopathen kennen die Umstände, die eine telefonische Verschreibung unumgänglich machen. Allerdings wissen wir nie, wann wir einer Situation gegenüberstehen, die unser geschultes Auge erfordert, um zum Erfolg zu gelangen.

Die traditionellen Methoden der Verschreibung für Kinder basieren auf der aktiven Beobachtung und wahrnehmenden Fallaufnahme. Diese Fähigkeiten sind allen Homöopathen eigen, unabhängig davon, welche spezifischen Methoden der Fallaufnahme oder -analyse sie auch verwenden. Die neuen Methoden, die im Verlauf dieses Buches eingehend vorgestellt werden, fußen noch deutlicher auf ausgeprägten Fähigkeiten zur Wahrnehmung und dem Verständnis des von uns Beobachteten, und was dies für die Gesundheit des Kindes bedeutet.

2.6 Akute und chronische Krankheiten

Viele Homöopathen betrachten die Erkrankung und Behandlung von Erwachsenen und Kindern unter zweierlei Gesichtspunkten, nämlich als konstitutionell oder akut. Auch Arzneimittel werden in solche für akute Fälle oder für die chronischen, konstitutionellen Probleme unterschieden. Andere Homöopathen treffen solche Unterscheidungen nicht. Sie betrachten die Probleme, die als akut bezeichnet werden, als Manifestationen des zugrunde liegenden chronischen Zustands des Patienten. Aus dieser Warte betrachtet, existieren keine sogenannten akuten oder chronischen Arzneien, sondern es gibt nur Patienten und Arzneimittel. Wie in so vielen Streitfällen, in denen beide Seiten an ihrer Meinung festhalten, liegt auch hier die Wahrheit irgendwo in der Mitte. Bei Erwachsenen sind die meisten fieberhaften Erkrankungen, Erkältungen und grippalen Infekte als Manifestation einer zugrunde liegenden Konstitution zu werten. Zahlreiche Homöopathen, ich selbst eingeschlossen, konnten beobachten, dass mehr als 80 % dieser Erkrankungen mithilfe des konstitutionellen Mittels des Patienten erfolgreich behandelt werden können. Bei Kindern ist das etwas anderes. In mindestens der Hälfte, vielleicht sogar in der Mehrzahl aller Fälle, vermag das Konstitutionsmittel das Problem nicht zu lösen. Hier wird ein anderes, den aktuell vorliegenden Symptomen entsprechendes Arzneimittel benötigt.

Fallbeispiel 2: Verschreibung nach Schlüsselsymptomen

Beispielhaft erinnere ich mich an ein lebhaftes, fröhliches, zwei Jahre altes Mädchen, das ich seit ihrer Geburt behandelt hatte. Auf Gaben von Calcium carbonicum hatte sie immer gut angesprochen. Eines Tages entwickelte ihr Großvater eine Gürtelrose, wobei seine Effloreszenzen erst auftraten, nachdem die Enkelin mehrere Tage lang immer wieder bei ihm gewesen war. Sie war nicht geimpft und ihre Behandlung war auch seit jeher erfolgreich gewesen, sodass die Chance bestand, dass ihre körpereigene Abwehr mit diesem Problem fertig würde. Die Eltern und ich warteten ab, um zu sehen, ob ihr Immunsystem ausreichend entwickelt war, um dieser Herausforderung zu begegnen. Zunächst blieb sie das glückliche, verspielte und zauberhafte Kind, das sie bislang gewesen war. Nach Ablauf von zwei Wochen bemerkte ihre Mutter einige wenige, stecknadelkopfgroße, rote Pünktchen auf ihrer Brust, den Beinen und dem Rücken, die im Verlauf der nächsten Woche wieder verblassten. Danach erschienen sechs kleine rote Punkte, die aber etwas größer waren als die vorherigen Effloreszenzen. Am darauffolgenden Tag hatten sich 30 zusätzliche Punkte gebildet, verteilt über ihren Rumpf, die Extremitäten und das Gesicht. Die frühesten dieser Effloreszenzen hatten sich in Bläschen verwandelt. Interessanterweise hatten sich außer dem Ausschlag keine sonstigen Krankheitssymptome gezeigt.

Anders, als man es beim Bild der Windpocken erwarten könnte, hatte sie keine Prodromalsymptome, kein Unwohlsein oder Fieber entwickelt. Sie spielte, schlief und aß weiterhin völlig normal. Die Punkte, die sich zeigten, waren nicht zahlreich, sie waren nur klein und beeinträchtigten die Patientin nicht. Am dritten Tag begannen einige dieser Punkte zu verblassen und dann zu verschwinden.

In Anbetracht der Tatsache, wie mild diese Episode verlaufen war und dass keine spezifischen Symptome zum Vorschein gekommen waren, die zu einer Veränderung der erfolgreichen konstitutionellen Behandlung hätten raten lassen, wurde Calcium carbonicum C30 wiederholt. Dieses Mal jedoch zeigte die Gabe keine Besserung. Nicht nur, dass keine Verbesserung eintrat, vielmehr erschienen über Nacht sogar 40 neue Punkte. In jener Nacht war sie leicht unruhig gewesen, jedoch weit entfernt von dem heiklen, elenden Zustand, in dem sich viele Kinder befinden, die Windpocken haben. Sie spielte unverändert weiter, war aktiv und zeigte ihre übliche Energie und lebhafte Persönlichkeit. Die einzige sichtbare Veränderung bestand darin, dass sie etwas ungeduldiger war als sonst.

Die Wahl des Arzneimittels

Da es offensichtlich war, dass ihr bewährtes Arzneimittel nicht geholfen hatte, stellte sich die Frage, was nun zu tun sei. Die Bewertung der Krankheit dieses Kindes als einer „akuten Episode“ führte mich dann zu einem neuen Mittel. Indem ich die Überlegungen zu den bisherigen Indikationen für Calcium beiseite ließ, fokussierte ich nun direkt auf das aktuelle Problem. Bis jetzt allerdings waren ihre Symptome noch recht mild und vage und lieferten damit noch keine speziellen Hinweise auf die Wahl eines Mittels. Die Rubrik „Haut: Hautausschläge; Windpocken“ ist sehr groß und in der Abwesenheit anderer unterscheidender Charakteristika praktisch wertlos, um die dort aufgeführten Arzneimittel zu differenzieren.

Die Methode, die hier schließlich half, bestand darin, diesen Fall mithilfe der Unterstützung aus Erfahrung und empirischem Wissen aus vergangenen klinischen Fällen anzugehen. Dieses Vorgehen brachte mich dazu, klinische Schlüsselsymptome zu benutzen. Von diesem Standpunkt aus betrachtet war Antimonium crudum das Mittel der Wahl. Es ist nahezu ein Spezifikum zur Behandlung der Windpocken.

Follow-up

Bereits einige Stunden nach der Einnahme des Mittels beobachteten die Eltern, dass die roten Punkte zu verblassen begannen. Am darauffolgenden Tag waren die Läsionen bereits sämtlich verschorft, trockneten dann aus und verschwanden. Im Laufe weniger Tage erholte sich das Kind vollständig. Während der gesamten Krankheitsepisode hatte sie insgesamt nur vier bis fünf Punkte entwickelt, die dem Bild „normaler“ Windpocken entsprachen. Sämtliche anderen kamen und verschwanden rasch, ohne aber eine Reizung, Schmerzen oder Juckreiz hervorzurufen.

Dieser Fall ist ein Beispiel für das, was als altmodische Verschreibungsmethode bezeichnet werden könnte – und damit scheinbar kaum geeignet, als Exempel in ein Buch aufgenommen zu werden, das sich mit neuen Ansätzen der Verschreibung für Kinder beschäftigt. Und dennoch verdeutlicht dieser Fall einige wichtige Fakten, deren man sich im Fortgang der Lektüre dieses Buches bewusst bleiben sollte. Erstens dürfen die traditionellen Werkzeuge und das Wissen unserer Vorfahren nicht in Vergessenheit geraten oder außer Acht gelassen werden. Jene haben Erstaunliches geleistet und verdienen es, für ihre Kunstfertigkeiten, die bis heute sehr nützlich sind, gewürdigt zu werden. Zum zweiten war ihr gedanklicher Ansatz häufig nicht sehr weit entfernt von dem, was heute praktiziert wird und in Hahnemanns *Organon* [5] beschrieben ist. Indem sie den Patienten in dessen Totalität betrachteten, fanden sie das zu Heilende, nahmen das Seltsame, Seltene und Eigentümliche wahr und suchten dann schließlich das Simillimum in der Materia medica.

Halten wir uns dies vor Augen und betrachten den Fall erneut. Wenn wir das Kind als Ganzes wahrnehmen, was war denn wirklich das zu Heilende? In ihrem Allgemeinzustand zeigte die Kleine keinerlei Symptome. Sie war so energiegeladen, glücklich, lebendig und aktiv wie sonst auch. Sie zeigte kein Fieber, kein Unwohlsein, keine Veränderungen des Appetits oder andere Störungen. Ihre Totalität war vereinigt in einem auffallenden Symptom – den Hautläsionen. Das war das einzige, das zu heilen war. Alles andere an ihr war gesund und normal. Weit von einer symptomatischen Verschreibung entfernt, verdeutlicht dieser Fall jedoch die Flexibilität, derer es bedarf, wenn man sich der Totalität von Symptomen widmet. In diesem Fall war es die Totalität eines Symptoms.

Ich möchte aber ausdrücklich auf den bedeutsamen Unterschied zwischen dieser Situation und anderen Fällen hinweisen, in denen eine Vielzahl von Symptomen vorliegt, von denen dann aber nur eines ausgewählt und als Schlüsselsymptom verwendet wird. In solchen Fällen kann man nicht von Totalität sprechen, sondern dies ist dann eine klare symptomatische Verschreibung, die an eine allopathische Vorgehensweise erinnert. Bei dieser Methode wird nur ein Symptom gewählt und der Rest außer Acht gelassen, sogar Symptome, die möglicherweise wertvoll sind. In der Situation, die ich oben beschrieben habe, wurden alle Symptome in die Totalität einbezogen – keines fiel unter den Tisch. Allerdings gab es in diesem Kreis nur eines, das sich als nützliches Symptom eignete.

Während ich im weiteren Verlauf dieses Buches mehr zur Anwendung neuer Verschreibungstechniken bei Kindern mitteile, bitte ich Sie, unsere grundlegenden Prinzipien im Hinterkopf zu behalten. Alle wahrhaft erfolgreichen Methoden in der Homöopathie beruhen auf diesem starken und soliden Fundament.

Literatur

[1] **Borland DM.** Children's Types. 2nd ed. Glasgow: The British Homeopathic Association Book Service; 1997 (deutsche Ausgabe: Borland DM: Kinderkonstitutionstypen in der Homöopathie. Mit Repertorium. 4. Aufl. Heidelberg: Haug; 2000)

[2] **Bryce J.** 100 Education Quotations compiled by J Pommerville. Online erhältlich unter: http:/tinyurl.com/yeqs5pn (Zugriff: 17. Dezember 2009)

[3] **Reynolds J.** Quotes about thoughts and thinking from QuotationsBook.com. Online erhältlich unter: http:/tinyurl.com/y8hp39r (Zugriff: 17. Dezember 2009)

[4] **Kent JT.** Repertory of the Homoeopathic Materia Medica. 3rd ed. Sittingbourne: Homoeopathic Book Service; 1993 (deutsche Ausgabe: Keller, Gv, Künzli J, Hrsg. Kents Repertorium der homöopathischen Arzneimittel. 14. Aufl. Stutgart: Haug; 2003)

[5] **Künzli J, Naude A, Pendelton P.** Organon of Medicine of Samuel Hahnemann, translation from German. 6th edition. Los Angeles: JP Tarcher Inc.; 1982 (deutsche Ausgabe: Hahnemann S. Organon der Heilkunst. Standardausgabe der 6. Aufl. Schmidt JM, Hrsg. Stuttgart: Haug; 2002)

3 Neue Ansätze in der Behandlung von Kindern

Die altbewährten Methoden der Behandlung von Kindern haben im Verlaufe vieler Jahrzehnte zu Hunderttausenden erfolgreicher Resultate geführt. Und trotz dieser Werkzeuge gab es Fälle, bei denen diese Methoden nicht zum gewünschten Erfolg, nämlich der Gesundung der Kinder geführt haben. Werden die Grenzen einer Methode erreicht, so wird es Zeit, die Möglichkeiten zu erweitern und neue Gedanken zuzulassen. Dies war im Allgemeinen auch der Weg, auf dem neue Techniken der homöopathischen Praxis entwickelt, verfeinert und zur Anwendungsreife gebracht wurden.

3.1 Quellen-basierte Verschreibung

Was ist denn eigentlich mit dem Begriff der „neuen Methoden" in der Homöopathie gemeint? Die Techniken, die in diesem Buch vorgestellt werden, stammen von den Ärzten Rajan Sankaran, Jayesh Shah, Divya Chhabra und Sunil Anand [1] und können unter der Überschrift „Quellen-basierte Verschreibung" zusammengefasst werden. Es versteht sich von selbst, dass sämtliche neuen Ansätze, die unserem Inventar hinzugefügt werden, auf dem Fundament unserer Prinzipien begründet sein müssen. Dieses Fundament bleibt unverändert: ein solides Konstrukt aus philosophischen und logisch durchdachten Einsichten, basierend auf stichhaltigen biologischen, organischen und beobachtbaren Realitäten, wie sie in Hahnemanns *Organon* [2] formuliert wurden. Tatsächlich können diese neuen Ansätze als Erweiterung und Ausarbeitung unserer traditionellen Vorgehensweise betrachtet werden – indem sie die Grundlagen der Homöopathie um neue Elemente erweitern.

Das Ziel eines Homöopathen verändert sich nicht dadurch, dass er die Quellen-basierten Methoden anwendet. Der Homöopath strebt immer noch danach, das Simillimum zu finden. Einzig der Weg dorthin ist ein anderer. Wie die Informationen vom Patienten erlangt werden, was die Totalität der Symptome ausmacht und wie man aus dem Kreis der Symptome das Simillimum erkennt – dies sind nur einige Bereiche, die sich von der traditionellen Vorgehensweise unterscheiden. Die Mehrzahl der Techniken der Quellen-basierten Verschreibung gründen auf der Formulierung einer anderen Art von Fragen, auf anderen Kriterien hinsichtlich dessen, was als Symptom angesehen wird und anderen Zielen für die Fallaufnahme. Was bringt das Kind bezüglich seiner Weltsicht über seine von uns erkennbaren Handlungsweisen und die körperlichen Symptome zum Ausdruck? Die wichtigen Fähigkeiten der Beobachtung und der Interaktion mit dem Kind sind für sich genommen nicht ausreichend, einen Fall zu lösen. Der Homöopath muss auch die Bedeutung dessen verstehen, was er sieht – und was all diese Informationen über ihren Ursprung, die Quelle, enthüllen.

Eine gewisse Vertrautheit mit den grundlegenden Konzepten und Methoden der Quellen-basierten Verschreibung ist Voraussetzung, um zu begreifen, wie man sie in der Behandlung von Kindern einsetzt. Die besten Beschreibungen hierzu finden sich in den neuesten Büchern von Rajan Sankaran, insbesondere in *The Sensation in Homeopathy* [3] und *Sensation Refined* [4]. Ich kann dem Leser diese Werke nur ans Herz legen, um einen guten Zugang zu diesen und anderen Gedanken von Dr. Sankaran zu schaffen, auf die im vorliegenden Buch immer wieder verwiesen wird. Zusammen mit anderen neuen Ansätzen werde ich auf die Grundlagen und Techniken der Quellen-basierten Verschreibung näher eingehen, insbesondere dann, wenn sie auf die Behandlung von Kindern anwendbar sind.

3.2 Die Erweiterung des Horizonts

Einer der spannendsten und nützlichsten Aspekte der neuen Ansätze und Methoden in der Homöopathie ist der Effekt, den sie auf unsere Materia medica gehabt haben. Der stärkste Anreiz zur Quellen-basierten Verschreibung besteht darin, dass dadurch ein Zugang zu Arzneimitteln geschaffen wird, die auf anderen Wegen niemals zur Verschreibung gelangt wären, da die traditionell verfügbaren Informationsquellen keine diesbezüglichen Daten bereitstellen. Sogar bei den Arzneien, für die Informationen vorliegen, ist es häufig so, dass diese Daten derart allgemeiner Natur sind, dass sie damit praktisch wertlos werden und niemals ausreichen würden, das passende Arzneimittel aus eigener Kraft zum Vorschein zu bringen. Häufig gibt es für die Wahl des Mittels keinen anderen Weg als die neuen Methoden, da keine Rubriken, Materia medica oder Prüfungen verfügbar sind, um eine Verschreibung zu stützen.

Die Quellen der homöopathischen Materia medica setzen sich traditionell aus Prüfungen, geheilten Fällen, Informationen zu den Pflanzen und Berichten von Vergiftungserscheinungen zusammen. Homöopathen haben die Arzneimittelprüfungen immer schon als die verlässlichste Informationsquelle betrachtet – als den Goldstandard, das Fundament der Homöopathie. Eine gute, zuverlässige Prüfung erfordert – soll sie gelingen – einiges an Engagement und Zeitaufwand. Hahnemann selbst prüfte ungefähr 100 Arzneien und Hering prüfte zwischen 1820 und 1880 ca. 60 Mittel. Für den Verlauf der nächsten 50 Jahre wurden nur wenige seriöse Prüfungen durchgeführt, bis die Ärzte Dr. Mezger (Deutschland), Julian und Souk-Aloun (Frankreich) sowie Raeside (England) im Verlauf mehrerer Jahrzehnte zusammengenommen noch weitere 50 Arzneien einer Prüfung unterzogen.

Mit dem Aufkommen neuer Gedanken und Richtungen in der Homöopathie konnte auch ein Wiedererwachen des Interesses an Prüfungen verzeichnet werden. Seit 1980 wurden zahlreiche exzellente Arzneiprüfungen von Jeremy Sherr, Rajan Sankaran, Divya Chhabra, Misha Norland, Jayesh Shah, Todd Rowe, Melanie Grimes, David Riley, Bernd Schuster, Nuala Eising, Uta Santos, Anne Schadde, Karl-Josef Müller, Peter König, Louis Klein, Chetna Shukla, Jonathan Shore und anderen durchgeführt. Diese Gruppe erweiterte den Schatz der Materia medica um ungefähr 150 Arzneien oder vertiefte ihr Verständnis; einige von ihnen wurden dadurch zu wichtigen Stützen der homöopathischen Praxis.

Trotz all dieser geleisteten Arbeit liegen Prüfungen nur für ungefähr 400 Arzneimittel vor. Es ist also noch ein langer Weg bis zur Zahl der geschätzten 3000 Mittel zurückzulegen, die in verschiedenen Materiae medicae und anderer homöopathischer Literatur erwähnt werden. Diese Lücke wurde jedoch durch andere Informationsquellen geschlossen. Auch wenn man alle Quellen sicherer und zuverlässiger Information zu Hilfe zieht, so ist doch der Reigen jener 3000 Mittel nur ein schwacher Schimmer, verglichen mit allen Möglichkeiten der zahllosen Lebensformen, der Pflanzen, chemischen Stoffe und des Tierreichs, die auf dieser Welt existieren. Die Beschränkung auf diese Grenzen der bekannten Mittel ist als eine ernsthafte Limitierung der traditionellen Methoden und Ansätze zu betrachten.

Fallbeispiel 3: Asthma

Ich erinnere mich an den Fall einer Patientin meiner Praxis, die unter Asthma litt. Über vier Jahre lang versuchte ich, eine gute Arznei für sie zu finden. Einige Mittel verschafften ihr eine gewisse Linderung der Beschwerden, die meisten jedoch blieben ohne jede Wirkung. Wieder und wieder nahm ich den Fall neu auf und suchte überall nach dem Türöffner, der mich zum Mittel führen würde. Alle Bemühungen blieben fruchtlos, ihr passendes Mittel entzog sich mir.

Die Wahl des Arzneimittels

Und trotzdem wurde die Lösung schließlich doch gefunden. Ich besuchte ein Seminar von Jeremy Sherr, bei dem er die Symptome des gerade von ihm geprüften Mittels, Schokolade, vorstellte [5]. Seine Beschreibung des Mittels, die Symptome einiger geheilter Fälle und die Prüfungssymptome passten perfekt zu meinem Fall. Als Resultat der Gabe dieses Mittels ging es meiner Patientin über Jahre hinweg überaus gut.

Über diesen Fall und seine Lösung habe ich seither häufig nachgedacht. Ohne dieses neue Mittel, Schokolade, hätte man ihr nicht helfen können. Obwohl sie in den Jahren vor dieser Gabe immer wieder Verbesserungen ihres Zustands zeigte, bestand doch noch ein riesiger Unterschied zu dem, was mit Homöopathie und dem Simillimum erreicht werden kann. Seit der Erfahrung aus diesem Fall frage ich mich bei jedem Patienten, dessen Fall meinen größten Bemühungen trotzt, welches ungeprüfte, undokumentierte und noch nicht erprobte Arzneimittel es denn sein könnte, wonach ich suche. Welche der Millionen an möglichen Arzneimittelquellen könnte die richtige sein? Und dann wende ich mich erneut der Liste der vorhandenen 3000 Mittel zu und tue mein Bestes. Manches Mal fühlte ich mich dabei, als unternähme ich den Versuch, *Krieg und Frieden* neu zu schreiben, und zwar unter Verwendung nur zweier Konsonanten und eines Vokals.

Die Quellen-basierte Verschreibung verändert all dies. Sie öffnet die Bestimmung des Arzneimittels und ermöglicht, jede denkbare Substanz zu erwägen. Mit einem Schlag erweitert sich die Materia medica von 3000 hin zu Millionen Arzneien. Es ist erstaunlich, um wie viel akkurater, präziser und individueller die Verschreibung dadurch wird.

3.3 Die Quelle

Jedes homöopathische Arzneimittel wird aus einer Substanz gewonnen, die auch als „die Quelle" bezeichnet werden kann. Die Substanz in ihrer bekannten Form ist die physikalische Repräsentation und Verkörperung ihres Energiefeldes. Es ist dieses Energiefeld, das in der Homöopathie für die Heilung eingesetzt wird. Der einzigartige Verarbeitungsprozess der Homöopathie, die Verdünnung und Verreibung, ist es im Kern, der das Energiefeld aus dem physikalischen Körper herauslöst und es dadurch für die dynamische Heilung aktiviert.

In gleicher Weise verfügt jeder Mensch über sein eigenes, einzigartiges Energiefeld und ist, in seiner Entität, die Verkörperung seines Energiefeldes – er ist damit seine Quelle. Sein individuelles Energiefeld bzw. seine Quelle bestimmt über seinen spezifischen „Zustand". Im Zustand idealer vollständiger Gesundheit besteht dieses Feld nur aus der Energie eines menschlichen Wesens. Vollständige Gesundheit jedoch beobachtet man nur höchst selten. Meistens ist das Energiefeld kontaminiert mit einer anderen Energie. Eine Krankheit entwickelt sich, wenn sich eine bestimmte Energie mit dem normalen und gesunden Feld des Patienten verflochten hat. Die fremde Energie übt dann Einflüsse auf die Funktion und Lebensäußerungen dieses Menschen aus, verändert dessen Gesundheitszustand und lässt Krankheit entstehen. Unter diesen Umständen wird der menschliche Organismus in all seinen physischen, emotionalen und geistigen Facetten dann Eigenschaften, Aktivitäten, Verhaltensweisen, Gedanken und körperliche Funktionen zeigen, die zu einem menschlichen Wesen eigentlich nicht passen. Diese „nicht menschlichen" Aspekte können als Symptome beobachtet werden. Da diese Energie für die Energie des Betreffenden ein Eindringling, ein fremder Besucher ist, wird sie gleichermaßen als ungewohnt und unbehaglich wie auch als seltsam, fremd und völlig irrational empfunden. Der menschliche Organismus verfügt über mehrere Varianten der Reaktion auf diese Situation, einschließlich der Kompensation, des Verbergens, der Vermeidung, der Unterdrückung oder des Leugnens von Symptomen. Die Symptome und die Reaktionen darauf bilden schließlich das Symptomenbild; es ist die Spiegelung der unbekannten, störenden Energie.

3.4 Die Quellen-basierte Verschreibung

Die Quellen-basierte Verschreibung bedingt, dass die präzise Natur dieser fremden Energie wahrgenommen wird. Sie ist die Quelle des Arzneimittels, welches der Patient benötigt. Die Totalität der „nicht eigenen" Ausdrucksformen verkörpert den Einfluss der „nicht eigenen" Energie. Die Aufgabe des Homöopathen ist es, aus dem Feld dieser Symptome diejenigen zu identifizieren, die der spezifischen Energie zuzurechnen sind, welche das normale Energiefeld dieses Menschen infiltriert haben. Was genau gehört nicht zu den üblichen Ausdrucksformen seiner Existenz? Die Antwort auf diese Frage beleuchtet die Charakteristika der eingedrungenen Energieform. Es ist bekannt, dass Energie, in Form eines Arzneimittels, für die Heilung benötigt wird. Das sind grundlegende Lehrsätze der Homöopathie. Weit stärker noch als die traditionellen Methoden dies tun, transportiert die Quellen-basierte Verschreibung dieses Konzept von einer philosophischen Eventualität hin zur Praxis. Die Quellen-basierte Verschreibung ruht auf den gleichen Fundamenten der homöopathischen Philosophie wie alle anderen Methoden der Verschreibung. Auf der einen Seite sind wir aufgerufen, so vorzugehen, wie wir es immer getan haben – das Simillimum auf der Basis der Totalität der Symptome zu finden. Andererseits gehen wir einen neuen Weg, indem wir spezifisch Ausschau halten nach der Qualität der Quelle einer Substanz, die sich selbst zeigt und die wir abgrenzen müssen vom normalen, gesunden Zustand dieser Person.

Um dies zu erreichen, werden einige Aspekte des traditionellen Vorgehens stärker hervorgehoben – einschließlich der Betrachtung eines Menschen in seiner Ganzheit, der Suche nach den seltsamen, seltenen und eigentümlichen Symptomen als dem Einstieg in den Fall sowie der Einbeziehung der Ätiologie und den individuellen Anfälligkeiten dieses Menschen. Andere Bereiche, die von der traditionellen Methodik weniger beachtet werden, erweisen sich bei der Anwendung Quellen-basierter Verfahren als sehr fruchtbar. Dazu zählen Träume, Vorstellungen, Gemälde, das Leben und die Symptome der Eltern, pränatale Erfahrungen und Einflüsse, ebenso wie die Fantasie und die spielerische Welt des Kindes. Diese Themen werden in den folgenden Kapiteln detailliert erörtert, insbesondere im Kapitel 4 und den Fallbeispielen.

3.5 Der vorurteilsfreie, kritische Beobachter

3.5.1 Die Fallaufnahme

Mit der Fallaufnahme und Verschreibung kann begonnen werden, wenn der Homöopath weiß, welches Ziel er erreichen will. Wohin führt der Weg? Homöopathen wissen, dass ihr Behandlungsziel darin besteht, das passende Mittel zu finden, die ähnlichste Arznei, das Simillimum. Bei der Anwendung Quellen-basierter Verfahren ist das Ziel dasselbe, es wird jedoch auf etwas andere Weise erreicht. Der Homöopath sucht hier nach der Energie der Quelle, die sich in Form der Totalität der Symptome zeigt. Hier macht sich eine bestimmte, deutlich spürbare Energie bemerkbar, welche die gesamte Konstellation der Symptome, Charakteristika und Verhaltensweisen eines Patienten orchestriert – und dies kann als „Arzneimittelzustand" oder „Quelle" bezeichnet werden. Alles in Bezug auf den Patienten Wahrnehmbare steht mit dieser Quelle in Verbindung, da sie letztlich die Ursache der Krankheit dieses Menschen ist. Jedes Symptom, jede seltsame, seltene und eigentümliche Manifestation und jede individuelle Qualität führt an den gleichen Ort – die Quelle. Der spezifische Weg dorthin ist für den Homöopathen dabei von geringerer Bedeutung; wichtiger ist es, zu erkennen, wann er sich auf diesem Weg befindet und wann er die Quelle erreicht hat.

3.5.2 Eigentümliche oder ungewöhnliche Symptome

Im § 153 seines *Organon* [2] sagt Hahnemann:

„Bei dieser Aufsuchung eines homöopathisch specifischen Heilmittels, das ist, bei dieser Gegeneinanderhaltung des Zeichen-Inbegriffs der natürlichen Krankheit gegen die Symptomenreihen der vorhandnen Arzneien, um unter diesen eine, dem zu heilenden Uebel in Aehnlichkeit entsprechende Kunstkrankheits-Potenz zu finden, sind die auffallendern, sonderlichen, ungewöhnlichen und eigenheitlichen (charakteristischen) Zeichen und Symptome [...] des Krankheitsfalles [...] besonders und fast einzig fest in's Auge zu fassen [...]“

Diesem Auftrag wohnt eine tiefe Bedeutung inne. Ein Zeichen als „eigentümlich“ oder „seltsam“ zu klassifizieren, erfordert Bewertungs- und Urteilsfähigkeit. Parallel dazu ist an den Inhalt des §6 zu erinnern, in dem der Homöopath aufgefordert wird, ein „vorurteilsfreier Beobachter“ zu sein, was bedeutet, dass er sich in seiner Praxis von vorgefassten Meinungen fernhalten solle. Die Essenz einer guten Fallaufnahme besteht darin, diese beiden Forderungen miteinander in Einklang zu bringen.

Die Crux dieser Materie liegt darin, exakt zu wissen, was mit „eigentümlich“ oder „ungewöhnlich“ eigentlich gemeint ist und wie man objektiv die wertvollen Symptome erkennen kann. Auf der Basis der Erkenntnis, dass Symptome in einem Feld menschlicher Energie entstehen, das von einer fremden, nicht-menschlichen Energie kontaminiert wurde, definiert ein Homöopath „seltsame, seltene und eigentümliche“ Symptome als Zeichen, die von dieser fremden Quelle stammen. Wahrzunehmen, was nicht zum Kanon des normalen menschlichen Verhaltens, der Reaktionen und Qualitäten gehört, öffnet die Tür zur Wahrnehmung der Quellenenergie, welche die normale menschliche Gesundheit stört. Die Aufgabe des Homöopathen besteht darin, in der Lage zu sein, das Normale vom Nicht-Normalen zu unterscheiden, das Gewöhnliche vom Nicht-Gewöhnlichen, das Erwartbare vom Nicht-Erwartbaren – kurz gesagt: das Menschliche vom Nicht-Menschlichen zu trennen. Ja, er muss bewerten und unterscheiden. Und wie kann der Homöopath diese Aufgabe in einer neutralen, vorurteilsfreien Art bewältigen?

3.5.3 Die Bedeutung der Unterscheidung

Der Trend der vergangenen Jahrzehnte ging zur Verunglimpfung jeglicher Art von Auswahl, die im Kern eine Unterscheidung von Qualitäten darstellt, bei der die eine als gut und die andere als schlecht bezeichnet wird. Die Menschen werden ermahnt, bei Zuwiderhandlung sogar juristisch verfolgt, andere nicht zu diskriminieren oder voreingenommen zu sein. Diese beiden Dinge unterscheiden sich jedoch sehr voneinander. Zu diskriminieren bedeutet, den Unterschied zwischen zwei Dingen zu erkennen. Dies ist eine natürliche und automatisiert ablaufende analytische Funktion, ohne die wir nicht überleben könnten. Ein Vorurteil hingegen ist eine vorgefasste Meinung, die nicht auf hinreichendem Wissen, Vernunft oder aktueller Erfahrung beruht. Obwohl Vorurteile zu haben typischerweise als schlecht angesehen wird, erfüllt auch diese Fähigkeit eine wertvolle Funktion. Jeder Mensch bezieht sich auf Erfahrungen aus zweiter Hand und insuffizienten Informationen, wenn er Entscheidungen treffen und Schlussfolgerungen ziehen muss. Dies ist sowohl in funktioneller wie auch in neurologischer Hinsicht unumgänglich. Ist sich der Homöopath dieser Tendenzen bewusst, so wird er leichter in der Lage sein, Hahnemanns Warnungen Gehör zu schenken. Er wird Abstand davon nehmen können, jeglicher Art vorgefasster Meinungen zu gestatten, Einfluss auf den aufgeschlossenen Prozess der Wahrnehmung dessen auszuüben, was der Patient ihm berichtet. Und indem er dazu in der Lage ist, wird er befähigt, das Normale und Erwartbare korrekt vom Seltsamen, Ungewöhnlichen und Eigentümlichen zu unterscheiden. Dadurch wird er zum vorurteilsfreien, unterscheidend wahrnehmenden Beobachter.

3.6 Normal und nicht normal

Die wertvollste Hilfestellung beim Treffen dieser bedeutsamen Unterscheidungen in nützlicher Art und Weise ist, sich vollständig darüber im Klaren zu sein, was normal, gewöhnlich und erwartbar ist. Und dies ist schwierig, da alles, was als normal betrachtet wird, konstanter Veränderung unterliegt. Im Laufe des Lebens eines jeden Menschen gibt es Übergänge, Transformationen und Stadien, und jede einzelne hat ihre eigene Normalität. Das Wissen darum, welches Verhalten zu welchem Zeitpunkt und in welchem Stadium als normal angesehen werden kann, ist von entscheidender Bedeutung. Jedes Entwicklungsstadium ist zu seinem richtigen Zeitpunkt, dem Ort und in seiner Abfolge zunächst einmal normal. Was als adäquat für einen Teenager betrachtet wird, ist einem 40-jährigen Menschen nicht angemessen. Was im Alter von 40 Jahren normal ist, wird bei einem Kind als gefährlich eingestuft. Beispielsweise hat jeder Mensch die Erfahrung gemacht, in Bezug auf sein Leben total abhängig von seiner Mutter zu sein. Die richtige Zeit und der passende Ort für diese Erfahrung waren die Monate des intrauterinen Lebens. Lebt jemand jedoch im Alter von 5, 10 oder 50 Jahren immer noch im Zustand dieser hilflosen Abhängigkeit, so ist dies nicht normal. An einem bestimmten Punkt der Entwicklung stecken oder stehen zu bleiben, begründet eine Pathologie.

Das Wissen um die Entwicklung des Nervensystems und Gehirns eines Kindes, den Zusammenhang mit den sich entwickelnden Verhaltensmustern, dem geistigen Fortschritt und dem Erwerb von Fähigkeiten – all dies befähigt den Homöopathen, klar zu erkennen, wo es Abweichungen vom normalen Ablauf gibt. Die Veränderungen in der Kindheit verlaufen rascher, sind weitreichender und tief greifender als zu jedem anderen Zeitpunkt des Lebens. So rasch vollziehen sich diese Übergänge, dass das, was von einem 12 Monate alten Kind erwartet wird, für ein 6 oder 18 Monate altes Kind als nicht normal gilt. In Kapitel 4 findet sich eine große Menge an Details zur normalen Kindesentwicklung; sie können als Hilfestellung bei diesen ausschlaggebenden Einschätzungen dienen. Es kann nicht genügend hervorgehoben werden, wie wichtig für den Homöopathen eine tiefe Vertrautheit mit den körperlichen, seelischen und geistigen Stadien der Kindesentwicklung ist. Dieses Wissen ist vergleichbar mit dem Erlernen der Tonleitern durch den Pianisten oder das Mischen von Farben durch den Kunstmaler. Es ist das unabdingbare Fundament, auf dem alle Beobachtungen und Wahrnehmungen des Kindes ruhen werden.

3.7 Stecken bleiben

Innerhalb des oben angeführten Beispiels ist die Energie des Stadiums der hilflosen Abhängigkeit während der Fetalperiode stabil und dauerhaft präsent. Diese Energien finden sich in ihrer Gesamtheit auf der Erde in verschiedenen Formen, von denen jede einzelne über eine nuanciert unterschiedliche Ausdrucksform verfügt. Pflanzen, Mineralien, Tiere, Mikroorganismen und andere Lebensformen und Substanzen sind alle nur Manifestationen einer bestimmten Energie dieser Welt. Für den Fall, dass jemand ein bestimmtes Entwicklungsstadium zu einem anderen als dem dafür angemessenen Zeitpunkt durchlebt, benötigt er eine Energie in einer der auf der Erde verfügbaren anderen Formen, um seine Entwicklung fortsetzen zu können. Das Feststecken im hilflos abhängigen, Nabelschnur-determinierten Lebensstadium führt zur Entwicklung von Symptomen, zu deren Heilung es der dort fehlenden Energie bedarf. Die Frage, die sich dem Homöopathen stellt, ist, welche Energie das ist. Homöopathen verschreiben nicht auf Basis einer bestimmten Situation, sondern eher aufgrund einer Energiequelle, die sich als vom Patienten erlebbare Manifestation eines exakt umrissenen Feldes von Symptomen zeigt. Der Schlüssel zur Lösung ist die Art und Weise, in der ein Patient sein Leben und sein „Fest-gefahren-Sein" wahrnimmt. Im angeführten Beispiel könnte er es als Beeinträchtigung seiner strukturellen Entwicklung erleben – was zur Heilung die Energie von Lithium erfordern würde, oder als Blockade des Wachstums – was auf eine Energie aus dem Kreis der Euphorbiaceae deuten würde, oder auch als eine Bindungsproblematik – womit er eine Malvaceae-Energie benötigen könnte. Die Quellenenergie einer jeden dieser drei unterschiedlichen Substanzen wird zu einer subtil veränderten Wahrnehmung des Patienten führen. Die Quellen-basierte Verschreibung erfordert, dass wir auf die Ebene des Patienten gelangen, um diese subtilen Unterschiede spüren zu können – und damit unsere Verschreibung nicht auf eine oberflächliche Ätiologie, eine Situation oder ein einzelnes Symptom beziehen.

Zu einem Feststecken in einem bestimmten Stadium kommt es, wenn eine spezifische Lebensfunktion nicht entwickelt worden ist. Die häufig verwendete Rubrik „Allgemeines: Entwicklung; behindert“ ist beklagenswert unzulänglich, da jede Erkrankung in irgendeiner Weise die Behinderung einer Entwicklung verkörpert; man ist dauerhaft blockiert und kommt nicht voran. Eine Herausforderung konnte nicht bewältigt werden, eine Funktion wurde nicht ausgebildet und damit erscheint ein Aspekt der Existenz als vollständig frei funktionierender Mensch entweder verspätet, als gänzlich fehlend oder als unvollständig.

Eine Konsequenz daraus ist, dass Dinge, die normalerweise automatisiert ablaufen würden, von Hand oder bewusst ausgeführt werden müssen. Eine Erwartungsangst zu spüren ist oft ein Signal dafür, dass eine für gewöhnlich automatische Funktion nun bewusst und mit Absicht und Aufmerksamkeit zu verrichten ist. Das Stadium der Entwicklung stellt weniger an Fähigkeiten oder Funktionalität bereit, als die Situation es erfordert. Die Atmung beispielsweise verläuft automatisch, ebenso wie die Verdauungsfunktionen oder das morgendliche Aufwachen. Welch immense Angst würde ein Mensch verspüren, der sich bewusst daran erinnern müsste, zu atmen? Er wäre zu nichts anderem mehr in der Lage; er könnte nicht denken, nichts analysieren oder erschaffen, weil er sich alle paar Sekunden daran erinnern müsste, seine Lungen arbeiten zu lassen.

In vergleichbarer Art gilt das auch für die automatischen Funktionen des Appetits und des Hungers. Denken Sie einmal einen Moment darüber nach, wie viel Zeit und Anstrengung Menschen bewusst darauf verwenden, ihren Appetit unter Kontrolle zu halten, die Wahl ihrer Nahrungsmittel zu treffen, die Kalorienaufnahme zu überwachen, den Nährstoffgehalt zu überprüfen und sich mit anderen diätetischen Themen zu befassen. All diese Arbeit wird bewusst und manuell für Funktionen erbracht, die automatisiert sind. In einem Zustand wahrer Gesundheit sind der Appetit und der Hunger gegeneinander balanciert, sie arbeiten präzise und angemessen, um dem Organismus die optimale Leistungsfähigkeit zu ermöglichen – und das ohne jede bewusste Anstrengung. Die gesamte Fähigkeit zur Aufmerksamkeit und Leistungserbringung steht in diesem Zustand für kreativere und interessantere Aufgaben zur Verfügung.

3.8 Innerer Konflikt

Alles Leben zeigt einen dem Menschen immanenten Trieb, sich auszudrücken, zu wachsen und Neues zu entdecken. Jeder Fortschritt bringt es mit sich, dass ein Zustand der Stabilität und Vertrautheit verlassen werden muss und eine Herausforderung und das Risiko Einzug halten. Trotz des häufig empfundenen Verlangens, am Erfolgreichen und Vertrauten festzuhalten, hat die Natur es nicht vorgesehen, statisch zu bleiben, sich auf seinen Lorbeeren im Status quo einzurichten. Es gibt nur Fortschritt oder Abstieg. Im Zustand der Gesundheit ist ausreichend Energie und Selbstvertrauen für die Weiterentwicklung vorhanden, um jeder denkbaren Herausforderung zu begegnen. Bei einer Krankheit jedoch kommt es zu einem Konflikt zwischen dem Festhalten am Bekannten und dem Drang nach Wachstum. Das normale, entwicklungsgemäße Verlangen, voranzukommen und zu erforschen, wird von der Angst, die Verbindung zum sicheren Ort der Vertrautheit zu verlieren, überlagert. Stehen zu bleiben führt dann zur Stagnation und zur Behinderung der Entwicklung. In jedem Fall führt der Kampf zwischen diesen beiden gegensätzlichen Kräften in die Krankheit und zur Entwicklung von Symptomen.

Folgt das erkrankte Kind seinem Drang nach Erkundung und Erforschung, so fühlt es sich unsicher und instabil; damit werden Ängste und Furcht getriggert und dies führt zum Stopp seines vorwärts gerichteten Wachstums. Fühlt es sich innerhalb seiner familiären Umgebung weiterhin sicher, wird die Furcht verschwinden, aber es wird frustriert und irritiert über seine Unfähigkeit sein, den Vorwärtsdrang auszuleben. In dieser Situation gibt es keinen Ausweg, keine Lösung. Krankheit versetzt einen Menschen immer in diese Art von „No-Win"- bzw. „Double-Bind"-Situation. Keine vorstellbare Option ermöglicht hier den Genuss einer normalen Entwicklung. Jeder Ansatz verschafft höchstens einen Schatten von Erleichterung, dies aber versetzt mit einem hohen Maß an Nachteilen. Divya Chhabra nennt dies eine klassische Zwickmühle, eine „Catch-22"-Situation, wie sie vom Schriftsteller Joseph Heller in seinem 1961 erschienenen Buch gleichen Namens geschildert wurde [6]. Der heute gebräuchliche Begriff bezeichnet eine Situation, die geprägt ist von endlosen, sich im Kreise drehenden Diskussionen um widersprüchliche Gedanken, die zu keiner Lösung führen.

Wann immer ein Kind Symptome entwickelt, wissen wir, dass sein natürlicher, ihm innewohnender Drang nach Wachstum behindert worden ist. Irgendeine gegenwirkende Kraft hat diesen Drang gestoppt und damit die „Double-Bind" bzw. „Catch-22"-Situation kreiert. Um diese Konstellation zu verstehen, müssen wir uns fragen, welche beiden gegensätzlichen Kräfte hier in Konflikt miteinander stehen, dadurch das Kind in seinem derzeitigen Entwicklungsstadium festhalten und es ihm damit unmöglich machen, seine Entwicklung fortzusetzen. Zu klären ist hier zum einen das aktuelle Stadium seiner Entwicklung und andererseits die spezifische Empfindung oder das Gefühl, das den Fortgang behindert.

Die Energie eines jeden Arzneimittels beschreibt eine bestimmte Form des Zwickmühlen- bzw. „Catch-22"-Dilemmas. Ein spezifischer Fall könnte zum Beispiel nach Natrium muriaticum verlangen. Ein Mensch, der dieses Mittel benötigt, verspürt den unwiderstehlichen Drang nach einer engen und intimen Bindung an einen anderen Menschen, auch wenn dies bedeutet, die eigene mit der Persönlichkeit des anderen zu verschmelzen. Wäre dies die einzig treibende Kraft, so gäbe es keinen Konflikt. Dieser Mensch würde einen eng mit ihm verbundenen Partner finden und an ihn gebunden bleiben. Aber die gegensätzliche Kraft lässt das Dilemma entstehen. Natrium muriaticum verfügt nämlich auch über das starke Element der elendigen Enttäuschung, wenn seine Erwartungen nicht erfüllt werden, was dann zu einem Zustand misstrauischer Zurückgezogenheit und Bitterkeit führt. Die Zwickmühle besteht aus dem Drang nach einer engen Verbindung mit einem Gegenüber – geht er diese Verbindung aber ein, so wird er unausweichlich von diesem Menschen tief enttäuscht und verletzt werden. Versucht er sich vor diesen Verletzungen zu schützen, indem er alleine und selbstgenügsam bleibt, von Beziehungen abgeschottet, dann fühlt er sich komplett alleine und unbefriedigt – und dabei rastlos getrieben auf der Suche nach diesem einen speziellen Partner. Der Kreis schließt sich, wenn ihr Verlangen nach einer Bindung sie schließlich doch dazu bringt, eine enge, intime Beziehung einzugehen, was aber gleichzeitig bedeutet, dass sie nun Gefahr laufen, enttäuscht und verletzt zu werden. Und dies geht immer so weiter, ein nicht endendes Dilemma ohne die Chance eines Auswegs. Einzig die Gabe des Arzneimittels kann diesen Zyklus durchbrechen und dem Menschen die Fähigkeit verleihen, gesunde Beziehungen einzugehen.

In einigen der im Folgenden vorgestellten Fälle wird das individuelle Element der Blockade, d.h. die Zwickmühle, hervorgehoben, um darzustellen, wie es sich bei einem Menschen bemerkbar macht.

3.9 Sankaran und die Miasmen

Eine der erkenntnis- und hilfreichsten Entwicklungen innerhalb der Homöopathie ist sicherlich Dr. Rajan Sankarans Sichtweise auf die Miasmen und deren Anwendung bei der Verschreibung [7]. Eine tief reichende Schilderung dieses faszinierenden Themas würde den Rahmen des Buches sprengen. Die folgenden wenigen Bemerkungen sollen also lediglich als Einführung in seine Gedanken verstanden werden.

Dr. Sankaran betrachtet ein Miasma als „die Tiefe einer Krankheit"; es beschreibt, wie schwer und tief die Erkrankung den Menschen erfasst hat und wie ausgeprägt die durch die Störung induzierte Verzweiflung des Patienten ist. Er benennt zehn Miasmen, die klar beschrieben und in einer Hierarchie zunehmender Schwere und Verzweiflung angeordnet sind. Dieses Konstrukt hilft bei der Verschreibung, indem es dem Homöopathen eine andere Perspektive eröffnet, aus der er den Patienten wahrnehmen kann. Für mich persönlich sind das Verständnis und die Verwendung der Arzneien des Pflanzenreiches der Bereich, in dem mir Sankarans Gedanken am entscheidendsten weitergeholfen haben.

Dank solch innovativer Denker wie Sankaran, Jayesh Shah und Divya Chhabra hat sich die Homöopathie um das Verständnis erweitert, dass Gruppen von Arzneimitteln aus den gleichen tierischen, botanischen oder chemischen Gruppierungen viele ähnliche Symptome und Charakteristika zeigen. Die Gruppen- oder Familienthemen sind ein enormer Gewinn für das Auffinden des passenden Arzneimittels und den erfolgreichen Einsatz bislang nur wenig bekannter Mittel. Das Wissen, das uns diese Ärzte zu den Themen und Empfindungen der zahlreichen Pflanzenfamilien und -gruppen vermittelt haben, hat eine neue Welt der Pflanzenarzneien eröffnet, die bis dato vernachlässigt worden war. Bei den Pflanzen jedoch war das Wissen um die Themen der Familien und deren Empfindungen für sich genommen noch nicht ausreichend. Wenn sich so viele Arzneien in einer Familie versammeln und alle die gleichen Themen zeigen, wie kann es dann möglich sein, sie voneinander zu unterscheiden? Die Antwort liegt in der Anwendung des Miasmenkonzepts. Jede Pflanze innerhalb einer botanischen Gruppe bringt die Charakteristika eines der zehn Miasmen zum Vorschein. Die Identifikation der entsprechenden Familie aufgrund der Empfindungen des Patienten führt in Kombination mit dem Miasma, das sich als Maßstab seiner Verzweiflung in seinen Reaktionen zeigt, zum benötigten Mittel.

Meine ansatzweise Beschreibung wird der Raffinesse, Eleganz und Nützlichkeit dieser Gedanken nicht einmal annähernd gerecht. Viele Homöopathen haben das Konzept bereits als außerordentlich hilfreich empfunden. Auf den folgenden Seiten finden Sie Fallbeispiele, in denen dieses System aus Familienthemen und Miasmen vorgestellt wird und in denen Sie das System in Aktion erleben können.

3.10 Der kompensierte Patient

Ein Mensch, dessen Energie mit einer fremden Energie vermischt ist, wird die Charakteristika, Gedanken und Handlungen dieser Energieform durch die Art, in der er lebt, zeigen. Dies ist der (unfreiwillige) Ablauf vom Symptom zur Krankheit. Natürlich mögen Menschen es nicht, Symptome zu entwickeln. Im günstigsten Fall stören sie und im schlechtesten Fall entkräften sie den Menschen oder werden sogar lebensbedrohend. Darüber hinaus können manche geistigen oder psychischen Symptome gefährlich werden, juristische Schwierigkeiten heraufbeschwören oder das soziale und zivilisierte Leben beeinträchtigen. Es ist für einen Menschen eine Sache, in seinem Zustand zu sein und die Diktate der in ihm aktiven Energieform auszuleben. Etwas anderes ist es aber, sein Leben vollständig im Griff zu haben, gesellschaftlich zu funktionieren, und dies innerhalb seines spezifischen Kanons an Charakteristika und Symptomen. Schon ein flüchtiger Blick in das Kapitel „Gemüt" des Repertoriums vermittelt eine Vorstellung davon, was in dieser Welt los wäre, ließen die Menschen ihren reinen inneren Zuständen freien Lauf.

Bereits sehr früh im Leben verstecken Menschen ihre weniger attraktiven, sozial gefährdenden und nicht verwendbaren Symptome – die Eigenschaften, die einfach nicht praktikabel sind oder unmöglich gezeigt werden können. Einige dieser Symptome werden bewusst vermieden, verändert oder unterdrückt. Eine Reihe anderer Zeichen werden als Reaktion auf die Aktivität körpereigener Abwehrmechanismen versteckt, für gewöhnlich sind dies unfreiwillige Symptome. Als Endergebnis werden Symptome also verborgen, getarnt, verändert und unterdrückt. – All dies wird unter dem Begriff der Kompensation zusammengefasst. Häufig wird ein erheblicher Zeitanteil der Fallaufnahme damit zugebracht, hinter all jene verschiedenartigen Modifikationen und Unterdrückungen zu blicken, um überhaupt die wirklichen Symptome und den unkompensierten Zustand wahrnehmen zu können, was wiederum für die korrekte Verschreibung unerlässlich ist.

Generell jedoch leben Kinder in einem weitgehend unkompensierten Zustand; sie nehmen damit ihr authentisches Wesen ohne den Überbau aus Unterdrückungen und Veränderungen wahr. Das sind gute Nachrichten für den Homöopathen. In den meisten Fällen sieht der Homöopath das, was wirklich ist: Die Symptome sind deutlich und der wahre Zustand wird sehr direkt sichtbar.

Ein Stramonium-Kind beispielsweise bringt lautstark und ungeniert seine Angst vor der Dunkelheit, vor Monstern unter seinem Bett und vor Menschen, die ihn jagen, zum Ausdruck und auch sein Verlangen, der Mutter am Rockzipfel zu hängen. Es bringt es auch ohne Scheu fertig, andere Kinder zu schlagen oder auf andere Art aggressiv ihnen gegenüber zu sein. Ein erwachsener Stramonium-Patient hingegen, der schon sozialisiert wurde und gelernt hat, dass er nicht erfolgversprechend funktionieren wird, wenn er so handelt, wird diese Verhaltensweisen nicht zeigen. Mit an Sicherheit grenzender Wahrscheinlichkeit hat er immer noch diese Gefühle und Impulse, sie werden nun aber in veränderter, unterdrückter oder verborgener Form zum Ausdruck gebracht. Die Ängste und die Aggression werden jetzt entweder als körperliche Symptome oder in einer sozial akzeptablen Form sichtbar, wie z.B. als Vorliebe für bestimmte Hobbys, Filmgenres oder Sportarten. Wenn der Homöopath nicht tiefen Einblick in das Leben des Patienten nimmt, dann wird er die Indikationen für das Arzneimittel womöglich nicht erkennen. Beim Kind ist es viel wahrscheinlicher, dass Symptome in ihrer reinen Form sichtbar sind. Sie befinden sich wesentlich näher an der Quelle und ihren Ausdrucksformen. Dieser Umstand macht uns die Aufgabe um einiges einfacher.

3.11 Wo befindet sich die Energie?

In Ergänzung zu ihrem Energiezustand verfügen Menschen über eine Ressource der Vitalität, genannt Lebenskraft, die benötigt wird, um zu leben, zu wachsen, sich zu entwickeln, mit Herausforderungen umgehen zu können und zu funktionieren. Im Zustand der Gesundheit ist eine ausreichende Menge dieser Lebenskraft vorhanden, um all jene Aufgaben auszuführen, die der Aufrechterhaltung und Weiterentwicklung des Menschen zu jedem Zeitpunkt des Lebens dienen. Die Ausprägung von Symptomen beruht auf einem Defizit an Lebenskraft; der Bedarf dieses Menschen übersteigt dann den Nachschub. Manche Symptome entspringen dem Bestreben des Organismus, durch die Beschränkung bestimmter Aktivitäten seine begrenzten Vorräte an Lebenskraft möglichst lange zu erhalten. Das Wachstum zählt zu den Abläufen, die sich bei einem Mangel an Lebenskraft verlangsamen oder gänzlich zum Erliegen kommen. Man könnte also sagen, dass das Arzneimittel entweder eine Quelle dieser Lebenskraft ist oder dass es für den Organismus die Hindernisse aus dem Weg räumt, damit er wieder Zugang zu seinen eigenen Quellen erlangt. Wie dem auch sei, als Resultat der Gabe des passenden Arzneimittels wird der Organismus wieder über ausreichend Energie verfügen, um all seine Funktionen wiederherzustellen, einschließlich des Wachstums und der Reifung.

Bestimmte Ereignisse im Verlaufe des Prozesses der Reifung und Entwicklung des Menschen können ursächlich für einen Mangel an Lebenskraft sein. Das Wachstum der Knochen, die geistige Entwicklung, das Lernen, die Zahnung, soziale Anpassungsprozesse, die Pubertät, der Erwerb spezifischer Fertigkeiten und viele andere Elemente der normalen Kindheit verlangen nach Lebenskraft – und oft verlangen sie nach mehr, als verfügbar ist.

Häufig ist eine Erkältung, eine Grippe oder Mittelohrentzündung der Grund, dass eine Mutter ihr Kind in Ihre Praxis bringt. Nach der Gabe des Mittels verbessert sich, wie erwartet, der Zustand; die Erkältung und das Problem der Ohren sind verschwunden. Am folgenden Tag jedoch bricht plötzlich ein Zahn durch, der sich zwar völlig normal entwickelt hatte, dann aber lange unterhalb der Zahnfleischgrenze lag. Tatsächlich hatte die Bildung und Wanderung des Zahnes an die Oberfläche so viel Lebensenergie verschlungen, dass der Organismus leer an Lebensenergie war, bevor die Aufgabe dieser Zahnung abgeschlossen werden konnte. Und damit war die Dentition gestoppt. Als sich das Defizit an Lebensenergie einstellte, traten andere Symptome in Form einer Erkältung oder Ohrinfektion auf.

Kinder werden nicht „einfach so" krank. Sie zeigen genau dann Symptome, wenn ihre Energie nicht mehr ausreicht, um die momentan vor ihnen liegende Aufgabe zu bewältigen. Diese Sichtweise ist für die Behandlung von Kindern extrem hilfreich. Sich einem Fall mit dem Wissen zu nähern, welche Aufgaben in der aktuellen Lebensphase zu bewältigen sind, und sich dann auf die Suche zu begeben, wohin die Lebensenergie des Kindes unter Hinterlassung eines solchen Defizits entschwunden ist – diese Vorgehensweise wird sehr nützliche Informationen zur Lösung des Falles hervorbringen.

3.12 Was kann man erwarten?

Die folgenden Kapitel werden sich eingehender mit den grundlegenden Prinzipien, Techniken und Methoden der Quellen-basierten Verschreibung und anderen neuen Richtungen in der Homöopathie befassen. Ergänzend werden dazu Fälle vorgestellt, um diese und andere Schlüsselbegriffe zu verdeutlichen. Das Ziel all dessen ist natürlich, das heilende Arzneimittel zu verschreiben und den Patientenfall so zu handhaben, dass das bestmögliche Ergebnis resultiert. Der generelle Fokus liegt auf der Fallaufnahme und der Verschreibung. Aber was ist mit den Resultaten der Behandlung? Welche Wirkungen sollte man vom Simillimum erwarten können?

Durch die Verwendung dieser neuen Methoden stimmen unsere Ziele, anders als beim Einsatz eher traditioneller Verfahren, mit den geschilderten Perspektiven überein. Geht man von der Annahme aus, dass Krankheit gleichbedeutend damit ist, in einem Wachstumsprozess behindert zu sein oder in einem ungelösten Dilemma zu stecken, dann besteht Heilung darin, das Wachstum wieder aufzunehmen und sich aus dem Dilemma zu lösen. Wie zeigt sich dies bei einem Patienten? Normalerweise wird erwartet, dass alle Symptome verschwinden. Bei Kindern kommt es zusätzlich nach der Gabe des passenden Arzneimittels noch zu einem Wachstumsschub. Ich habe selbst beobachten können, dass Kinder innerhalb weniger Wochen einige Zentimeter an Größe und einige Kilogramm an Gewicht zugelegt haben. Auch die geistige Entwicklung beschleunigt sich, die Lernprozesse verlaufen schneller. Reifungsprozesse erblühen auf sämtlichen Ebenen, um die durch die Krankheit verlorene Zeit aufzuholen. Zähne brechen durch, die Kleidung wird zu eng und Hosen sind plötzlich zu kurz, neue Interessen zeigen sich, Vertrauen wird sichtbar, Ängste verlieren sich und das Glück hält wieder Einzug. Frei von Krankheit kann das Kind nun das Kaleidoskop an Abenteuern, das die Kindheit bereithält, in vollen Zügen genießen.

3.13 Den normalen Zustand kennen

Aus dem bislang Gesagten sollte klar geworden sein, dass es zum erfolgversprechenden Verständnis von Symptomen und Krankheit notwendig ist, über ein gründliches Wissen zu den Stadien der normalen Kindesentwicklung in all seinen Aspekten zu verfügen – den körperlichen, seelischen und geistigen. Jede Stresssituation, jedes Problem und Dilemma, das ein Kind erlebt, wird sich in den Kontext seiner normalen Veränderungen und seines Wachstums einfügen. Alles, was normal und erwartbar ist, muss dem Therapeuten bekannt sein, damit er in der Lage ist, den Kontrast zu den Dingen wahrzunehmen, die als Zeichen eines Problems zu deuten wären – wie z. B. eine unangemessene oder zu extreme Reaktion, das Ausbleiben einer normalen Reaktion und die einander entgegengesetzten Kräfte einer Zwickmühlen-Situation.

Bevor wir uns jedoch mit eingehenderen Beschreibungen zur Fallaufnahme, zur Quellen-basierten Verschreibung oder anderen Aspekten der Methodologie beschäftigen, ist es von unschätzbarem Wert, dass wir uns die Zeit nehmen und uns mit den Details des Ablaufs der normalen Kindesentwicklung befassen, wie auch mit den speziellen Charakteristika der Kindheit, denen man in der Behandlung begegnet und die relevant sind. Diese Basis ermöglicht es dem Homöopathen, leichter wahrzunehmen, was genau am normalen, gesunden Ablauf des natürlichen Wachstums und der Entwicklung gestört ist. Darüber hinaus wird dieses Wissen für das Verständnis und die erfolgreiche Anwendung der Quellen-basierten Verschreibung von großem Nutzen sein.

Literatur

[1] Eigene Aufzeichnungen aus den Jahren 1996–2009

[2] **Künzli J, Naude A, Pendelton P.** Organon of Medicine of Samuel Hahnemann, translation from German, 6th edition, Los Angeles: JP Tarcher Inc.; 1982 (deutsche Ausgabe: Hahnemann S. Organon der Heilkunst. Standardausgabe der 6. Aufl. Schmidt JM, Hrsg. Stuttgart: Haug; 2002)

[3] **Sankaran R.** The Sensation in Homeopathy. Mumbai: Homeopathic Medical Publishers; 2004 (deutsche Ausgabe: Sankaran R. Die Empfindung in der Homöopathie. Kandern: Narayana; 2005)

[4] **Sankaran R.** Sensation Refined. Mumbai: Homeopathic Medical Publishers; 2007 (deutsche Ausgabe: Sankaran R. Die Empfindung – Verfeinerung der Methode. Kandern: Narayana; 2008)

[5] **Sherr J.** The Homoeopathic Proving of Chocolate. Worcester: Dynamis; 1993

[6] **Heller J.** Catch 22. New York: Simon and Schuster; 1961

[7] Eigene Aufzeichnungen von Seminaren aus den Jahren 2000–2009

4 Die Entwicklung des Kindes

4.1 Die Kindheit – Eine besondere Zeit des Lebens

Die Behandlung von Kindern hält ihre ganz eigenen Herausforderungen bereit und benötigt Fähigkeiten, die über das hinausgehen, was bei der Therapie Erwachsener gefragt ist. Die Kindheit ist eine besondere Zeit und verlangt etwas Besonderes von uns. Bevor wir an den Versuch gehen, Kinder zu behandeln, sollten wir um das Besondere der Kindheit wissen und auch verstehen, was mit dem Kind während dieser wichtigen Jahre geschieht.

4.1.1 Was genau ist die Kindheit?

Ist es einfach ein Ablauf von Epochen? Ist es ein Stadium, das lediglich geprägt ist von spezifischem Wachstum und Entwicklung? Was ist so einzigartig an diesen Jahren? Was charakterisiert die Kindheit, was diese Lebenszeit so speziell und herausfordernd macht?

Eines der ersten unterscheidenden Merkmale der Kindheit ist sicherlich, dass sie sich, verglichen mit anderen Säugetieren, über eine so lange Zeit erstreckt. Als Gruppe betrachtet, verfügen Menschen über weit höhere Kapazitäten, eine größere Vielseitigkeit, Lernfähigkeit, Kreativität und Flexibilität als jedes andere Lebewesen. Unser höheres Können erfordert aber auch einen höheren Zeitaufwand der Vorbereitung, um unser Potenzial zu verwirklichen. Als Resultat all dessen leben Menschen über einen längeren Zeitraum hinweg im Zustand der Abhängigkeit bzw. der Kindheit als jede andere Spezies. Die Kindheit umfasst eine ungefähr 14 Jahre dauernde erstaunliche Abfolge von Entwicklungsstadien.

Niemals mehr im späteren Leben werden wir ein solches Wachstum erleben wie in diesem Zeitraum. Gegen Ende des ersten Lebensjahres wiegt ein Kind dreimal mehr als zum Zeitpunkt seiner Geburt. Im Alter von zwei Jahren hat sich das Gewicht des Gehirns verdreifacht. Während der ersten Lebensjahre beträgt das Längenwachstum eines Kindes im Schnitt 25 Zentimeter pro Jahr. Im Unterschied dazu erreicht der Längenzuwachs in der Pubertät, dieser berühmten Periode des Wachstumsschubs, nur zehn Zentimeter pro Jahr. Wachstum erfolgt aber nicht nur auf der physischen Ebene; auch die geistige Entwicklung, die Sprachentwicklung und jede andere Form des Lernens vollziehen sich in erstaunlicher Geschwindigkeit. In kaum mehr als vier Jahren hat sich das Kind von einem zuvor völlig abhängigen Wesen, das weder in der Lage war, seine Körpertemperatur zu regulieren, noch seinen Blick zu fokussieren, zu einem sprechenden, gehfähigen, fragenden, mechanisch geschickten und sozialen Individuum entwickelt. Natürlich ist es auch in diesem Alter immer noch abhängig – und dies wird für die nächsten Jahre auch so bleiben –, aber die vollzogenen Veränderungen waren schon gewaltig.

All dieses Wachstum und die Entwicklung benötigen Energie. Und damit meine ich nicht einfach nur eine adäquate Ernährung und Nährstoffe. Vielmehr ist dazu vitale Energie, also Lebenskraft, erforderlich. Unter normalen – ich sollte besser sagen: idealen – Bedingungen steht dem Kind alle benötigte Energie für den Geburtsvorgang, das Wachstum, die Entwicklung und das normale Leben zur Verfügung. Fehlt es an jener, die natürlichen Prozesse befeuernden Energie, so verlangsamen sie sich oder kommen gänzlich zum Stillstand und es entwickeln sich Symptome. Es kommt in der Kindheit immer dann zu Erkrankungen, wenn eine Diskrepanz zwischen der für das Wachstum benötigten und der zur Verfügung stehenden Energie vorliegt. Die Ursachen für einen Energiemangel wurden bereits in Kapitel 3 dargestellt, näher wird darauf noch in den folgenden Kapiteln eingegangen. Für den Moment reicht die Feststellung aus, dass ein Energiedefizit zur Ausprägung spezifischer Symptome führt, die dem Homöopathen exakt anzeigen, wo das Problem zu suchen ist. Es ist dann an ihm, die zum Stillstand gekommenen Entwicklungsprozesse zu identifizieren und das passende Arzneimittel zu finden, um die Vitalität des Kindes wieder herzustellen, damit es zur Gesundheit zurückfinden und sein Wachstum fortsetzen kann.

Die wundersame Entfaltung eines Kindes folgt einem orchestrierten Plan unglaublicher Perfektion. Die Empfängnis, die Erfahrungen während der neun Monate intrauterinen Lebens, der Geburtsprozess, die ersten Momente nach der Geburt und dann die Zeit der Kindheit – alle diese Elemente zusammen spielen wichtige Rollen für das, was folgen wird. Fehlt irgendein Schritt dieser präzisen Kaskade aus aufeinanderfolgenden Ereignissen, dann wird jeder weitere Schritt entweder behindert oder er zeigt sich verspätet. Diese Jahre legen in weiten Teilen den Grundstein für die Gesundheit oder die Anfälligkeit des Individuums für Krankheit. Sie entscheiden gleichfalls darüber, welche Formen von Symptomen dieser Mensch entwickeln wird und wie dieses Kind den Rest seines Lebens empfinden wird: Gesundheit oder Krankheit, Glück oder Unglück, Unbeschwertheit oder Angst. Jeder Homöopath hat mit Sicherheit schon Erwachsene behandelt, deren gesamtes Leben von dem Mangel einer wichtigen geistigen oder emotionalen Entwicklung in der Kindheit bestimmt wurde. In einer Zeit, in der sich so bedeutsame formende Entwicklungen abspielen, ist die Präsenz wahrhafter, vollständiger Gesundheit unverzichtbar.

4.1.2 Die Entwicklung eines Kindes

Für weitere Informationen zu den gut erforschten Stadien der Kindesentwicklung gibt es eine ganze Reihe exzellenter Bücher. Es ist nicht meine Absicht, an dieser Stelle zu wiederholen, was andere bereits so hervorragend beschrieben haben. Auf einige Schlüsselpunkte und Prinzipien, die unmittelbaren Einfluss auf die homöopathische Therapie von Kindern haben, werde ich jedoch eingehen.

Wenn man sich mit der Kindesentwicklung unter Einschluss der körperlichen, geistigen und emotionalen Aspekte der Kindheit beschäftigt, dann gibt es etwas Wichtiges, das man unbedingt beachten muss. Die meisten der verfassten Bücher, Studien oder allgemein anerkannter Gedanken beruhen auf Beobachtungen von Kindern, die als „normal“ gelten oder auf Dingen, die als „normal“ für die Kindheit erwartet werden. Dies sind aber Kinder, die wir Homöopathen bis zu einem gewissen Grad als nicht gesund bezeichnen würden. Ich möchte sogar so weit gehen zu sagen, dass die „konventionelle Welt“ keine Vorstellung davon hat, wie ein vollständig funktionierender gesunder Zustand aussieht, da alle ihre Modelle in sich dysfunktional sind. Wenn eine Krankheit als die Regel und nicht als Ausnahme betrachtet wird, wenn eine Störung weit verbreitet ist, dann wird damit die Dysfunktion als Normalzustand anerkannt.

Beispielsweise gilt es für die meisten Eltern als völlig normal, dass ihr Vorschulkind pro Jahr ein- bis fünfmal unter einer Ohrinfektion leidet sowie zahlreiche Erkältungen und episodenhafte Verstopfungen entwickelt. Eltern und Lehrer erwarten, dass Kinder in der ersten Zeit nach dem Schulbeginn häufiger krank sind als gewöhnlich. Zornausbrüche gelten bei Zweijährigen als normal. Wie viele Eltern erwarten voller Angst und Beklemmung die Zeit der Pubertät ihrer Kinder, da es weithin bekannt ist, dass die „Teenie-Jahre“

befrachtet sind mit Feindseligkeit, Rebellion und Schwierigkeiten? Diese Liste von Beispielen für Zustände, die allgemeinhin als normal betrachtet werden, könnte noch fortgesetzt werden. Tatsächlich sind diese Situationen jedoch als Beweis für das Vorliegen einer Störung zu werten – oder, wie Homöopathen es ausdrücken, als Zeichen eines Mangels an Lebenskraft. Diese Symptome, die weithin als unvermeidliche Nebeneffekte des Wachstumsprozesses interpretiert werden, verbessern sich unter homöopathischer Behandlung, wodurch deutlich wird, dass sie in Wahrheit bestimmte Aspekte einer Krankheit sind.

Homöopathen betrachten das pränatale Leben, das Neugeborene, das Kleinkind und Kinder im Allgemeinen mit anderen Maßstäben, als die meisten anderen medizinischen Disziplinen dies tun. Wir akzeptieren die verschiedenen Abstufungen einer gestörten Gesundheit und deren Symptome nicht, die von der Umwelt als normal angesehen und von daher in Kauf zu nehmen sind. Vergessen Sie das nicht, wenn Sie sich mit Literatur beschäftigen, die aus einer allopathischen Perspektive heraus verfasst wurde. Den Therapeuten, die Kinder homöopathisch behandeln, ist es vergönnt, das Wunder und die überschäumende Freude eines Kindes zu erleben, das im Zustand von Gesundheit aufwächst und sich entwickelt.

4.1.3 Kontinuität in der Entwicklung

Die menschliche Entwicklung ist ein fortlaufender Prozess, vom Moment der Empfängnis an über den Verlauf unseres gesamten Lebens. Jedes Stadium im Leben gründet sich auf und ist abhängig von dem, was vorher war. Die Natur hat das menschliche Entwicklungskontinuum in Ehrfurcht gebietender und vollständiger Art und Weise aufeinander abgestimmt. Wir haben alles zu unserer Verfügung, was wir benötigen, um geboren zu werden, zu wachsen und zu erblühen, um in der Lage zu sein, wie Hahnemann es ausdrückt „… diesen lebendigen Gesundheitsmechanismus frei für höhere Zwecke unserer Existenz verbrauchen zu können.“ [1]

Auf dem Weg zur vollständigen Entfaltung des menschlichen Potenzials durchlebt eine Person während ihrer Lebensspanne wiederholt verschiedene Wachstums- und Entwicklungszyklen. Dieses zyklische Muster ist auf drei Hauptkomponenten angewiesen: Stabilität, Möglichkeiten und Energie. Benötigt wird eine stabile, sichere Umgebung – plus der Drang, über die Grenzen dieser unmittelbar sicheren Umgebung hinauszugehen, um bislang unbekannte Möglichkeiten zu erkunden – plus ausreichend Energie, Resourcen und das Vertrauen, um all dies zu erreichen. Der Prozess beginnt mit der Errichtung eines sicheren Bodens aus Vertrautheit, von dem aus das Wachstum in das Mysteriöse und Unbekannte hinein erfolgt. Die Erkundung neuer Möglichkeiten ist gleichbedeutend mit der Eingliederung von zuvor Mysteriösem in den sich ausdehnenden Ort des vertrauten Bodens. Ausgehend von dieser neuen und breiteren Basis kann die Reise in das Unbekannte immer weiter fortgesetzt werden, um es zu erforschen und neue Erfahrungen zu sammeln. Im Zustand der Gesundheit verläuft dieses Wachstumsmuster über das gesamte Leben hinweg, wobei jedes Stadium des Lebens eine Erweiterung gegenüber dem vorherigen Zustand ist und in eine größere, lebendigere und variantenreichere Welt hineinführt. Der amerikanische Philosoph Mortimer Adler (1902–2001) [2] beobachtete:

> **„Der Zweck des Lernens ist das Wachstum und unsere Seelen können, anders als unsere Körper, dieses Wachstum fortsetzen, so lange wie wir leben.“**

Hier zeigt sich Gesundheit in ihrer grundlegendsten Bedeutung: als die Freiheit des Menschen, zu all dem zu werden, was er sein kann und sein ganzes Potenzial als menschliches Wesen zu realisieren.

Dieses zyklische Entwicklungsmuster zeigt sich wiederholt in der Kindheit. Sich mit dessen einzelnen Komponenten vertraut zu machen, ist nahezu unvermeidlich, wenn es darum geht, zu verstehen, wie und warum ein Kind erkrankt. Es ist sogar möglich, das Alter oder Entwicklungsstadium eines Kindes anhand der Dinge zu erkennen, die es erkunden oder nicht erkunden möchte. Die Erkenntnis beginnt mit der gründlichen Untersuchung eines jeden Aspekts dieses Prozesses. Jeder Mensch wird sein Leben an einem sicheren, ihm vertrauten Ort beginnen, der für ihn Wohnlichkeit und Sicherheit bedeutet. Wobei der Begriff „sicher“ hier nicht die angemessenste Bezeichnung ist. Das Leben an sich ist niemals völlig sicher. Von Natur aus ist es so, dass „am Leben zu sein" auch bedeutet, Risiken, Herausforderungen, Gefahren oder Unwägbarkeiten ausgesetzt und mit nicht gelebtem oder gescheitertem eigenen Potenzial konfrontiert zu sein. Ein Mensch begegnet permanent riskanten Situationen, einige davon sind risikobehafteter, andere weniger. In praktischer Hinsicht steckt hinter dem Gedanken der „Sicherheit" eine Umgebung, die relativ niedrige Risiken bereithält. Ein Mensch fühlt sich in dieser Umwelt zu Hause und die daraus erwachsende Vertrautheit verschafft ihm Sicherheit, Ungezwungenheit und Vertrauen. Die Sicherheit erstreckt sich sogar in den Bereich der eigenen Identität, da die Erfahrung der eigenen inneren Stärke und Fähigkeiten wiederum das Gefühl der Identität verstärkt: Er weiß, wer er ist und wozu er in der Lage ist.

Unabhängig davon, wie aufgehoben und selbstsicher ein Mensch sich auch in seiner vertrauten, sicheren Umgebung fühlt, hat er doch auch einen immanenten Drang, die Welt außerhalb seiner Grenzen zu sehen, sich auszudehnen und die Hand nach den Dingen auszustrecken, die jenseits seiner momentanen Reichweite liegen. Was ist dort draußen? Jede menschliche Entwicklung, jedes Voranschreiten der Zivilisation, jeder Fortschritt, jede Erfindung und Entdeckung ist aus diesem, dem Menschen innewohnenden Drang nach Wissen entstanden. Was gibt es außerhalb der sicheren Grenzen zu entdecken? Dort draußen sind Möglichkeiten, Herausforderungen, Potenzial und merkwürdige Dinge. Entwicklung und Wachstum hängen vom Vorhandensein dieser Möglichkeiten ab. Sie geben Orte vor, zu denen man gehen kann. Dort sind lockende Ziele – das verführerische Unbekannte, das anregt, zu erforschen, Neues herauszufinden, zu lernen. Das niedrige Risiko, die sichere Umgebung vermitteln einer Person Stabilität und Vertrauen, die nötig sind, um die Reise zu den riskanteren Herausforderungen anzutreten – wodurch sie insgesamt zu einem höher entwickelten Menschen wird.

Die letzte Zutat zu dieser Triade ist Energie; damit ist die emotionale, physische und spirituelle Kraft gemeint, welche die Bewegung aus der Sicherheit heraus in die Herausforderung befeuert. Wenn jemals irgendein Zweifel daran bestehen sollte, dass dieser Drang ein unverzichtbarer Anteil jeden Lebens sei, so lassen sich Beweise für diese These überall finden. Sogar an sehr gewöhnlichen Dingen lässt sich dieser Drang entdecken. So sprießen kleine Zweige von Pflanzen durch minimale Risse von Betonoberflächen hindurch. Stellen Sie sich die Vitalität und Kraft vor, die es den Setzling kostet, sich der Herausforderung zu stellen, durch Beton hindurchzuwachsen. Auf wundersame Weise findet er seinen Weg durch mikroskopisch kleine Spalten, um dann in Richtung der Sonne durchzubrechen. Auf der Grundlage der Stabilität des Samens verfügt die wachsende Pflanze über ausreichend Kraft, die Herausforderung des Lebens anzunehmen und dafür sogar Beton aus dem Weg zu räumen.

Alle Menschen durchlaufen in ihrem Leben diesen Zyklus aus dem Ruhen an einem sicheren Ort, dem Ausschauhalten nach anderen Perspektiven und dem darauf folgenden Sammeln von Energie, um die Reise zu einer neuen Herausforderung dann auch antreten zu können. Im Endergebnis werden das neu gewonnene Wissen und die daraus resultierende Stärke in das sich kontinuierlich ausdehnende Selbst integriert – woraus dann wiederum ein neuer sicherer Ort entsteht, der dann aber auf einer breiteren Basis gründet.

Dieses Entwicklungsmuster kann beim heranwachsenden Kind immer und immer wieder in einer Vielzahl von Situationen und Herausforderungen beobachtet werden. Der Psychologe Abraham Maslow (1908–1970) [3] bemerkte dazu:

> **„Alles deutet darauf hin, dass man annehmen kann, dass in praktisch jedem menschlichen Wesen, und mit Sicherheit in jedem Neugeborenen, ein aktives Streben nach Gesundheit, ein Impuls zum Wachstum beziehungsweise in Richtung permanenter Aktualisierung in Kraft ist."**

Im aktuellen und den folgenden Kapiteln werden die Details dieses Prozesses in ihrem Bezug zur kindlichen Entwicklung eingehend diskutiert. Dadurch wird deutlich werden, wie wichtig dieses Verständnis für eine erfolgreiche Behandlung ist.

Eines Menschen Reise führt vom Mutterleib zur Mutter, in die Familie, in die Gemeinschaft und dann in die Welt hinein, und jedes Stadium hält immer größere Möglichkeiten bereit, die „höheren Zwecke der menschlichen Existenz zu erfüllen". Zahlreiche Homöopathen haben bereits anerkannt, dass diese Stadien und die mit der Entwicklung verknüpften Herausforderungen in den chemischen Elementen und dessen Periodensystem repräsentiert sind. Der Ablauf des Lebens zeigt sich in der Energie des Momentes der Empfängnis bei Hydrogenium bis hin zur Rückkehr zu der Menge an Ursprungsenergie, die sich in der äußerst starken physischen Zerstörungskraft der radioaktiven Elemente jenseits von Radon zeigt. Jedes dazwischen liegende Element verkörpert eine ganz bestimmte Herausforderungssituation und Erfahrung innerhalb des menschlichen Wachstums und der Entwicklung. Der Reigen aller Elemente zeigt aufeinanderfolgende Stadien in der gleichen Weise, in der ein Mensch sie erfährt. Jedes einzelne Stadium muss zunächst einmal gemeistert werden, bevor das nächste in Angriff genommen werden kann. Ein Mensch bewältigt eine Situation, indem er die dafür benötigte Energie, den Willen und Wunsch danach so lange aufbringt, bis er diese neue Arena in einen für ihn vertrauten und sicheren Ort verwandelt hat. Hat er dies erreicht, kann er sich neuen Anforderungen zuwenden, und damit den Prozess des Lebens fortführen.

Mit dieser Schilderung will ich natürlich nicht behaupten, dass alle Menschen Arzneimittel aus dem Reich der Mineralien benötigen. Im Gegenteil: Die Homöopathie bedient sich der Substanzen aus dem Pflanzen- und Tierreich, der Mikroorganismen und der Pilze. Unabhängig davon, welche Arznei eine bestimmte Person benötigt, lehrt uns die Anordnung der Elemente des Periodensystems sehr viel über die normale zu erwartende Abfolge der Entwicklungsstadien, insbesondere die der Kinder. Über das gesamte Buch hinweg werde ich immer wieder auf diesen Prozess und das Periodensystem als ein Bild für das Wachstum und die Entwicklung verweisen. Das Wissen um das Normale ist entscheidend für die Fähigkeit, zu identifizieren, was an einem Fall nicht gesund ist und deshalb der Zuwendung und Verbesserung bedarf.

4.1.4 Alles hat seine Zeit

Benjamin Franklin (1706–1790) machte die Beobachtung, dass „in dieser Welt nichts als sicher betrachtet werden kann, außer dem Tod und den Steuern" [4]. Ich möchte dieser Auflistung von Sicherheiten eine weitere hinzufügen: Die auf Erfolg ausgerichteten Programme der Natur. Die für die Zeit der Kindheit reservierten Stadien, Ziele, Bedürfnisse, Verpflichtungen und der Fortschritt sind allesamt Teile dieses auf Erfolg gerichteten Plans. Jedes Kind verfügt über ein angeborenes Verlangen nach Wachstum sowie die Lebenskraft, die es zu permanentem Fortschritt und zur Entwicklung vorantreibt. Beides ermöglicht es dem Kind, ja zwingt es sogar, zu erblühen. Alle Seins-Ebenen des Kindes, die Seele, der Geist und die physische Existenz, sind klar erkennbar mit den Fähigkeiten ausgestattet, seinen spezifischen Anforderungen von Wachstum und Entwicklung zu begegnen.

Betrachten wir dazu einige Beispiele. Während einer bestimmten Phase des Lebens erlernt ein Kind das Laufen. An einem ganz spezifischen Moment innerhalb des Gesamtschemas der Vielzahl von Aspekten der Entwicklung muss das Gehen erfolgen. Während dieses Moments jedoch geschehen im Kind auch viele andere Dinge. So vollzieht sich beispielsweise körperliches Wachstum an jeder Stelle des Organismus – die Knochen, Muskeln, der Verdauungsapparat sowie das Gehirn und Nervensystem. Im Zusammenhang mit dem Wachstum des Gehirns kommt es zu einer wahren Explosion des Lernens, begleitet von einer begeisterten Neugierde, die umgebende Welt zu erkunden. Irgendwann kommt dann der Moment, an dem das Kind gesättigt ist mit dem Lernstoff, den seine unmittelbare Umgebung zu bieten hat. Und damit richtet sich sein Blick, der geistige wie auch der körperliche, auf die noch nicht erreichbare Außenwelt. Was ist dort draußen?

4.1.5 Die körperliche Entwicklung

Stehen

Sicher und ausreichend vertrauensvoll aufgrund der Stabilität des Ortes, an dem es sich befindet, sehnt sich das Kind danach, seine Reise fortzusetzen – und tut dies schließlich auch. Wie der Zufall so spielt, geschieht dies exakt zu dem Zeitpunkt, an dem sein Körpergewicht gerade noch niedrig genug ist, dass die Muskeln der Arme in der Lage sind, den Körper durch das Festhalten an einer Tischecke hochzuziehen.

Steht es erst einmal, so sind die Beine gerade stark genug, ihm auch Stabilität zu geben. Da das Kind steht und sich festhält, wird seine Beinmuskulatur gekräftigt. Aufrecht, durch den Tisch gestützt zu stehen, dient wiederum der Feineinstellung der neuronalen Schaltkreise für die Balance und Bewegung. Nach einigen Tagen solcher Gymnastikübungen sind die Beine und das Balancegefühl soweit gestärkt, dass das Abstützen nicht mehr notwendig ist. Sich jetzt sicher fühlend, ist die zuvor unbekannte Welt des Stehens und Festhaltens an einem Tisch nunmehr zu vertrautem Territorium geworden. Das Kind kann jetzt tun, was es noch Tage vorher nicht tun konnte. Nachdem es dies bewältigt hat, ist es jetzt wieder bereit, etwas Neues zu versuchen. Das Kind wird loslassen – und nun zum ersten Mal aus eigener Kraft stehen. Was für ein Erfolg! Aber was kommt jetzt? Die jenseits seiner Reichweite liegenden Dinge sind immer noch verführerisch und dienen nun als Motivation für die ersten vor ihm liegenden eigenen Schritte. Anfänglich schwankend, schwach und immer wieder hinfallend, dann zunehmend mutig, von sich überzeugt und vertrauensvoll, beginnt das Kind zu gehen.

Gehen

Alle Funktionssysteme des Kindes und seine Entwicklung verschmelzen zur Bewältigung dieser unmittelbaren Aufgabe, jedes einzelne Element spielt eine unverzichtbare Rolle auf dem Weg zum Erfolg. Was könnte geschehen, wenn dieser präzise Zeitablauf gestört würde? Das Wesen einer Störung könnte von eher milder Natur sein, wie zum Beispiel, dass das Kind zu lange von den Eltern umhergetragen wurde; sie könnte auch gravierender sein, wie eine schwache Knochenstruktur aufgrund von Mangelernährung oder eine so armselige oder furchteinflößende Umgebung, dass deshalb kein Raum für unabhängige Bewegung vorhanden ist. Die Komplexität der Entwicklungsprozesse birgt in sich das Risiko für eine Vielzahl möglicher Probleme. Aus welchen Gründen auch immer wird das Kind, wenn die richtige Zeit für sein Aufrichten und das unterstützte Stehen verpasst wird, größere Schwierigkeiten haben, das Gehen zu erlernen. In genau dem Moment, in dem es den angeborenen Drang zu gehen verspürt, hat sein Körper exakt das richtige Gewicht für die vorhandene Muskelmasse und Kraft, um sich hochzuziehen und stehen zu bleiben.

Erfolgt dieses Manöver verspätet, so wird, da der Körper ja weiter wächst, sein Gewicht für die noch kleinen und untrainierten Muskeln rasch zu hoch werden, um ihn in die Höhe zu bringen. Wenn das Kind sich nicht mit seinen Armen hochziehen kann, dann erhält die Beinmuskulatur nicht das Training, das sie zur Stärkung benötigt. Und ohne die Kraft der Beine ist das Gehen unmöglich. Auch wenn das Verlangen zu gehen vorhanden ist, weil die geistige Entwicklung normentsprechend verläuft, wird eine Verzögerung des physischen Anteils den Gesamtprozess unterbrechen.

Das Zeitfenster ist recht eng und am besten ist es, wenn das Kind diesen Schritt zum genau richtigen Zeitpunkt absolviert. Mit dem Gesagten will ich jedoch nicht zum Ausdruck bringen, dass ein Kind, das diesen Zeitpunkt verpasst, niemals wird laufen können. Natürlich wird es das, aber dieses Ziel wird schwieriger zu erreichen sein. Zusätzlich bringt dieser verpasste oder verspätet passierte Meilenstein eine Kaskade anderer Probleme ins Rollen, weil der gesamte aufeinanderfolgende Ablauf des Entwicklungsprozesses gestört ist. In den folgenden Rubriken sind die Ergebnisse zusammengefasst, und zwar unabhängig davon, welcher Teil des Prozesses gestört war [5].

- Extremitäten: Gehen, zu spätes Lernen
- Extremitäten: Gliedmaßen; Kind lernt verspätet das Laufen

Zahnen

Die Zahnung ist ein weiterer Meilenstein der Kindesentwicklung. Zahnende Kinder stehen im Ruf, extrem heikel zu sein oder untröstlich zu weinen, häufig zum Ärger der gesamten Familie. Einige der für gewöhnlich verwendeten Rubriken sind:

- Allgemeines: Zahnung, schwierig
- Zähne: Zahnung, schwierig
- Mund: Schmerzen; Zahnfleisch; Zahnung agg.
- Mund: Schmerzen; Kindern, bei, während der Zahnung
- Gemüt: Zahnung agg.
- Gemüt: Reizbarkeit; Zahnung agg.
- Gemüt: Kreischen; Zahnung agg.
- Gemüt: Weinen; bei Kindern wegen schwieriger Zahnung

Da die Zahnung ein natürlicher Prozess innerhalb des Wachstums ist, wie kann es dann sein, dass sie so viel Stress und Schwierigkeiten bereitet? Die Antwort ist in der geordneten Abfolge des gesunden Wachstums zu finden. Die Zahnung besteht nicht aus einem einzelnen Ereignis; es ist nicht nur der Zahn, der sichtbar wird, indem er sich durch das Zahnfleisch hindurchbohrt. Vielmehr ist es ein größerer Prozess, der schon im Fetalstadium beginnt und sich über Jahre hinweg in Episoden stärkerer oder geringerer Aktivität fortsetzt. Wie andere Strukturen des Körpers auch, werden die Zähne initial während der Gestation angelegt. Nach der Geburt setzen sie ihr Wachstum unterhalb des Zahnfleisches fort. Je mehr die Mineralisation mit Kalzium fortschreitet, desto stärker und größer wird der Zahn. Im Zeitraum zwischen dem vierten und dem achten Monat sind einige Zähne bereits so weit gereift, dass sie an der Schwelle zum funktionalen Zahn stehen. Langsam bewegt er sich dann durch das Zahnfleisch nach oben, bis seine harte, an eine Perle erinnernde Oberfläche inmitten des weichen, rosigen Zahnfleisches sichtbar wird.

Das Bild dieses Vorgangs ist allgemein besetzt als das eines harten, scharfen Zahnes, der sich durch das empfindliche Zahnfleisch schneidet. Diese Vorstellung ist so tief verankert, dass man auch vom „Zahndurchbruch" spricht. Kein Wunder, dass das Kind deshalb weint! Aber das ist nicht die ganze Geschichte. Eine gesunde Zahnung verläuft schmerzfrei, jedenfalls annähernd. Einige Ärzte der Jahre um 1900 stellten dazu fest: „Zahnung ist ein genauso schmerzloser Prozess wie das Wachsen der Fingernägel" [6]. Mit dem Schreien so vieler gestresster zahnender Kinder in jedermanns Ohren mag dies schwer zu glauben sein. Und doch fragen sich die meisten Menschen immer wieder: „Könnte das nicht doch so sein?" Warum sollte dieser natürliche, zu erwartende Vorgang der Reifung nicht mit Leichtigkeit ablaufen? Schließlich zielen die Programme der Natur auf den Erfolg und nicht auf Stress.

Bei einem gesunden Kind vollziehen sich die Zahnung und alle anderen entwicklungsbezogenen Aktivitäten zum passenden Zeitpunkt und in der richtigen Art und Weise. Der Zahn wächst langsam durch das Zahnfleisch nach oben – er schneidet nicht hindurch. Die Geschwindigkeit dieser Bewegung ist so bemessen, dass der Zahn genau so viel Druck auf das Zahnfleisch ausübt, dass damit die Blutversorgung des Gewebes reduziert wird und die Nervenendigungen unsensibel werden. Der andauernde, graduell ansteigende Druck führt dazu, dass das Gewebe über der Spitze degeneriert und abnimmt; irgendwann erscheint dann der Zahn leicht und schmerzlos an der Oberfläche. Das Ganze ist einem Schneepflug vergleichbar, der sich durch eine große Schneewehe hindurch bewegt. Für den Vergleich mit der Zahnung stellen Sie sich anstelle der Schaufel des Pflugs, der in den Schnee schneidet und ihn mit Gewalt zur Seite schiebt, vor, dass der Schnee aufgrund des Drucks der sich nähernden Schaufel fast wie von selbst zur Seite rutscht. Dieses Bild entspricht eher dem tatsächlichen Aufbau und der Physiologie des Zahnfleisches. Es ist so angelegt, dass es „zur Seite rutscht", wenn sich der Zahn nähert. Sogar der letzte Druck durch die äußere Schleimhautgrenze sollte schmerzfrei sein, weil das Gewebe schon lange gut auf diese Eruption vorbereitet wurde. Bei vielen Kindern kündigt sich die Zahnung durch ihren gesteigerten Drang an, ihr Zahnfleisch gegen harte Gegenstände zu pressen – was sie mit großer Freude tun. Würde der Zahn wirklich durch das Zahnfleisch schneiden, so wäre jedes Kauen mit Schmerzen verbunden. Das Kauen jedoch verschafft ihm ganz im Gegenteil Erleichterung. Das Kind hilft dem Zahn durch das Pressen des Zahnfleischs bei seiner Aufgabe und ermöglicht damit auch die Schmerzlosigkeit des Vorgangs.

Eine Zahnung ist aber immer dann schmerzhaft, wenn dieser eingebaute Mechanismus nicht zur richtigen Zeit oder in der richtigen Art und Weise greift. Ursächlich dafür kann entweder eine ungenügende Entwicklung des Zahnes sein, zum Beispiel aufgrund inadäquater Mineralisation oder Nährstoffversorgung, oder jede andere Behinderung bzw. Störung eines Aspekts des normalen Entwicklungsmusters. Werden die Energie und die Ressourcen des Kindes anderweitig angegriffen, wie zum Beispiel durch einen ungewohnten Stressfaktor, Furcht, Krankheit, häusliche Schwierigkeiten oder andere angsteinflößende Umstände, dann wird nicht ausreichend Energie für den normalen Ablauf der Zahnung verfügbar sein. Die Abfolge ist dann durcheinandergeraten und der Mechanismus, der im Zahnfleisch für die schmerzfreie Passage des Zahnes sorgt, wird nicht funktionieren. In diesem Fall wird die Zahnung extrem schmerzhaft verlaufen.

Dies waren nur zwei Beispiele für die erstaunliche Präzision, mit der das Wachstum und die Entwicklung im Sinne größtmöglicher Leichtigkeit und maximalen Fortschritts konzipiert sind. Symptome werden sich zeigen, wenn irgendeiner der vielen Zwischenschritte verspätet erfolgt, unvollständig ausgeführt oder gestört wird. Man kann mit Sicherheit davon ausgehen, dass das Auftreten von Symptomen auf eine Störung irgendeines Aspektes des normalen Entwicklungsfortschritts zurückzuführen ist. Symptome sind unsere Hinweise dafür, dass sich auf dem ansonsten ebenen Pfad des Wachstums nun Kiesel finden, manchmal sogar Felsbrocken. Vor dem Hintergrund des Wissens, was die Natur für das Wachstum eines Kindes alles bereitstellt, können wir nicht nur erkennen, wo es gestoppt worden ist, sondern sind auch dazu in der Lage, den Pfad wieder zu glätten.

4.1.6 Die geistige Entwicklung

Das geistige, emotionale und spirituelle Wachstum eines Kindes folgt einem Zeitplan, der ebenso komplex und präzise ist wie der Verlauf der physischen Entwicklung und als genauso bedeutsam zu verstehen ist. Darüber hinaus sind die körperlichen, mentalen und emotionalen Aspekte untrennbar miteinander verknüpft; die jeweiligen Entwicklungsstufen sind synergistisch. Muskeln können sich ohne die jede Kontraktion initiierenden Impulse der Nerven nicht weiterentwickeln. Diese Signale wiederum werden vom reifenden Gehirn ausgesandt, das permanent im Lernen begriffen ist und über neue Dinge nachdenkt. Rückmeldungen aus der Außenwelt gelangen über den sensorischen Input zurück ins Gehirn, das daraufhin den Lernprozess vertieft und eine neue motorische Reaktion einleitet. Dieser gesamte Entwicklungsfortschritt ist vollständig mit den Gehirnfunktionen und dem Wachstum verknüpft – und alles zusammen ist entscheidend für die Entfaltung der geistigen und emotionalen Stadien der Entwicklung und deren Kapazität.

In der Beurteilung von Entwicklungsstadien kann dieser Zusammenhang leicht übersehen werden. Die neurologische Entwicklung eines Kindes zeigt sich in dessen Verhalten, seinen Lernfortschritten und seinem Wachstum. Die Eltern freuen sich daran, ihr Kind dabei zu beobachten, wie es beginnt, einem Gegenstand mit den Augen zu folgen und ihn zu greifen. Die Augen, deren Muskulatur und die Augen-Hand-Koordination gewinnen an Funktionalität – und alle diese Elemente sind natürlich vernetzt mit dem Gehirn. Der Schlüssel zu diesem Meilenstein ist die Hirnreifung. Das Gleiche gilt für das Lernen des Sitzens oder Gehens. Die dazu notwendigen physischen Komponenten der Muskeln, Knochen und des Innenohrs (für das Gleichgewichtsgefühl) sind bei diesen Lernschritten zwar leicht erkennbar. In erster Linie entscheidend und von zentraler Bedeutung sind hier jedoch wieder das Gehirn und die Entwicklung des Nervensystems.

Die Fähigkeit, Kinder zu verstehen und mit ihnen zu kommunizieren, wird durch das Wissen um die neurologischen Entwicklungsprozesse wesentlich verstärkt. Es hilft, einschätzen zu können, wozu ihre Gehirne in einer bestimmten Altersstufe in der Lage sind und was man demzufolge hinsichtlich ihres Fortschritts erwarten kann. Der Bereich der Hirnfunktionen und ihrer Entwicklungen ist von enormer Größe; ganze Stapel von Büchern sind zu jedem kleinen Teilgebiet schon verfasst worden. Es würde viel zu weit führen und wäre auch kontraproduktiv, zu detailliert darauf einzugehen. Einige wenige Hinweise aber sind notwendig und auch nützlich, um Kinder besser zu verstehen und die Verschreibungen zu erleichtern. Sich mit der Neuroanatomie und deren Entwicklung vertraut zu machen, befähigt dazu wahrzunehmen, welche Art des Lernens und des Wachstums sich hier vollziehen – und was man folglich von Kindern erwarten kann. Das wiederum macht es möglich, zu sehen, welcher Anteil dieses Prozesses fehlerhaft oder verspätet abgelaufen ist oder gänzlich fehlt. Die geistige Verbindung des Kindes zu seinem Körper stellt die Basis für die Art und Weise dar, in der es sich entwickelt und in der es eine Erkrankung und Symptome zeigt. Für den Homöopathen kann diese Betrachtungsweise für die Auswahl des passenden Arzneimittels immens hilfreich sein.

Das Wachstum des Gehirns

Das Wachstum des Gehirns besteht nicht in der simplen Zunahme seines Volumens, sondern es entwickelt sich in einer ausgeklügelten Abfolge verschiedener Schritte. Sollte irgendein Aspekt der neuronalen Verschaltungen noch nicht ausgereift sein oder ist der Zugriff darauf noch nicht möglich, dann ist es unrealistisch zu erwarten, dass die Funktionen dieses Teilbereichs ausgeführt werden können. Oft wird angenommen, dass bestimmte Meilensteine der geistigen Entwicklung und das Erlernen spezifischer Fähigkeiten einzig durch ausreichendes Training oder eine entsprechende Ausbildung erreicht werden. Im Allgemeinen ist aber genau das nicht der Fall. Damit nämlich Training zum Erfolg führt und Lernen überhaupt stattfinden kann, müssen zunächst einmal die mit dieser neurologischen Funktion verknüpften Hirnregionen reifen.

Eine hitzige Debatte wird über die Frage geführt, welches der wichtigste Einfluss auf die Entwicklung des Menschen ist. Sind wir genetisch programmiert oder sind wir das Produkt äußerer Einflüsse, wie zum Beispiel des Heranwachsens und unserer Umgebung? Was ist wichtiger – Natur oder Kultur? Die wissenschaftliche Welt ist sich heute nahezu einig, dass beide Faktoren so stark miteinander verwoben und aufeinander bezogen sind, dass keinem der beiden eine höhere Bedeutung zukommt – und auch keiner ohne den anderen Bestand hat. Beide Elemente bestimmen in harmonischer Interaktion darüber, wie wir uns entwickeln. Die genetische Ausstattung legt den Bauplan des Gehirns hinsichtlich seiner allgemeinen Anatomie und der Funktionen fest, sie bestimmt die generischen Eigenschaften. Die Einflüsse der Umwelt in Form sensorischer Stimulationen und Erfahrungen verfeinern und erweitern das Netzwerk der synaptischen Verbindungen; damit werden aus den angeborenen Qualitäten schließlich die spezifischen einzigartigen Attribute und Fähigkeiten dieses einen Menschen entwickelt.

Dem genetischen Code gehorchend, beginnt die Formierung des Gehirns bereits wenige Wochen nach der Empfängnis. Die Gehirnzellen verdoppeln sich mit der erstaunlichen Rate von 250 000 Einheiten pro Minute und beginnen dann mit ihrer Wanderung in die ihnen zugedachte Region, in der sie dauerhaft verbleiben, um ihre Funktionen auszufüllen. Diese Zellen müssen auch Ausläufer bilden, sogenannte Axone, um andere Neurone und Zielorgane wie zum Beispiel Muskeln, Ohren, Augen, das Herz und viele weitere mehr zu finden und sich mit ihnen zu verknüpfen. Viele Tausende von Genen steuern dieses untereinander verknüpfte synaptische Netzwerk und sein Zusammenwirken mit den Zielorganen. Und dies ist die genetische bzw. „Natur"-Komponente.

Während sich der Nerv bildet, den Kontakt mit seiner Umgebung aufnimmt und sich mit anderen Nerven verknüpft, wird schon seine frühe Aktivität richtungsweisend für seine späteren zusätzlichen Fähigkeiten und Verbindungen. Die Aktivität eines Nervs beeinflusst sein eigenes Wachstum in hohem Maße. Stimulation erweitert die Kapazität des Gehirns, noch höhere Stimulation durch eine intensivierte Verknüpfungsaktivität verarbeiten zu können. Die Anzahl und das Ausmaß dieser neuronalen Verschaltungen ist einer der entscheidenden Faktoren für die Weiterentwicklung des Gehirns, für seine Vielseitigkeit und Funktion. Diese äußeren Faktoren erhalten ihre Bedeutung durch ihre spezifische Qualität und Quantität, ebenso wie durch ihre Präsenz oder Abwesenheit in bestimmten entscheidenden Entwicklungsphasen. Die sich daraus ableitende perfekte Hirnentwicklung ist die Antwort auf die Bedürfnisse, die zuvor durch die äußerliche Stimulation kreiert wurden. Und dies ist der andere Komplex, die „Umwelt"-Komponente.

Das Gehirn mit seinen 100 Billionen Neuronen ist zum allergrößten Teil zum Zeitpunkt der Geburt fertig ausgebildet und der Mensch hat – von wenigen Ausnahmen abgesehen – alles, was er jemals haben wird. Interessanterweise verfügt das Gehirn des Neugeborenen über eine größere Anzahl von Neuronen als das des Erwachsenen. Sehr wenige ausgewählte Regionen, wie das olfaktorische System, bilden solche Ausnahmen, indem sie über die gesamte Lebensspanne hinweg neue Neuronen generieren. Für den Geruchssinn gibt es sehr gute Gründe, die Fähigkeit zur Bildung neuer Nervenzellen beizubehalten – mehr dazu im weiteren Verlauf. Obwohl der gesamte Pool an Neuronen bei der Geburt schon vorhanden ist, entwickeln sich Verschaltungen noch über eine lange Zeitspanne hinweg. Parallel zum körperlichen

Wachstum ist auch die Aktivierung des Gehirns bis zur Adoleszenz noch nicht abgeschlossen.

Neuronen erneuern sich im Gegensatz zu anderen Zellen des Gehirns in der Regel nicht. Zellen, die der Unterstützung der Neurone dienen, zusammenfassend Gliazellen genannt, sind für die ungestörte Funktion des Gehirns unverzichtbar. Sie ernähren die Neurone, stützen sie, erhalten die Homöostase aufrecht, haben einen Anteil an der Signalübertragung, sorgen für den Nachschub an Nährstoffen und Sauerstoff, isolieren Neurone elektrisch gegeneinander, wehren pathogene Agenzien ab und sorgen für die Entsorgung abgestorbener Zellen. Im Zuge der Reifung des Neugeborenen werden zunehmende Anteile des Gehirns aktiv und erlangen ihre volle Funktionsfähigkeiten, weil sich die Gliazellen dieser Regionen entwickeln und ihre Aufgaben ausführen.

Das Wachstum der gesamten Gliapopulation ist beeindruckend. Das Gehirn eines Neugeborenen wiegt ca. 330 Gramm. Dies ist, in Relation zum kleinen Körper des Kindes, ein enorm hoher Wert. Bei anderen Säugetierspezies mit Neugeborenen vergleichbarer Größe beträgt das Gehirngewicht nur ca. 30 Gramm. Am ersten Geburtstag des Kindes wiegt das Gehirn bereits 1100 Gramm und hat damit mehr als das Dreifache des Geburtsgewichts erreicht. Im Alter von fünf Jahren hat sich das Gewicht auf 1450 Gramm erhöht, dies sind 420% des Geburtsgewichts und schon 90% des Gewichts des Gehirns eines Erwachsenen. Der Hauptanteil dieser Zunahme entfällt auf die Vermehrung der Gliazellen, welche die von ihnen versorgten Neuronen an Zahl um das Zehnfache übersteigen. Auch der Rest des Körpers wächst – und dies sogar in noch höherer Geschwindigkeit als das schon unglaubliche Wachstum des Gehirns; damit kann das menschliche Wesen in seine neurologische Ausstattung hinein erblühen. Zum Zeitpunkt seiner Geburt beträgt der prozentuale Anteil des Gehirns am Körpergewicht ungefähr 9%, beim Erwachsenen hat sich dieser Wert auf ungefähr 2% verringert.

Hirnfunktionen

Das Gehirn unterteilt sich in eine große Zahl von Regionen, von denen jeder zahlreiche Funktionen zukommen. Die drei Hauptanteile sind der Hirnstamm, das Mittelhirn inklusive des limbischen Systems und das Cerebrum, das sogenannte „Neue Hirn", welches sich wiederum in zwei Hemisphären aufteilt.

Hirnstamm

Der Hirnstamm ist der entwicklungsgeschichtlich älteste, primitivste Hirnanteil. Hier ist der Sitz solch grundlegender organisatorischer Aktivitäten wie der Temperaturregelung, des Appetits, des Schlaf-Wach-Rhythmus' und des Schlafmusters, der sensorischen Funktionen, der Überwachung des kardiovaskulären Systems, der Kontrolle der Atmung, der Verdauungstätigkeit und der Schmerzempfindlichkeit. Alle sensorischen und motorischen Impulse vom und zum Körper hin passieren den Hirnstamm auf ihrem Weg zu den beiden Hemisphären. Diese Funktionen sind so elementar, dass wir sie und diesen alten Hirnanteil mit anderen Tierarten gemeinsam haben.

Mittelhirn und limbisches System

Im Mittelhirn werden die Reflexe des Seh- und des Hörsinns sowie die normale willkürliche Bewegung kontrolliert. Informationen, die zwischen dem Hirnstamm und dem Cerebrum ausgetauscht werden, passieren das Mittelhirn. Im limbischen System findet sich eine Gruppe einiger sehr wichtiger Strukturen, die für die Kontrolle der Emotionen, Stimmungen und des Gedächtnisses verantwortlich sind. Diese Region wandelt die Gedanken eines Momentes in jene um, an die man sich für lange Zeit erinnert. Furcht, Angst oder Fluchtreflexe, Hunger, Durst, Reaktionen auf Schmerz oder Gefahr, verschiedene Ebenen von Freude, sexuelle Befriedigung, Ärger und aggressives Verhalten, auch die Erregung als Reaktion auf emotionale Reize sind nur einige der Aspekte unserer Persönlichkeit, die der Kontrolle des limbischen Systems unterliegen.

Bestimmte Teile dieses Systems verarbeiten im Zusammenspiel mit dem Geruchssinn Informationen, die uns dabei helfen, Erinnerungen mit bestimmten Gerüchen zu verbinden, wodurch unter anderem das Essverhalten und das sexuelle Verlangen reguliert werden.

Cerebrum

Das Cerebrum ist uns am stärksten vertraut. Es nimmt den größten Teil des Gehirns ein und ist für die meisten Menschen auch gleichbedeutend mit „dem Gehirn". Die Fähigkeit, intellektuelle Konzepte aufzustellen, zu denken, der Imagination, Erinnerung, Kreativität und anderer bewusst ablaufender oder initiierter Hirnfunktionen ist hier beheimatet.

Zum Zeitpunkt der Geburt existieren noch zahlreiche feste Verbindungskanäle zwischen dem Hirnstamm und dem Mittelhirn (auch retikuläre Formationen genannt), weit weniger finden sich zwischen dem Mittelhirn und dem Cerebrum. Von den wenigen, die vom alten Hirnanteil durch das Mittelhirn ins Cerebrum ziehen, gehen die meisten in die rechte Hemisphäre ab, und nur wenige in die linke. Die Signifikanz dieser Eigenheiten für die Entwicklung wird noch erläutert werden.

Das gesamte Gehirn arbeitet selbstverständlich permanent mit höchster Präzision, die einzelnen Funktionen müssen sich jedoch erst im Laufe der Zeit entwickeln; dies erfolgt in einer präzisen Abfolge von Schritten, die sich teilweise auch überlappen. Diese Mechanismen können mit dem Umstand verglichen werden, dass ein Kind zwar bereits mit seinen Fortpflanzungsorganen zur Welt kommt, diese aber nicht vor einem bestimmten Zeitpunkt, bis zu dem eine sorgfältig abgestimmte Serie von Ereignissen abgelaufen sein muss, funktionsfähig sind. Auch die Knochen eines Neugeborenen, und zwar alle 330, durchlaufen eine genaue Abfolge von Entwicklungsschritten, einschließlich der Verschmelzung einiger Knochen miteinander, bis die endgültige Größe und Struktur des erwachsenen Skeletts aus 206 Knochen erreicht ist.

Die Sequenz von Entwicklungsschritten zieht im Allgemeinen vom alten Hirnanteil zum Mittelhirn und limbischen System und dann zum Cerebrum mit seinen beiden Hemisphären. Und obwohl dies die allgemeine Richtung darstellt, so stellt diese Abfolge doch keinen strikten Entwurf dar. Während eine Region ihre Funktionen vervollkommnet, bereitet sich in einem anderen Bereich schon die nächste Entfaltung vor. Wenn neue Gehirnregionen aktiv werden, so werden die Funktionen schon vollständig entwickelter Regionen automatisiert, einige von ihnen sogar auf der Grundlage einer Art von Bewusstheit. Der Fokus auf das Wachstum bedingt für jedes darauffolgende Stadium das Abziehen von Bewusstheit oder Bewusstsein vom vorhergehenden Entwicklungsstadium. So verrichten zum Beispiel das alte und das Mittelhirn ihre Funktionen automatisiert, ohne aktive Aufmerksamkeit, sobald ihr funktionelles Wachstum abgeschlossen ist. Damit stellen sie den höheren Hirnfunktionen des Cerebrums bewusstes, ständiges Denken zur Verfügung. Ohne diese Fähigkeit des vollständig entwickelten Gehirns, Funktionen zu automatisieren, würde der Fortschritt entweder verlangsamt oder gänzlich zum Erliegen kommen.

Zusammenfassung der Hirnfunktionen

Führt man alle Einzelteile zusammen, so ergibt sich folgendes Bild: Das alte Gehirn öffnet die Pforte für unverarbeitete sensorische Daten, die dann in das Mittelhirn und das limbische System, den Sitz der Gefühle, gelangen. Diese reine Erfahrung wird sodann von einem System von Bedürfnissen und Vorlieben verarbeitet, sortiert und bewertet, wodurch sinnvolle Zuordnungen entstehen. Aus diesen Kategorien erschafft das Cerebrum dann kreative Abstraktionen und logische Konstrukte. Aber wozu führt das am Ende? Geboren zu sein ist gleichbedeutend damit, eine Existenz zu besitzen, ein Ego zu entwickeln, eine Persönlichkeit, ein einzigartiges Ich zu sein. Der Begriff der Existenz leitet sich vom lateinischen Wort „existere" ab, das „hervorstehen" und „sich abheben" bedeutet. Und das ist genau das, was dieses neue Leben bereithält: die Aufgabe, hervorzustehen und eine eigene Identität als ein Ich zu begründen, sich abzuheben. Dadurch, dass wir diesen Prozess in seinem Ablauf genau untersuchen, können wir als Homöopathen erkennen, ob und wie er mit der Art, in der wir Reifung und menschliche Erfahrung betrachten, übereinstimmt.

4.1.7 Der Miniatur-Erwachsene

Das Wachstum des Gehirns koordiniert seine Reifung und der angeborene Drang nach dieser Reifung wiederum verstärkt das neurologische Wachstum. Wie beeinflusst dies das Verhalten eines Kindes? Wie kann uns das Verständnis der neurologischen Zusammenhänge eines Kindes helfen, dieses auch als Gesamtperson zu verstehen?

Einer der wichtigsten Punkte ist es, ein tiefes Verständnis dafür zu entwickeln, dass ein Kind sich auf einem Entwicklungsweg hin zu einem funktionierenden Erwachsenen befindet, dieses Ziel aber noch einige Jahre entfernt liegt. Das mag zwar selbstverständlich klingen, es ist jedoch wichtig, sich dieser Tatsache bewusst zu bleiben. Die fortlaufende Entwicklung des Kindes bringt es mit sich, dass sich seine Welt und Realität von der des Erwachsenen sehr deutlich unterscheidet. Auch die entwicklungsbezogenen Bedürfnisse und Ziele sind sehr unterschiedlich. Es ist klar, dass ein fünfjähriges Kind in einer anderen hormonellen Situation lebt als eine 25-jährige Frau, da beider Herausforderungen und Zielsetzungen nicht die gleichen sind. Ebenso wenig, wie wir von einer Fünfjährigen erwarten würden, ein Kind auszutragen, würde man auch nicht annehmen, dass eine 25-Jährige ihr Längenwachstum noch nicht abgeschlossen hat. Alle diese Dinge sind offensichtlich, dennoch ist das ihnen zugrunde liegende Konzept häufig dann nicht präsent, wenn es um die geistige Welt eines Kindes geht.

Obwohl man weiß, dass Kinder fühlen, denken, Reize beantworten, ihre Umgebung wahrnehmen und mit ihr interagieren, ist der Gedanke noch nicht überall akzeptiert, dass sich ihre Wahrnehmungen, Erfahrungen und Reaktionen von denen der späteren Jahre unterscheiden. Typischerweise neigt man immer noch zu der Annahme, dass ein Kind ein noch ungeformter, unerfahrener oder verkleinerter Erwachsener ist. Die Sichtweise eines Kindes wird als unvollständig oder einfach falsch betrachtet, zu deren Korrektur und Reifung es der richtigen und notwendigen Einflüsse bedarf. Man ist der Meinung, dass in der Gedankenwelt eines Kindes bestimmte Werte erst dann in Kraft sind, wenn es sein Leben richtig führt und wahrnimmt – was bedeutet, dass seine Gedanken und Handlungen denen der Erwachsenen ähneln sollen. Und dieses Denken ist ja auch ziemlich nahe liegend, da sich die Welt eines Kindes so lange erweitert, bis sie der erkennbaren Welt der Erwachsenen ähnelt.

Zu häufig betrachten Erwachsene ihr Kind als ein „Mini-Ich" – als kleinere Ausgabe ihrer selbst. Dem Kind werden die gleichen grundlegenden Denkprozesse und geistigen Funktionen zugeschrieben wie einem Erwachsenen, die gleiche Art zu denken, zu analysieren und logisch zu verarbeiten – mit dem einen Unterschied, dass sie mit weit weniger Daten, Erfahrungen und Sachverhalten umgehen müssen. Wenn einem Kind ein bestimmtes Konzept erklärt werden soll, dann erfolgt das mithilfe der gleichen Logikstruktur, die ein Erwachsener auch verstehen würde, lediglich das Vokabular und die Beispiele werden einfacher gewählt.

Alle diese Annahmen treffen jedoch nicht zu. Die Welt eines Kindes unterscheidet sich sehr deutlich von der eines Erwachsenen. Die kindlichen Gedanken und Verhaltensweisen, alles, was es spürt und wahrnimmt, ist im Kontext seiner inneren Welt natürlich und bedeutungsvoll. Das Kind verfügt zwar über eine Logik, aber dies ist eine kindliche Logik, die sich auf der Basis seiner neurologischen Funktionsfähigkeit, seinen Wahrnehmungen, der Ebene des Verstehens und den Bedürfnissen seiner momentanen Entwicklungsstufe abspielt. Der letztgenannte Faktor könnte der bedeutsamste sein, da die anderen drei vorgegeben sind und sich aus den Bedürfnissen der jeweiligen Entwicklungsstufe ableiten.

4.1.8 Die Bedeutung des Unterschieds

Ein weiterer fundamentaler Unterschied zwischen der Perspektive eines Kindes und der eines Erwachsenen ist die Tatsache, dass es in der kindlichen Welt keine Grenzen oder Trennung zwischen seinen Gedanken und der Erfahrung von Realität gibt.

Erwachsene erleben die Welt durch ein komplexes Gitter aus abstrakten Gedanken, Konstrukten, Erklärungen, Wahrnehmungen und aus der Vergangenheit und der Sozialisierung übernommenen Vorstellungen. All diese Einflüsse werden der aktuellen Erfahrung unbewusst hinzugefügt. Erwachsene akzeptieren diese Gedanken dann als fundamental und, werden sie nicht hinterfragt, als wahr – und nicht als ein subjektives Konstrukt, das der Welt übergestülpt wird. Damit wandeln sie ihre Subjektivität in Objektivität um und machen ihre persönliche Realität zu einer universalen Realität.

Diese Einflussfaktoren errichten eine Grenze, die nur selten überschritten wird. Erwachsene überprüfen ihr Denken, indem sie versuchen, es auf Basis der präexistenten Realität zu bestätigen und zu authentifizieren. Erwachsene fragen sich in

Bezug auf ihre Gedanken: „Ist das richtig?“ oder: „Ist das logisch?“ Damit solche Fragen beantwortet werden können, wird das Denken automatisch mit einer ganzen Palette logischer Abfolgen, Erfahrungen, Wissensinhalten, Fakten, Formeln, Bildern und Belegen überschwemmt, gegen die diese neue Erfahrung dann abgeglichen wird. Damit limitieren sie sich selbst, indem sie mit vorbestehenden Prägungen eine aktuelle Erfahrung einfärben und ihr von vornherein eine gewisse Kontur verleihen. Aber das ist ja auch nicht immer schlecht. Diese Filterungsprozesse sind wahrhaft wichtige Aspekte einer gesunden Hirnfunktion. Sieht man einmal von den zuvor geschilderten Limitierungen ab, wäre ein Mensch ohne die Fähigkeit, den Input aus der Außenwelt zu begrenzen, geistig lahmgelegt und völlig dysfunktional.

Erwachsene neigen dazu, die Welt des Kindes anhand der gleichen Authentifizierungskriterien zu beurteilen, die sie für ihre eigene Weltsicht verwenden. Ein Kind tut dies nicht, weil eine Authentifizierung kein Teil seiner gedanklichen Verarbeitungsprozesse ist. Es ist vielmehr dazu in der Lage, reine Erfahrungen zu machen, die es als das nimmt, was sie sind. Seine Gedanken werden von ihm ganz einfach deshalb als sinnvoll und richtig erlebt, weil es sie gedacht hat. Das Konzept, dass alles „Sinn machen muss“, hat für das Kind keine Bedeutung. In dieser Hinsicht verwenden Erwachsene und Kinder buchstäblich unterschiedliche Gehirne.

Aus den gleichen Gründen haben für ein Kind seine eigenen Worte und Handlungen eine andere Bedeutung als für einen Erwachsenen. Wenn dieser etwas äußert oder eine bestimmte Handlungsweise zeigt, dann evaluiert und interpretiert er das automatisch vor dem Hintergrund seines Vokabulars und seiner Erfahrungen. Man könnte auch sagen, dass Erwachsene ein Wörterbuch der Kommunikation verfassen. Ohne dass dies bewusst entschieden würde, setzt ein Erwachsener quasi automatisch voraus, dass ein Kind in seine Welt, die des Erwachsenen, zu kommen habe. Er erwartet, ja verlangt sogar, dass das Kind nach seinen Regeln, Definitionen und Voraussetzungen kommuniziert. Dabei wird das Vokabular des Kindes beständig korrigiert, um es langsam an die gewohnte Terminologie der Erwachsenenwelt zu gewöhnen. Es gilt als ein natürlicher Prozess, seinem heranwachsenden Kind eine bestimmte Kultur anzueignen oder es ganz einfach zu lehren, ein gesundes, aktives und normales Mitglied der Gesellschaft zu werden.

In den vergangenen Jahrzehnten hat sich ein Meinungstrend ergeben, dass ein Kind umso besser im Leben zurechtkommt, je früher die Anpassung an die Welt der Erwachsenen eingesetzt hat. Von Kindern wird in zunehmend früherem Alter erwartet, dass sie sich die Sichtweise der Erwachsenen aneignen und in entsprechender Weise funktionieren. Die Ambitionen von Erwachsenen und ihr Drang danach, im Leben etwas zu erreichen und Erfolg zu haben, veranlasst viele Eltern, ihren Kindern schon in jungen Jahren zusätzliche Erziehungs- und Trainingsprogramme zu ermöglichen. In früheren Zeiten spielte ein Kind bis zum Alter von fünf bis sechs Jahren zu Hause und trat erst dann in den Kindergarten ein, wenn überhaupt. Heutzutage ist es nicht ungewöhnlich, schon Ein- bis Zweijährige in der Vorschule oder Tagesbetreuung anzutreffen. Durch solche Handlungsweisen drängen die Eltern ihre Kinder, sich so schnell wie möglich vom Stadium der Kindheit zu „erholen“, um das logische Denken und das Hineinwachsen in die Erwachsenenwelt zu erreichen, damit sie die Anforderungen der Arbeit bewältigen können. Der amerikanische Erzieher und Journalist William Lyon Phelps (1865–1943) [7] fasste diese Betrachtungsweisen zutreffend zusammen, als er sagte:

> **„Die Natur richtet es ein, dass Jungen und Mädchen so lieblich anzuschauen sind, damit man sie ertragen kann, bis sie zu etwas Verstand gekommen sind.“**

Selbstverständlich wollen Eltern für ihre Kinder nur das Allerbeste – und in logischer Hinsicht scheint die Stärkung des Kindes, um so rasch und effizient wie möglich dessen geistige Reifung zu ermöglichen, auch ein guter Weg. Zweifellos sind auch die akademische Leistung, die Entwicklung von Fertigkeiten und das Erreichen von Zielen hoch zu wertende und wichtige Eigenschaften für einen gut funktionierenden, gereiften Erwachsenen. Das Ziel an sich steht außer Frage. Aber der Weg dorthin und der Zeitplan für diese Entwicklung bedürfen noch der Verfeinerung.

Welche Ziele es auch immer seien, die Eltern für ihre Kinder im Visier haben, so müssen sie zunächst begreifen, dass die Kindheit mehr ist als nur das Stadium eines ungeformten, im Werden begriffenen Erwachsenen. Jede Interaktion, jedes Lernprogramm für das Kind muss an erster Stelle dessen aktuelles Entwicklungsstadium, seine individuelle Form der Wahrnehmung, seine Art, zu denken und Informationen zu verarbeiten, berücksichtigen. Der erste Schritt besteht in der Akzeptanz des kindlichen Vokabulars, das als Fenster zu betrachten ist, durch das ein Blick in seine Welt möglich wird. Das Aufgreifen spezifischer Stärken und Wahrnehmungen des Kindes wird dessen Entwicklung deutlicher befördern können als Anforderungen, die das Kind im aktuellen Moment weder physisch noch mental bewältigen kann.

Als Homöopathen müssen wir uns genauso verhalten. Anstatt das Kind in unsere Welt zu ziehen, sollten wir die Welt aus der Perspektive des Kindes betrachten, sein Entwicklungsniveau berücksichtigen, seine Sprache benutzen und seine Art, zu denken, würdigen. Indem wir mit offenem Geist und Herz in seine Welt hineingehen, um etwas über diese magische Zeit des Lebens zu lernen, gewinnen wir sehr viel an Wissen.

4.2 Der Eintritt in die Welt des Kindes

Die Erkundung der Welt eines Kindes beginnt damit, den Mantel des Erwachsenseins abzustreifen und in seine Welt zu gehen, um deren reine Erfahrungen teilen zu können. Das ist einfacher, als Sie es sich vorstellen. Jeder, der irgendeines der Harry-Potter-Bücher gelesen hat und sich daran erfreuen konnte, hat die Reise in diese Welt – und auch zurück – schon einmal unternommen. Ich vermute, dass sich der unvergleichliche Reiz, den diese Reihe ausstrahlt, aus der Tatsache ergibt, dass die Geschichten ausnahmslos aus der Perspektive eines Kindes erzählt werden. Selbstverständlich hat es immer schon Bücher gegeben, die aus dieser Perspektive heraus geschrieben wurden. Die Harry-Potter-Reihe jedoch ist eines der seltenen Beispiele, in denen die Welt des Kindes in all seiner Fantasie, Kreativität und Vorstellungskraft als die absolute Realität beschrieben wird. Die Geschichten enthalten eine zutiefst akkurate Beschreibung der kindlichen Welt. Die Erwachsenen und deren Welt sind darin die Außenseiter, deren Welt ist ein unlogisches Konstrukt ohne jede Anziehungskraft für Kinder – sie ist ein Ort, den sie meiden möchten. Eines der anziehendsten Elemente der Geschichten ist die Schule und ihr Lehrplan. In jedem Unterricht wird exakt das gelehrt, was jedes Kind liebend gerne lernen würde. Hier werden nur Inhalte vermittelt, die das Interesse und die Vorstellungskraft eines Kindes wecken und die sich komplett von der logisch bestimmten Welt der Erwachsenen unterscheiden. Im Kern werden die Schüler darauf vorbereitet, in der kindlichen Welt zu verbleiben und sich eben nicht an die aus Sicht eines Kindes sehr wenig attraktive und irrelevante Erwachsenenwelt anzupassen. Wäre das nur so! Die Harry-Potter-Bücher beleuchten sehr eindrücklich die Realität einer Welt, in der Kinder sich sehr wohlfühlen. Für Erwachsene stellen sie hingegen eine Erinnerung an die Welt dar, in der sie sich einst befanden. Der phänomenale Erfolg dieser Reihe könnte auch als Indiz dafür gelten, dass Kinder noch nicht annähernd genügend Zeit an diesem Ort verbracht haben und sich, obwohl sie noch Kinder sind, nach ihrer eigenen verpassten Kindheit zurücksehnen.

4.2.1 Die Zeit des Spielens

Die ersten sieben Lebensjahre sind ein fortwährendes Fest neuer Erfahrungen und Empfindungen, die vom Kind als Grundlage für sein Verständnis der Welt akkumuliert werden. Permanent erforscht es die Welt und entwickelt aus dem Wahrgenommenen eigene Muster. Ein Kind lebt inmitten einer sensorischen Welt aus Berührungen, Geruch, Geschmack, Anblicken und Geräuschen; es interagiert mit dieser Welt, indem es alles um sich herum berührt, alles anschaut, allem zuhört und alles geschmacklich erkundet. Es ist eine rein von Wahrnehmung bestimmte physische Welt – eine zwar konkrete Welt, dies aber ohne Abstraktionen, Konzepte oder logische Konstrukte. „Was ist, das ist!" Angetrieben vom Wachstum des Gehirns und des Körpers, erforscht und experimentiert ein Kind unablässig, es sammelt Daten und erhält sensorisches Feedback aus seiner Welt, insbesondere durch seine Eltern. Auf Basis all dieser Eindrücke erstellt es Reaktions- und Verhaltensmuster, die ihm sinnvoll erscheinen. Im Zuge ihres Wachstums verwenden Kinder das eigene, spezielle Vokabular ihrer bewährten Muster, um bislang noch unbekannte Erfahrungen zu integrieren und so neue Muster zu schaffen, die von ihnen nicht hinterfragt werden. Sehr häufig machen ihre Muster und ihr Vokabular für uns Erwachsene wenig Sinn.

Kinder haben einen starken angeborenen Drang, ihre Fähigkeiten zur Schau zu stellen und auszubauen. Ihr Normalzustand ist es, zu erforschen, neugierig zu sein und zu lernen – was sich in dem Verhalten zeigt, das wir „Spielen" nennen. Während das Kind spielt und spielt, vollziehen sich wichtige Veränderungen. Die „Arbeit" der Kindheit besteht im Spielen und Fantasieren, dafür sind sie programmiert. Es ist schlichtweg falsch, das, was Kinder machen, als „spielen" oder „träumen" zu bezeichnen. Dies ist nur die Sicht eines Erwachsenen. Das Kind hingegen lebt ganz einfach in seiner Welt, so wie es sie erlebt, sie erfährt und mit ihr interagiert. Spielen ist Leben. Und Leben ist Spielen. Kuriose Figuren, Monster, fliegende Menschen, gigantische Wesen, zarte Prinzessinnen, Königreiche, sprechende Tiere, unsichtbare Freunde, aus Süßigkeiten erbaute Häuser, Menschen, die wie Pflanzen aussehen, verschwindendes und wieder auftauchendes Spielzeug, Geräusche, Lichter, Musik und Hunderte anderer Elemente des täglichen Lebens eines Kindes – all dies verwirrt unser Erwachsenenkonzept von Realität und Logik und widerspricht ihm. Was wir als Fantasie bezeichnen, erlebt ein Kind als Wirklichkeit.

Für Erwachsene ist Fantasie etwas, das nicht zur Wahrheit dieser Welt passt; diese Wahrheit hat sich über Jahre hinweg aus gesammelten Erfahrungen und Logik gebildet. Vom Standpunkt aus betrachtet, dass ein Kind lediglich ein noch ungeformter Erwachsener im Wartestand ist, erscheint die fantasiegeprägte Welt des Spielens als unwichtig oder als pure Zeitverschwendung. Der elterliche Drang strebt danach, das Spiel des Kindes zu strukturieren, es möglichst nur mit „sinnvollem" Spielzeug und Fernsehsendungen zu versorgen und ganz allgemein dafür zu sorgen, dass es „gut" mit seiner Zeit umgeht. Häufig steht der unbändige Spieltrieb des Kindes im Konflikt zur elterlichen Vorstellung dessen, was in diesem Moment stattfinden sollte und was „richtiges" Lernen ist. Nur in der Erwachsenenwelt gibt es diese Differenzierung zwischen Spiel und Arbeit, in der das Spiel als zielloser Zeitvertreib und Arbeit als produktiv, aber für gewöhnlich unerfreulich betrachtet wird. Ein Kind kennt solche Unterscheidungen nicht. Es lebt einfach, es lernt, erforscht und erfreut sich (vielleicht sollten wir Erwachsene von den Kindern lernen?).

Ausgehend von der Überlegung, dass der Plan der Natur immer auf den Erfolg zielt, hat diese spielerische Zeit des Lebens ihre eigenen, sehr speziellen Zwecke. Das unendliche Spielen stimuliert das angemessene Wachstum und die Funktionsfähigkeit des Gehirns. Nach dem siebten Lebensjahr modifizieren der angeborene Drang und das Verlangen nach immer neuen Erfahrungen die Art und Weise des Spielens hin zur nächsten Lernphase – der Erfassung der logischen Organisation der Welt. Was nun geschieht, hängt im Wesentlichen davon ab, wie ausgedehnt und belastbar der in den vergangenen Jahren durch das Spielen erzeugte Grundrahmen ist. Man kann nur hoffen, dass dieser Rahmen gut und sorgfältig aufgebaut worden ist, da er die Basis ist, auf der das gesamte Gebäude des verbleibenden Lebens dieses Erwachsenen ruht.

Wir Homöopathen sollten einiges an Empathie für diese, durch das Diktat der Logik der Erwachsenen überschattete, bildhafte Welt der Kinder aufbringen. Schließlich leiden auch wir unter dem durch die Allopathen verkörperten Giganten namens „moderne Medizin", der behauptet, dass wir in einer Fantasiewelt leben, unsere Gedankengänge seien nicht logisch und machten aus wissenschaftlicher und physikalischer Sicht keinen Sinn. Und natürlich denken wir im Gegenzug von ihnen, dass die so Denkenden in einer verbarrikadierten, eindimensionalen Welt leben, weil sie der Überzeugung sind, Körper und Geist seien nicht miteinander verwoben und dass Gesundheit nichts mit dem emotionalen oder spirituellen Leben eines Menschen zu tun habe. Wenn wir unseren Disput einmal beiseite lassen, so lässt sich feststellen, dass wir sehr wohl über eine Logik verfügen, dies aber eine andere Art von Logik ist als die von den Allopathen ins Feld geführte. Wir nehmen die Welt aus einem anderen Blickwinkel wahr als diese und deswegen begründen sich auch unsere Überlegungen auf dieser Perspektive.

Sie gründet sich auf einen eigenen Ort und eine eigene Funktionalität. In gleicher Weise verfügen Kinder über eine andere Logik als Erwachsene, und auch diese ist wohlbegründet und hat seinen eigenen Platz.

Das Beste, was ein Kind zum Erreichen größtmöglicher geistiger Gesundheit und Entwicklung tun kann, ist, sich auf seinen angeborenen Drang nach Erweiterung und Wachstum zu verlassen. Erwachsene verspüren nicht den Impuls, den Knochenzellen ihres Kindes beibringen zu müssen, wie Kalzium eingelagert wird, auch instruieren sie das Herz ihres Neugeborenen nicht, den Ductus Botalli zu schließen oder lehren die Finger, wie sie nach etwas greifen sollen. In Bezug auf solche Vorgänge herrscht Vertrauen, dass sich körperliches Wachstum automatisch und genau nach Plan vollzieht. Solange das Kind gut ernährt wird und sich in einer sicheren, liebevollen Umgebung befindet, wird sich die Natur um alles andere kümmern.

Bezüglich der geistigen Entwicklung aber ist das Vertrauen, dass alles für das Wohlergehen des Kindes Notwendige auch ohne permanente Interventionen und Überwachung automatisch ablaufen wird, weit weniger stark vorhanden. Tatsache bleibt aber, dass der Antrieb für das geistige Wachstum und die Entwicklung ebenso präzise, nachhaltig und unerschütterlich ist wie dies für die körperliche Entwicklung gilt. Wie beim physischen Wachstum, so ist auch hier die Versorgung mit Nährstoffen und eine gesunde, liebevolle, stimulierende und Unterstützung gebende Umgebung alles, was benötigt wird. Lassen wir das Kind einfach funktionieren, so werden sich seine Lernstrukturen ganz von selbst ergeben. Bewusstheit, Bewusstsein und Intelligenz werden einem Kind nicht einfach mitgegeben: Die angeborenen Qualitäten und Fähigkeiten gelangen zur Blüte, wenn die dafür notwendigen Bedingungen geschaffen oder gestärkt werden. Es ist bezeichnend, dass das höchste Tempo des Lernens, der profundeste, weitreichendste, fruchtbarste und fundamentalste Lernprozess, derjenige der höchsten Komplexität und Signifikanz bis zum Alter von drei Jahren stattfindet – und dies ohne jede formale Unterweisung und auf eine Art, die es dem Kind überhaupt nicht bewusst macht, dass es gerade lernt.

Ein Kind wird in seinem Lerndrang nicht nachlassen, wenn (oder solange) sein Impuls nicht behindert oder gar zerstört wird. Dieser innere Drang der Neugierde und nach Erkundung des Neuen ist so stark, dass schon recht große Anstrengungen vonnöten sind, um ihn zu behindern oder auszuschalten. Ein Kind, das sich nicht für das Lernen interessiert, entspricht nicht der Regel. Neugierde und die Fähigkeit der bildhaften Vorstellung sind derart integrale Elemente der Kindheit, dass deren Fehlen alarmierende Wirkung hat. Ich erinnere mich besonders deutlich an eine solche Situation. Ich lief damals über das Gelände eines Hotels, das für seine wunderschönen Außenanlagen mit Teichen, Wegen, Brücken, kleinen Bachläufen und einer Anzahl dort lebender Schwäne berühmt ist. Auf einer der Holzbrücken, die einen Teich überspannt, blieb ich stehen und beobachtete die Schwäne, wie sie gemächlich und majestätisch durch das Wasser glitten. Zwei Kinder im Alter von ungefähr sieben und acht Jahren gesellten sich zu mir, um die Schwäne zu betrachten. Immer wieder deuteten sie auf die Tiere und beobachteten sie sehr interessiert und schließlich gerieten wir ins Gespräch. Irgendwann fragte ich sie, ob sie sich vorstellen könnten, wie es wäre, ein Schwan zu sein. Verwirrt ob dieser Frage starrten sie mich an. Sie schienen keine Ahnung zu haben, wovon ich überhaupt rede. Ich wiederholte meine Frage, aber sie erschienen weiterhin verwirrt zu sein. Schließlich sagte der Ältere der beiden: „Aber wir sind doch gar keine Schwäne." Sie waren einfach nicht in der Lage, die Logik so weit loszulassen, um ihrer Vorstellungskraft Flügel zu verleihen. Für mich dagegen war es nahezu unmöglich, mir vorzustellen, dass ein Kind kein Vorstellungsvermögen hat. Die Logik hatte es sich offenbar auf ihren noch schmalen Schultern schon viel zu gemütlich gemacht. Ihre angeborene Fähigkeit zur Wahrnehmung der kindlichen Welt war, trotz ihrer jungen Jahre, schon derart eingeschränkt, dass sie es sich nicht mehr vorstellen konnten, ein Schwan zu sein. Wo war all das Spielerische, der Erfindungsreichtum, wo waren die Träume und Visionen geblieben? Ich fragte mich, welcher Art von Erziehung sie wohl ausgesetzt waren, die so gründlich ihre normale kindliche Fähigkeit zur Imagination ausgelöscht hatte. Was war dort wohl geschehen?

4.2.2 Bewegung und Denken

Die Antwort auf diese Frage findet sich, wenn man verstanden hat, auf welche Weise kleine Kinder am besten lernen. Die Fähigkeit zu lernen ist nicht getrennt von der Fähigkeit zu wachsen, zu atmen, sich zu bewegen, zu lächeln oder zu leben. Lernen findet auch nicht nur an einem besonderen Ort namens Schule statt; vielmehr lernt das Kind aus jeder Erfahrung, die es macht. Auch vollzieht sich dieses Lernen nicht nur im Gehirn, sondern das Kind denkt mit seinem gesamten Körper. Seine Handlung ist das Denken und dieses bestimmt seine Handlungen. Lernen ist ein unbewusster Vorgang, zu dessen Gelingen die effektive Mitwirkung körperlicher Aktivität inklusive Bewegung erforderlich ist. Für das Leben innerhalb einer sensorisch geprägten Welt müssen die Sinne benutzt werden, um zu lernen. Dies bedeutet, dass ein Kind mit der umgebenden Welt interagiert, indem es Dinge in die Hand nimmt, ihren Geschmack prüft, sie untersucht, sie wirft, sie berührt und auch auseinandernimmt. Seine Welt ist eine praktische Welt. Es interagiert empirisch, indem es etwas ausprobiert, Rückmeldungen erhält, dann restrukturiert, einen erneuten Versuch startet und lernt.

Lernprozesse vollziehen sich in der Interaktion mit Dingen und nicht in der Passivität. Der Geist eines Kindes ist nicht darauf ausgelegt, im Passivmodus zu lernen – er würde den Reigen aus Erkundung, Feedback und erneuter Erkundung durchbrechen. Einer Vorführung zuzuschauen oder fernzusehen fordert nicht das gesamte Sensorium des Kindes, ergänzend sind die Erfahrung von Bewegung und die Interaktion notwendig, um den besten Lerneffekt zu erzielen. Kinder hassen häufig deshalb die Schule, weil sie gezwungen werden zu lernen, die Fähigkeit dazu aber gleichzeitig dadurch vermindert wird, weil ihnen körperliche Bewegung nicht gestattet wird. Kinder bewegen sich deshalb permanent, weil sie dadurch lernen. Sie können nicht still sitzen, weil Lernen mit körperlicher Aktivität verknüpft ist. Der berühmte Ausspruch von René Descartes „Ich denke, also bin ich“ [8] sollte im Hinblick auf die Kinder zu „Ich bewege mich, also denke ich“ modifiziert werden. Dies sollten wir uns bewusst machen, bevor wir uns übereilt der Rubrik „Gemüt; Ruhelosigkeit, Kindern, bei“ zuwenden.

Aktives Spielen ist der Reiz, den das Gehirn zu seiner Entwicklung benötigt; es stimuliert den Aufbau neuronaler Schaltkreise und ist unerlässlich zur Ausbildung der Denkfähigkeit, die den Grundstock für spätere Lernprozesse darstellt. Der Forscherdrang des Kindes ist die Bedingung für die späteren Fähigkeiten und hilft, sie zu entwickeln. Der Zuwachs solcher Fertigkeiten wiederum befördert die Entwicklung des Gehirns. Je mehr ein Kind lernt, desto besser entwickeln sich seine Fertigkeiten. Jede Stimulation steigert die Kapazität des Gehirns, noch mehr Stimulation verarbeiten zu können. Eine interessante und stimulierende Umgebung verstärkt die angeborene Flexibilität des Gehirns; sie ist als essenziell für das normale Wachstum und die Entwicklung zu betrachten.

4.2.3 Zuviel des Guten

Die Vorsicht gebietet es, darauf hinzuweisen, dass man auch zuviel des Guten tun kann. Oft sind Erwachsene der Ansicht, dass sie ihr Kind dadurch voranbringen, indem sie es einem ausgefeilten Reizumfeld aussetzen. Meistens stimmt das auch, aber nicht immer. Die Reize müssen vom richtigen Typus sein, sie müssen zur richtigen Zeit und in der richtigen Intensität kommen – nämlich dann, wenn das Gehirn bereit und in der Lage ist, sie zu verarbeiten. Es ist von höchster Bedeutung, mit dem Kind auf seiner aktuellen Ebene der kognitiven Entwicklung zu interagieren. Der Lernprozess kann behindert werden, indem die Interaktion des Kindes mit dem Neuen und Unbekannten blockiert wird oder indem es mit Erfahrungen konfrontiert wird, die seinem Alter nicht angemessen sind und die es von daher nicht assimilieren kann. Wenn die dem Kind zugedachte Umgebung tatsächlich nur die Ziele des Erwachsenen verfolgt, dann hat es nicht die Möglichkeit, dieses Umfeld für sich in seiner eigenen Geschwindigkeit zu strukturieren. Eine Stimulation zu einem ungeeigneten Zeitpunkt oder unangepasste Reize führen zu Angst und zum Rückzug. Manche erzieherisch wertvollen Spielzeuge versuchen bestimmte Reizantworten zu erzielen – die das kindliche Gehirn in diesem Stadium aber noch gar nicht zu formulieren vermag. Häufig ist für den Umgang mit Spielzeugen schon logisches Denken zu einem Zeitpunkt vonnöten, an dem die am besten entwickelten Fähigkeiten des kindlichen Geistes noch die Vorstellungskraft und das Spiel sind.

Es erscheint selbstverständlich, dass ein sechsjähriges Kind geistig nicht in der Lage ist, den Anforderungen einer Oberschule zu begegnen, oder dass ein Zehnjähriger ebenso wenig eine Universitätsausbildung absolvieren wie auch ein Gewicht von 100 Kilogramm stemmen könnte. Ihre geistigen Kapazitäten lassen solche Herausforderungen einfach noch nicht zu. Dies gilt auch für feinere Abstufungen der Entwicklungsprozesse: So, wie der Sechsjährige die meisten akademischen Herausforderungen nicht bewältigen kann, ist ihm auch die Entwicklung des logischen Denkens noch weitgehend verwehrt. Von außen betrachtet mag er es zwar beherrschen, dies aber nur bis zu einem gewissen Grad. Die Entwicklung seines Gehirns lässt in dieser Altersstufe solche Leistungen noch nicht zu. Darüber hinaus wird dadurch in den präzise festgeschriebenen Ablauf der Gesamtentwicklung eingegriffen. Er greift der sukzessiven Entwicklung voraus und behindert damit das vollständige Erblühen anderer wichtiger Stadien seiner neurologischen und geistigen Reifung. Seine Bemühungen passen perfekt zum imaginativen Spiel, dem Knüpfen von Kontakten und der Verfolgung seiner natürlichen Neugierde. Das Kind lernt sehr intensiv, dies aber innerhalb eines Rahmens, der sich deutlich von den logischen Begrenzungen des formalen akademischen Denkens abhebt.

4.2.4 Der angeborene Zeitplan

Viele Eltern sind besorgt, dass ein Kind, dem gestattet wird, in der Welt der Fantasie zu verbleiben, niemals diese Umgebung verlassen und in die Welt der Logik und des erwachsenen, konzeptuell und analytisch geprägten Denkens wechseln wird. Das ist aber ein Irrtum. Ein Kind durchläuft die Lernstadien in seinem eigenen Tempo und wird an einem bestimmten Punkt seinen Wunsch, die Denkweise der Erwachsenen anzunehmen, so natürlich und nahtlos in die Tat umsetzen, wie es das Laufen oder Rennen gelernt hat. Um es an einem Beispiel zu verdeutlichen: Die Geschichte des Weihnachtsmanns, der die Geschenke bringt, ist ebenso ein Teil der Kindheit wie die Geschichte der „Zahnfee", die einen ausgefallenen Zahn gegen eine Münze eintauscht. Diese Erzählungen sind gute Beispiele für Stadien, in denen die Erwachsenen in die Welt der Kinder hineingehen. Für ein Kind ist der Weihnachtsmann real. Es käme ihm überhaupt nicht in den Sinn, dessen Existenz in Zweifel zu ziehen, nur weil Dutzende Weihnachtsmänner gleichzeitig in der Stadt zu sehen sind oder weil er während einer einzigen Nacht allen Kindern dieser Welt ihre Geschenke bringen muss.

Diese beiden Bewohner des kindlichen Universums beginnen im Alter von sieben bis acht Jahren langsam zu verblassen. Während dieser Zeit bewegt sich das Kind aufgrund der Entwicklung seines logischen Denkens zunehmend in die Welt der Erwachsenen hinein. Im Zuge der Ausbildung analytischer Fähigkeiten verdrängt die „Logik" bezüglich eines Weihnachtsmanns, der in Gestalt vieler verkleideter Erwachsener auftritt, immer mehr die bisherige Wahrnehmung einer magischen Figur und überwindet sie schließlich. Die meisten Kinder kommen von alleine dahinter, weil ihre mentale Ausstattung sich bis zu dem Punkt fortentwickelt hat, an dem ihnen diese Schlussfolgerung möglich wird. In diesem Zusammenhang ist es interessant zu sehen, dass der erste bleibende Zahn im Alter von ungefähr sechs Jahren erscheint – noch innerhalb des Altersrahmens, der die Existenz einer Zahnfee ermöglicht, aber vor dem Alter, ab dem die Vorstellungskraft beginnt, der Logik und Analytik Platz zu machen. In den darauffolgenden Jahren setzt sich die zweite Zahnung fort. Ist das Alter von zwölf Jahren erreicht, sind nicht nur alle bleibenden Zähne durchgebrochen, weil das Kind sich ihrer entledigt hat, sondern es ist auch über das Alter der Zahnfee hinausgewachsen. Die Logik der Erwachsenen und deren analytische Verarbeitungsprozesse haben die Herrschaft als die primären mentalen Funktionen übernommen.

Die Logik eines Kindes und die eines Erwachsenen gehen sehr unterschiedliche Wege im Hinblick auf die Verarbeitung von Informationen und sensorischen Erfahrungen. In vielerlei Hinsicht gleicht der Lernprozess eines Kindes dem eines Universitätsprofessors, der sich mit Grundlagenforschung beschäftigt. Beide betreiben Forschung und Untersuchung aus reiner Freude am Lernen und Entdecken und folgen ihrem Weg der Neugierde. Das Kind sammelt in hoher Geschwindigkeit Erfahrungen, Daten, Informationen und eine Vielzahl scheinbar unzusammenhängender

Gedanken und Ideen, die alle zusammengenommen seine Welt beständig erweitern und seine Geisteskraft stärken. Ein Kind bewertet seine Handlungen nicht an der Messlatte der Nützlichkeit, Sinnhaftigkeit oder Zweckdienlichkeit und es will auch keine unmittelbaren Vorteile aus seinen Forschungen ziehen. Die Kindheit ist nicht die Zeit von Überlebensstragien oder von Nützlichkeit. Solche Fragen haben ihre eigene Zeit und ihren eigenen Platz, und beides ist späteren, vollständig der Erwachsenenwelt zugehörigen Lebensstadien vorbehalten. Die Beschäftigung mit solchen Themen zum falschen Zeitpunkt verursacht Stress, Angst und Hemmung der Entwicklung. Zweifellos werden alle Informationen, die mit solch zielloser Unbekümmertheit zusammengetragen wurden, zu einem späteren Zeitpunkt der Entwicklung noch sehr nützlich sein – ebenso wie die Grundlagenforschung das fundamentale Wissen generiert, das später für spezielle Zwecke benötigt wird.

Ein gutes Beispiel dafür, wie vorangehende, scheinbar unzusammenhängende einzelne Geschehen zum Gelingen späterer Prozesse beitragen, bietet das Erlernen des Gehens. Es ist einfach, logisch zu erfassen, warum das Stehen und Trippeln einen notwendigen Beitrag zum Erlangen der Fertigkeit des Gehens beisteuert – wie dies auch schon das Hin- und Herrollen vom Rücken auf den Bauch im Entwicklungskontinuum auf dem Weg zum Gehen tut. Weniger offensichtlich mit dem Gehen verknüpft ist hingegen das Winken des Kindes mit seinen Armen sowie das Saugen oder das Ergreifen unserer ausgestreckten Hand. Aber auch diese Aktionen bilden die Grundlage für die neurologische, visuelle und muskuläre Übung und Koordination, die notwendig ist, um zu gehen.

Die Jahre der Kindheit sind für das Kind die Räume der Erforschung seiner Welt des Spiels und der Imagination; sie schaffen ein belastbares Fundament, bevor es seine Potenziale in die Welt des logischen Denkens hinein erweitert. Der Vorläufer für das kompetente logische Denken ist keine einfachere Variante der Logik: es sind Fantasie und Vorstellungskraft. Es mag schwierig sein, eine Verbindung auf logische Art herzustellen, dennoch ist das nichtlogische, spielerische, imaginativ geprägte Stadium der Kindheit das Fundament, auf dem sich logisch denkende Erwachsene entwickeln. Ich verwende hier bewusst den Begriff „erweitern" anstelle von „ersetzen", weil die Fähigkeit zur Imagination, zur Wahrnehmung des Nichtlogischen und zum Verständnis des Irrationalen wichtige Funktionen des Gehirns sind, die nicht verloren gehen dürfen. Bei Erwachsenen sind diese Funktionen immer noch verfügbar, sie werden jedoch für gewöhnlich von der Logik und rationalen Konstrukten vollständig unterdrückt. Das vollständige Potenzial eines Menschen bringt es mit sich, in beiden Welten zu Hause und kompetent zu sein – und nicht, das eine zum Wohle des anderen völlig zu unterdrücken.

4.2.5 Die Tiefe der zeitlichen Wahrnehmung

Es gibt in der Kindheit noch weitere körperliche und mentale Veränderungen, die für die homöopathische Behandlung von Kindern von Bedeutung sind. Kinder leben in einer Welt des „Hier und Jetzt und Ich". Ein Kind weiß, dass der Platz, an dem es sich befindet, „Hier" ist, die Zeit ist „Jetzt" und alles innerhalb dieses „Hier und Jetzt" steht in Bezug zu ihm selbst. Während es aufwächst, erweitert sich das „Hier und Jetzt" um andere Orte, andere Zeiten und andere Menschen. Der „Jetzt-" Aspekt des Erlebens des Kindes ist sein Verständnis von der Zeit. Die Wahrnehmung von Zeit, soweit sie sich auf Kinder und deren Reifungsprozesse bezieht, ist ein für das Verständnis des Ganzen wichtiges Konzept, mit weitreichenden Auswirkungen auf die Entwicklung, Erziehung, die Betreuung durch die Eltern und die homöopathische Behandlung. Wie viel Zeit kann ein Kind begreifen? Wie weit kann ein Kind die Zukunft erkennen und in seine Überlegungen einbeziehen? Wie weit oder „tief" verändert sich seine Wahrnehmung der Zeit im Laufe des Wachstums und wie hilfreich ist dies als Indikator für die Entwicklung?

Die Zeit ist das Koordinatensystem des Menschen, weswegen es als natürlich gilt, dass alle Menschen die Zeit in gleicher Weise wahrnehmen. Erwachsene und Kinder aber erleben Zeit auf deutlich unterschiedliche Art und Weise. Lange bevor Einstein mit seiner Relativitätstheorie die Unbeständigkeit der Zeit mathematisch nachweisen konnte, hatten viele Menschen schon die Elastizität der Zeit verspürt. Die Zeit ist kein unberührtes, uniformes Maß, sondern sie ist vielmehr die Art, in der die Menschen ihr Leben wahrnehmen. Wie verläuft die Zeit während der Kindheit?

Das intrauterine Leben ist eine zeitlose Welt. Der Fötus ist konstant mit Nahrung und Nährstoffen versorgt, lebt konstant in derselben Umgebungstemperatur und Stabilität. Es gibt kein bewusstes Wahrnehmen eines Gestern oder Morgen, dieser oder jener Minute. Da ist nichts, was einen Moment vom nächsten unterscheiden könnte. Sogar der Herzschlag der Mutter ist weniger ein Metronom als vielmehr ein Teil der stabilen, beruhigenden Unendlichkeit. Da ist nur die friedvolle, zeitlose Existenz.

Die Zeit setzt mit dem Moment der Geburt ein. Der Erwachsenenbegriff von Zeit findet seinen Ausdruck im schriftlichen Festhalten des Tages und präzisen Moments der Geburt des Kindes. Die Erfahrung des Neugeborenen ist eine deutlich andere: Es muss atmen, und zwar jetzt. In der Unmittelbarkeit dieses Sekundenbruchteils seines neuen Lebens muss das Neugeborene aus eigener Kraft den ersten Atemzug tun und dann alle paar Sekunden erneut atmen. Die Atmung ist eine der vielen akuten Veränderungen, die sich durch die Geburt ergeben. Seine Wahrnehmung von Zeit ist noch rein physiologischer Natur. Seine Welt ist eine Welt aus Dringlichkeit und Akutheit, in der jede Sekunde zählt. Noch sind für ihn keinerlei physikalische Mechanismen zum Ausgleich irgendeiner Verzögerung oder zukunftsbezogene Abwägungen verfügbar. Das Neugeborene vermag seine Körpertemperatur aus eigener Kraft noch nicht zu regulieren und ist deshalb auf konstante externe Temperaturregulation angewiesen. Sein Organismus hat nur eine sehr geringe Fähigkeit, Nahrung zu speichern, sodass es sehr häufig Nahrung zu sich nehmen muss, will es nicht unter Nährstoff- und Flüssigkeitsmangel leiden. Es muss permanent bei seiner Mutter sein, um mehrmals am Tag gestillt zu werden, unter Umständen sogar mehrmals pro Stunde. Das Neugeborene braucht diese häufigen kleinen Mahlzeiten, die große Nähe zur Mutter erfordern – auch weil sie mit anderen wichtigen Themen der Entwicklung verbunden sind, wie der Stimulation seiner Haut und dem konstanten Kontakt mit dem Herzschlag der Mutter und ihrem Gesicht. Alle Aspekte des Lebens des Neugeborenen bewegen sich immer nur von einem Moment zum nächsten. Sein Zeithorizont ist ein wahrlich kurzer.

In dem Maße, in dem die körperlichen Veränderungen dem Neugeborenen längere Zeitabstände zwischen den Mahlzeiten und längere Wachzeiten ermöglichen, erweitert sich auch der Referenzrahmen seiner Zeit. Schon bald wird sich die von ihm überblickbare Zeit auf Stunden ausdehnen. Es erlebt die Welt als binär, als „entweder – oder", heiß oder kalt, hungrig oder gesättigt, bequem oder unbequem. Bedarf eines seiner Bedürfnisse der Zuwendung, so muss das immer noch mit einer gewissen Unmittelbarkeit erfolgen, aber das Kind ist in der Lage, von Stunde zu Stunde Vertrauen zu entwickeln.

Während des ersten Lebensjahres ist der kurze Zeithorizont des Kleinkindes gleichbedeutend mit „aus den Augen, aus dem Sinn". Es verfügt nicht über eine Objektpermanenz, da sein Zeitrahmen dafür nicht ausreicht. Das Kind kann sehr leicht abgelenkt werden, weil diese zeitliche Referenz so kurz ist. In einem anderen Lebensabschnitt würde dies als Aufmerksamkeitsdefizit bezeichnet werden, hier jedoch ist es normal und zu erwarten.

Im Alter von ungefähr zwölf Monaten erschließt sich einem Kind die Bedeutung der Objektpermanenz. Die Präsenz der Dinge innerhalb seiner Welt, inklusive der Mutter, wird als natürlich erlebt – von einem Moment zum nächsten, von einem Tag zum anderen. Dies ist ein derart bedeutsamer Meilenstein von weitreichender Bedeutung für die Entwicklung des Kindes, dass ich später darauf noch eingehender zurückkommen werde. Dieser Punkt wird hier bereits erwähnt, weil die Fähigkeit zur Wahrnehmung der Dauerhaftigkeit eines Objektes, zusätzlich zu ihrer Qualität als Indikator der neurologischen Entwicklung, ein Zeichen für die Zunahme des zeitlichen Referenzrahmens ist. Dinge können jetzt in der Zeit existieren, weil es eine Wahrnehmung von Zeit gibt. Mit dem Gewinn dieser Permanenz ist das Kind nicht mehr darauf angewiesen, jeden Tag einen neuen sicheren Ort für sich einzurichten. Von nun an kann es von seinem sicheren Ort aus mithilfe seiner Intelligenz und Neugierde andere Dinge erkunden und untersuchen.

Zwei und drei Jahre alte Kinder operieren mit einer Ein-Tages-Zeitreferenz. Nur was heute geschieht, zählt. Die tägliche Routine ist bekannt und wird erwartet. Die immer noch geringe Tiefe der zeitlichen Wahrnehmung führt dazu, dass sich Kinder dieses Alters in stabilen, verlässlichen und unveränderten Umgebungen ruhiger und sicherer fühlen. Da die Objektpermanenz nunmehr Teil der vertrauten Welt des Kindes ist, können kleinere Veränderungen geschehen, ohne dass die Sicherheit verloren geht. Wenn eine Mutter feststellt, dass ihr Kind keine Veränderungen mag, könnte sie ebenso gut sagen, dass die Tiefe seiner zeitlichen Empfindung noch sehr gering ist.

Im Alter von drei bis vier Jahren kann ein Kind die Zukunft in Gestalt einiger Tage wahrnehmen. Die Konzepte des Gestern, Morgen und Übermorgen haben eine Bedeutung in seinem Leben gewonnen. Im Alter von sechs Jahren reicht das Verständnis schon für den Zeitraum einer Woche aus. In diesem Alter besuchen die meisten Kinder bereits an fünf Tagen pro Woche die Schule. Das Konzept einer Woche, die von Montag bis Freitag reicht und an die ein Wochenende angehängt ist, ist ihnen verständlich und wird von ihnen erlebt. Alles, was zu weit darüber hinausreicht, ist für sie nicht zu unterscheiden; irgendein amorpher, nebulöser Ort, weit entfernt in Bezug auf Distanz und Zeit.

Es ist hilfreich, den Rahmen der zeitlichen Referenzen eines Kindes zu kennen und zu begreifen. Bei diesem Thema geht es nicht um Erziehungsfragen, sondern um die Entwicklung und Funktion des Gehirns. Die unterschiedliche Wahrnehmung der Zeit ist eine automatische Veränderung im Umfeld der körperlichen und mentalen Entwicklungsprozesse. Wenn Sie effektiver mit einem Kind kommunizieren wollen, dann begeben Sie sich in seine Welt und verwenden seine zeitlichen Bezüge. Für einen Vier- oder Fünfjährigen erscheint eine „Auszeit" oder zehn Minuten warten zu müssen, wie ein ganzer Tag für einen Erwachsenen. Einem Sechsjährigen für gutes Verhalten ein Geschenk in der nächsten Woche in Aussicht zu stellen, bedeutet ihm nichts, weil er es nicht versteht. Eine Belohnung zu einem späteren Zeitpunkt des gleichen Tages hingegen wird funktionieren.

Im Alter von sieben bis neun Jahren beginnen Kinder die verschiedenen Abschnitte eines Jahres zu erkennen, sie realisieren jährlich wiederkehrende Ereignisse wie Weihnachten, Geburtstage und den Sommer. Und obwohl sie das Konzept dieser Annualität begreifen, weil sich ihr logisches Denken in diesem Lebensabschnitt entwickelt, so können sie doch die Länge dieser Abschnitte noch nicht umfassend wahrnehmen. Für ein Kind dieses Alters würde eine Verzögerung von einem Jahr noch nicht zu seinem zeitlichen Referenzrahmen passen. Geld für den späteren Besuch der Universität zu sparen, wird wahrscheinlich keine Begeisterungsstürme auslösen, aber Geld für einen Wochenendausflug oder ein besonderes Ereignis in wenigen Wochen oder Monaten zurückzulegen, ist von Bedeutung für das Kind.

Ab dem Alter von neun Jahren setzt sich die Wahrnehmung eines sich ausdehnenden Zeithorizonts fort. Kinder dieses Alters arbeiten mit einem jährlichen Zeitrahmen. Sie werden häufig gefragt: „In welcher Klasse bist du gerade?" und „Wann ist dein Geburtstag?" – Beide Fragen haben einen Jahresbezug. Dies soll aber nicht heißen, dass Neunjährige keinen Bezug zum Begriff eines Jahres, Jahrzehnts oder Jahrhunderts haben. Vom Intellekt her sind sie in der Lage, weit längere Zeiträume zu überblicken, als sie aktuell wahrnehmen. Die Fähigkeit, heute schon etwas für den morgigen Tag vorzubereiten, die Verzögerung einer Belohnung – all dies wird als gutes Zeichen der Reifung interpretiert. Präziser formuliert wird es als zunehmende Tiefe der Zeit-Wahrnehmung geschildert. Um das Konzept der Verschiebung einer Belohnung auf einen späteren Zeitpunkt verstehen zu können, ist vom Kind die Kapazität des Denkens in Zeiträumen, wie Monaten, Jahren oder Jahrzehnten, gefordert. Anders ausgedrückt: Die zukünftigen Jahre müssen zunächst existieren, bevor ein Mensch sich vorstellen kann, dass dort etwas geschieht.

Die Tiefe der Wahrnehmung der Zeit bei einem Patienten zu erkennen, ist hilfreich für die Bestimmung des Entwicklungsstadiums, aus dem heraus er sein Leben aktuell gestaltet. Ist er ein frühreifer Zehnjähriger, der sich bereits Gedanken über seine Universitätsjahre und seinen zukünftigen Beruf macht, oder ist es ein 40-Jähriger, dessen Zeithorizont von einem Monat zum nächsten reicht und der unfähig dazu ist, Geld zu sparen? Als Resultat einer homöopathischen Behandlung leben die Patienten häufiger in dem ihnen angemessenen Zeitrahmen.

Im Repertorium finden wir einige Rubriken mit dem Bezug zur zeitlichen Wahrnehmung:

- Gemüt; Zeit, vergeht zu langsam
- Gemüt; Zeit, Verlust der Wahrnehmung für die
- Gemüt; Zeit, vergeht zu rasch
- Gemüt; macht Fehler in Bezug auf die Zeit

Obwohl diese Rubriken nicht ausreichend detailliert sind, um wirklich hilfreich zu sein, können sie doch bei manchen Erwachsenen-Fällen eine Stütze bieten. In Bezug auf die ersten beiden der angeführten Rubriken lässt sich feststellen, dass 14% der zugehörigen Arzneimittel der zweiten und dritten Reihe des Periodensystems entstammen. Dort finden sich Mittel, die das Kindheitsstadium des Lebens repräsentieren.

Der Prozess der Erweiterung des Zeithorizonts endet nicht nach der Kindheit, sondern er setzt sich das gesamte Leben hindurch fort. Es geht über die Thematik dieses Buches hinaus, ist aber der Erwähnung wert, dass Teens, junge Erwachsene, Erwachsene, Menschen in der Mitte des Lebens und Ältere sämtlich über verschiedene Tiefen der zeitlichen Wahrnehmung verfügen. Junge Erwachsene denken in Zeiträumen einiger Jahre, und Erwachsene unterteilen das Leben für gewöhnlich in Abschnitte von drei bis fünf Jahren. „Midlife"-Erwachsene beginnen oft damit, nur alle zehn Jahre ihre runden Geburtstage zu feiern – der 40. und der 50. werden noch gefeiert, während die Jahrzehnte scheinbar mit zunehmender Geschwindigkeit dahinfliegen; zehn Jahre vergehen in der gleichen Geschwindigkeit, in der früher ein Jahr verging. Geldanlagen für die Zukunft und Rücklagen für die Rente erlangen in dem Maße einen immer höheren Stellenwert, in dem die Tiefe der zeitlichen Wahrnehmung Jahrzehnte erreicht. In den Jahren nach dem 60. Geburtstag erweitert sich die Zeitempfindung auf das Denken in Generationen, auch weil nun die Enkel ein Teil des täglichen Lebens sind. Welches Erbe wird der nächsten Generation hinterlassen? Vielleicht können sich gerade diejenigen Menschen, die zum generationenübergreifenden Denken in der Lage sind, deshalb so sehr über die Gesellschaft kleiner Kinder freuen, weil sie dadurch an eine Zeit ihres Lebens erinnert werden, in der die gesamte Welt aus dem Erleben nur eines einzigen Tages bestand.

4.3 Die Entwicklung des Bewusstseins

4.3.1 Neugeboren – Die Veränderung der Welten

Existenzbewusstsein

Wie oben bereits kurz erwähnt, beginnt die Entwicklung des Nervengewebes schon kurz nach der Empfängnis. Im Verlauf der folgenden Monate vermehren und organisieren sich diese anfänglich noch rudimentären Zellen rasch. Im Entwicklungsstadium von vier bis sechs Monaten ist das Nervensystem ausreichend ausgereift, um einige Organfunktionen zu steuern. Diese Veränderung setzt die Beschleunigung des Hirnwachstums und der Entwicklung in Gang, erkennbar an der sich entwickelnden Fähigkeit, zu hören und Bewegungen als Antwort auf einen Reiz auszuführen. Die intrauterine Welt ist eine stabile Umgebung, eingehüllt in Dunkelheit und Ruhe. Jeder potenzielle sensorische Input aus der Außenwelt trifft gedämpft ein, wenn er nicht sogar völlig eliminiert wird. Eingeschlossen in einer schützenden wächsernen Isolierung, schwebt der heranwachsende Fötus in dieser ruhigen, dunklen, warmen Wasserwelt und erfährt währenddessen nur sehr wenig an sensorischer Stimulation. Die einzigen Reize, die er wahrnimmt, sind der Herzschlag der Mutter, ihre Stimme, ihr Atmen, die Bewegungen ihrer inneren Organe und die Auswirkungen ihrer häufigen Bewegungen. Beim Fötus sind nur die Sinneswahrnehmungen, die für eine derart geschützte Umgebung gebraucht werden, aktiviert.

Die Geburt ist eine Abfolge sequenzieller Einzelschritte, die darin resultieren, dass der Fötus seine intrauterine Existenz verlässt und als Neugeborenes die Welt betritt. Der gesamte Prozess kommt durch die ersten Irritationen des Fötus in Gang, weil seine stabile und komfortable Welt zunehmend enger wird. Auf der Basis seines als natürlich erlebten sicheren Ortes beginnt er den Drang zu empfinden, sich auf noch unbekanntes Territorium auszudehnen.

Der mit der Geburt eintretende Wechsel in eine völlig andere Umgebung erzwingt es, sofort zusätzliche sensorische und neurologische Funktionen zu aktivieren. Das Gehirn steht bereit, die entsprechenden Signale zu empfangen, um die nächste Entwicklungskaskade einzuleiten. Ohne sensorische Stimulation kann eine vollständige sensorische Aktivierung nicht stattfinden. Es ist so, als gäbe es so etwas wie einen Schalter, der umgelegt werden müsse – und dieser Schalter wäre einzig das Leben außerhalb des Uterus. Die Aktivierung der Sinne und deren neurologische Verschaltungen müssen für das Neugeborene von extern erfolgen. Es kann sich nicht selbst mit sensorischer Stimulation versorgen, sondern ist dazu auf Interaktion angewiesen.

Der allererste Stimulus für das Neugeborene und die damit zusammenhängende neurologische Veränderung ist der Reiz, selbstständig zu atmen; das geschieht in einer sehr kurzen Zeitspanne. Diese Veränderung ist so dramatisch, dass die Natur dafür sorgt, dass Sauerstoff in den ersten Minuten des Lebens auf zwei parallelen Wegen zum Kind gelangt. Unmittelbar nach der Geburt wird Sauerstoff dem kindlichen Organismus weiterhin durch die Nabelschnur zugeführt; währenddessen wird jedoch eine neue Quelle dem System hinzugefügt – die Lungen des Neugeborenen. Durch die Kombination beider Mechanismen wird Zeit für das überlebenswichtige Zusammenspiel der neurologischen, sensorischen und respiratorischen Funktionen gewonnen. Eine weitere Schutzeinrichtung gegenüber einer Unterbrechung der Sauerstoffzufuhr ist die spezifische Toleranz der Hirnzellen in Bezug auf fluktuierende Sauerstoffspiegel des Blutes. Zu keinem Zeitpunkt des Lebens ist diese Toleranz so hoch wie zu diesem Zeitpunkt. Ungeachtet all dieser protektiven Mechanismen kommt es bei vielen Neugeborenen während dieses Übergangs zu subtilen Formen von Hypoxämie. Deren Ausprägung ist zwar zu schwach, um sie mithilfe medizinischer Messverfahren zu erfassen, in den sauerstoffsensiblen Hirnzellen des Kindes hinterlassen sie aber ihre Spuren.

Die Aktivierung der vollständigen sensorischen Ausstattung des Neugeborenen stellt die nächste wichtige Stufe der Entwicklung dar. Geruch, Berührung, Sehen, Hören und Geschmack müssen, ebenso wie der Gleichgewichtssinn, die Propriozeption, die neuromuskuläre Koordination und andere Funktionen, aktiviert und weiterentwickelt werden. Insbesondere ist die Berührung in diesem Kontext eine sehr wichtige Komponente. Aufgrund ihrer Milliarden von Nervenendigungen ist die Haut ein hochsensibles Gebilde. Alles, angefangen von simplen Berührungen bis hin zu leichten Massagen, das Halten, Liebkosen, Streicheln und Hautkontakt, ist notwendig, um das Gehirn zur Entwicklung all seiner Aktivitäten zu stimulieren. Das Gehirn ist bezüglich seiner initialen Aktivierung und seines einwandfreien Funktionierens von vornherein auf eine extensive Stimulation der Haut angewiesen. Diese Tatsache kann nicht genügend hoch bewertet werden.

Zahlreiche, miteinander in komplexer Weise interagierende Hormone sind an der Schwangerschaft, der Geburt und der Laktation beteiligt, und zwar bei der Mutter und dem Kind. Einige von ihnen spielen eine besondere Rolle bei der Entwicklung des Kindes. Die Geburt ist für das Kind, obwohl sie ein vollkommen natürlicher Vorgang ist, stressreich und potenziell traumatisch. Von daher kann es nicht überraschen, dass der Organismus des Neugeborenen die Stresshormone Adrenalin und Cortison freisetzt, um den während dieser Phase nötigen Support zu sichern. Die Stimulation der Haut über den Kontakt mit der Mutter, die beruhigende Wirkung der Wahrnehmung ihres Herzschlags, ihre Wärme, das Stillen und die Wirkung des Oxytocins – alle Faktoren zusammengenommen signalisieren dem Kind, dass die stressreiche Reise ihr Ende an einem sicheren Ort gefunden hat und erlauben die Rückführung der Pegel der Stresshormone in den Normalzustand. Ein gesunder, normaler Verlauf der Geburt wird dazu führen, dass das Neugeborene innerhalb der ersten Stunde seines neuen Lebens lächeln kann.

Bleiben die erwarteten beruhigenden Einflüsse der Bestätigung, Vermittlung von Sicherheit und des Schutzes allerdings in diesem Zeitraum aus, so wird das Neugeborene weiterhin ein genügendes Maß an Stress verspüren, und der hohe Spiegel an Cortison wird aufrechterhalten. Die physiologische Wirkung des Cortisons dient der Bewältigung von Stresssituationen; es bringt die erforderlichen Funktionen von Körper und Geist in Gang und beendet sie auch wieder. Die von Cortison induzierten physiologischen und geistigen Veränderungen sind nicht für das normale tägliche Leben geeignet. Das Hormon agiert ähnlich wie das Überziehungslimit eines Bankkontos, das dazu gedacht ist, in einem Notfall weiter handlungsfähig zu sein – nicht jedoch, um daraus die täglich anfallenden Ausgaben zu bestreiten. Der Effekt langfristig hoher Cortisonspiegel ist sehr negativ und schwächend. Es stoppt das Wachstum und das Lernen, weil es den Körper und den Geist in einem Zustand von Alarm, Spannung und Angst gefangen hält.

Viele Aspekte unserer westlichen Geburtspraktiken sind geeignet, beim Neugeborenen über längere Zeit einen hohen Cortisonspiegel zu erhalten – mit wenig wünschenswerten Konsequenzen. Die ersten Stunden und Tage des Kindes bleiben damit angespannt und stressreich. Das wunderschöne Lächeln des Neugeborenen fehlt, schließlich gibt es ja auch nichts, was sein Lächeln rechtfertigen würde. Es kann die ankommenden sensorischen Signale nicht komplett zu seinem Vorteil verarbeiten und es wird nicht in der Lage sein, das gesamte zu erwartende Arsenal seiner neurologischen Funktionen zu initiieren. Ich frage mich häufig, ob prolongierte hohe Adrenalin- und Cortisonspiegel in der Zeit unmittelbar nach der Geburt nicht möglicherweise einen „Normalwert" für das gesamte Leben des Kindes definieren. Daraus würde sich dann die Notwendigkeit eines Lebens voller Stress und Anspannung ergeben, um die Hormonspiegel zu erhalten, die beim Neugeborenen als normal festgelegt wurden.

Menschen sind soziale Wesen. Ein glückliches, produktives Leben, ja sogar das reine Überleben, alles hängt auch von anderen Menschen ab. Die Grundzüge der Sozialisation werden mit der Geburt gelegt; die Bindung an andere Menschen beginnt in den ersten Momenten des Lebens. Das Gehirn des Neugeborenen ist von Anbeginn darauf programmiert, das Gesicht eines Menschen als solches zu erkennen und darauf zu reagieren. Viele Stunden seiner frühen Lebenszeit bringt es damit zu, ein bestimmtes Gesicht zu betrachten – das seiner Mutter. Die Position des Säuglings beim Stillen ist perfekt geeignet, Blickkontakt zur Mutter zu haben. Diese Position verfügt auch noch über weitere entwicklungsbezogene Funktionen. Zusätzlich zur Aufnahme von Nahrung befindet sich das Kind hier auch noch in nächster Nähe zu den Herztönen der Mutter. Da es diese Geräusche seit der Empfängnis kennt, hilft ihm diese unbedingte Vertrautheit nun, die Anpassung an eine neue Welt voller nicht vertrauter sensorischer Erfahrungen zu bewältigen. Die Bewegungen seines Unterkiefers beim Saugen tragen zur Aktivierung des Gehörs, des Gleichgewichtssinns und der Fähigkeit, die Richtung, aus der ein Geräusch kommt, zu bestimmen, bei.

Sogar die Zusammensetzung der Muttermilch leistet einen Beitrag zur Unterstützung der neurologischen und körperlichen Entwicklung. Die Muttermilch ist, verglichen mit der Milch anderer Säuger, wesentlich dünnflüssiger und erfordert von daher zur Sicherung der Versorgung mit Nährstoffen eine höhere Stillfrequenz. Das wiederum passt perfekt zu dem für die Entwicklung unabdingbaren Bedürfnis des Neugeborenen nach engem Kontakt zur Mutter, häufiger Stimulation und Massage der Haut, der Erkennung des mütterlichen Gesichts und anderem sensorischen Input.

Unser Wissen über die Welt des Neugeborenen während der ersten Monate seines Lebens hat sich dramatisch vergrößert. Noch bis in die jüngste Zeit hinein wurde ein neugeborenes Kind als ein undifferenziertes Wesen betrachtet, dem die Fähigkeiten zur Wahrnehmung, zu Gefühlen, Intelligenz, bewusster Erfahrung der Welt oder andere psychologische Funktionen fehlen. Für den Verlauf der ersten paar Monate wechselte das Neugeborene lediglich zwischen einem schlafenden vegetativen und einem wachen vegetativen Zustand hin und her. Nach einigen Monaten schließlich wurden die ersten schwachen Zeichen bewusster Wahrnehmung sichtbar. Aus dieser Perspektive betrachtet ist die Ansicht nachvollziehbar, dass Kinder drei Monate vor dem Zeitpunkt geboren werden, an dem sie bereit sind für diese Welt. Der Eindruck des „offensichtlichen" Mangels an jedweder Intelligenz oder eines Bewusstseins entstand, weil man der Meinung war, dass die Kinder ihre geistige Entwicklung schon im Uterus hätten abschließen sollen – was aber leider nicht möglich ist. Der Zuwachs an menschlicher Intelligenz verlangte nach einem derart großen Kopfvolumen, dass die vorzeitige Geburt eine Notwendigkeit ist, wenn das Kind überhaupt zur Welt kommen soll. Der Natur war also ganz klar ein Fehler unterlaufen. Sie hatte es schlicht versäumt, die knöcherne Architektur des weiblichen Beckens dem sich vergrößernden Kopf des Kindes anzupassen. Ich persönlich bin immer wieder erstaunt, wenn eine Theorie von der Annahme ausgeht, etwas in der

Natur sei fehlerhaft. Als wenn es wirklich denkbar sei, dass das wichtigste Thema der Existenz einer Spezies, nämlich ihre erfolgreiche Reproduktion, darauf reduziert werden könne, dass auf einer kosmischen To-do-Liste ein essenziell notwendiger Schritt völlig sorglos übergangen worden wäre.

Die Publikation von Frédérick Leboyers grundlegendem Werk *Geburt ohne Gewalt* im Jahre 1974 [9] stellte einen Wendepunkt in der heraufdämmernden Wahrnehmung der Realität des pränatalen Lebens eines Kindes, seiner Geburt und seiner Existenz als Neugeborenes dar. Heutzutage sind sich die meisten Menschen darüber im Klaren, dass ein Neugeborenes ein hoch intelligentes, zur Reaktion fähiges, Erfahrungen sammelndes und integriertes menschliches Wesen ist. Ein Gehirn, das – verglichen mit einem Erwachsenen – fünfmal größer ist als der restliche Körper, ist ganz offenbar zu einer ganzen Menge von geistiger Aktivität in der Lage und benötigt sie auch. Wir sind mittlerweile zu der Erkenntnis gelangt, dass das Kind sogar schon vor seiner Geburt zur Wahrnehmung befähigt und zur Reizantwort in der Lage ist.

4.3.2 Das erste Lebensjahr – Die sensorische Welt

Trennungsbewusstsein

Im ersten Lebensjahr vollzieht sich eine ganze Reihe von Veränderungen, von denen einige bereits erwähnt wurden. Während dieser Zeit etabliert das Kind sensorische Verbindungen sowohl mit seiner Umgebung wie auch mit grundlegenden körperlichen Funktionen. Diese Aufgaben, die Inkorporation grundlegender Hirnfunktionen und eines physisch-sensorischen Systems, sind die Domäne der alten Gehirnanteile. Alle diese Funktionen sind mit wichtigen Aufgaben des Geistes und Körpers verknüpft; sie müssen entwickelt und vollständig funktional sein, bevor die nächste Entwicklungsstufe erklommen werden kann. Stellen Sie sich dieses Stadium vor wie einen Computer, dessen Betriebssystem gerade aufgespielt wird. Dieses Betriebssystem ist es, das den gesamten Computer erst arbeitsfähig macht, ihn starten lässt und störungsfrei am Laufen hält. Die Funktionen des Betriebssystems laufen im Hintergrund, unabhängig davon, welche anderen Aufgaben ausgeführt werden. Es verfügt zwar über bestimmte essenzielle, eigene Fähigkeiten, stellt aber hauptsächlich die Funktionalität anderer Programme sicher.

Das Neugeborene ist hilflos und während des ersten Lebensjahres vollständig abhängig. Das geht so weit, dass ihm jeglicher sensorischer Input zugeführt werden muss, für gewöhnlich von seiner Mutter. Obwohl es noch nicht aus eigener Kraft mit Erkundungen beginnen kann, muss es doch schon Erfahrungen sammeln und lernen, in dieser Welt zu funktionieren. Im Zuge seines Wachstums gewinnt das Kind an Stabilität und Vertrautheit mit seiner neuen Umgebung. Weil sein Hirnstamm nun mit den fundamentalen Informationen über die Welt angefüllt ist, erwacht sein Wunsch nach der Erforschung der Welt aus eigenem Antrieb; es beginnt mit der eigenen Suche nach sensorischem Input und hält Ausschau nach der Entdeckung neuer und interessanter Dinge. Dieser ihm innewohnende Drang treibt das Kind voran in die äußere Welt – hinaus aus seiner bis dato existierenden Welt unmittelbar verfügbarer sensorischer Erfahrungen. Diese Entwicklung manifestiert sich in der Fähigkeit zu krabbeln.

4.3.3 Die Lebensjahre eins bis vier – Selbst-Vergewisserung

Identitätsbewusstsein

Das Kleinkind beginnt sich in seiner Umgebung zu bewegen, kontrolliert von der Aktivität seines Hirnstamms. Nach einem Jahr laufen diese Funktionen automatisiert ab, wodurch eine Ebene von Autonomie und funktioneller Unabhängigkeit geschaffen wird. Das nächste Stadium beginnt sich dann zu entfalten, wenn das Mittelhirn und das limbische System auf den Plan treten. Diese Hirnstrukturen kontrollieren Funktionen wie den Willen und den emotionalen Antrieb, Vorlieben und Abneigungen, die Bewertung sensorischer Erfahrungen, die Stimmung, Freude und Glück. Die Aufgabe des Mittelhirns und des limbischen Systems ist es, den vom Hirnstamm gelieferten reinen sensorischen Daten einen emotionalen Überbau hinzuzufügen: Zu den aufgenommenen Empfindungen werden sinnvolle Beziehungen hergestellt, Kategorien und Muster werden angelegt. Die Fähigkeit zur Bewertung und zu evaluativen Prozessen entwickelt sich. Sehen wird zu Wahrnehmung, das Generelle wird spezifisch.

Alle sensorischen Daten passieren den Hirnstamm, mit Ausnahme des Geruchssinns. Der Geruchseindruck wird, im Gegensatz zu den anderen im Hirnstamm angesiedelten Sinnesfunktionen, vom Mittelhirn und dem limbischen System verarbeitet. Diese neurologische Eigenheit verdeutlicht die Verbindung zwischen dem Geruch und anderen Themen des limbischen Systems, wie der Bindungsfähigkeit, der Freude und der Gefühle. Der Geruch beeinflusst über die Ausschüttung von Pheromonen die Sexualität. Aus embryologischer Sicht besteht eine Verbindung zwischen dem Geruch und dem Immunsystem – die elementare Fähigkeit, das Ich vom Anderen zu unterscheiden. Rufen Sie sich ins Gedächtnis zurück, dass die olfaktorischen Neurone die Fähigkeit zur Reproduktion beibehalten. Das Immunsystem ist darauf angewiesen, sich verändern und erweitern zu können, wenn die Antigene sich verändern; dieser Umstand könnte die den olfaktorischen Neuronen eigene Flexibilität erklären. Die Tatsache, dass der Geruchssinn mit so vielen wichtigen emotionalen Funktionen verknüpft ist, kann eine Erklärung für seine Verschaltung mit den limbischen Strukturen sein.

Die Verlagerung des Bewusstseins hin zum Mittelhirn und den limbischen Feldern fällt mit der Ausdehnung der zeitlichen Wahrnehmung zusammen. Beginnend im Alter von einem Jahr, verändert sich die gesamte Welt des Kindes durch die überaus bedeutsame Entwicklung der Objekt-Konsistenz. Obwohl sich dieser Schritt für gewöhnlich sehr unspektakulär vollzieht, stellt er einen ebenso großen Meilenstein dar wie die lauter gefeierte Zahnung, das Laufen oder die Pubertät. Die Objekt-Konsistenz erst befördert die Entwicklung der Fähigkeit des Kindes, seine Umgebung als stabil und vertraut wahrzunehmen. Von dieser belastbaren Basis ausgehend kann es dann durch Experimente herausfinden, wie seine Umgebung beschaffen ist, zum Beispiel, indem es emotional, eigensinnig oder voller Selbstvertrauen agiert. Die Sprache entwickelt sich als eine weitere Möglichkeit der Einordnung sensorischer Erfahrungen in Kategorien. Das Kind kann stehen, gehen, Dinge benennen, sich etwas wünschen und seinen eigenen Willen ausüben.

Das Mittelhirn und limbische System sind gut damit beschäftigt, die permanent eintreffenden sensorischen Daten zu verarbeiten. Es ist dabei nicht nur notwendig, alle diese Daten nach ihrer Nützlichkeit und Bedeutung zu kategorisieren, gleichzeitig werden darüber hinaus auch noch Bewertungen und Präferenzen entwickelt, sodass das Gehirn zur Beurteilung und Auswahl wertvoller Informationen befähigt wird. Eine der wichtigsten Funktionen innerhalb dieser Kategorisierungen ist das Verwerfen von Informationen. Die Bewusstheit einer Wahrnehmung erschafft sich aus einer unendlichen Zahl von Möglichkeiten der Fokussierung seiner Aufmerksamkeit. In jedem Moment gibt es weit mehr an sensorischem Input, als wir verarbeiten können, unabhängig vom aktuellen Stadium der Entwicklung. Um mit diesen massiven Datenmengen überhaupt umgehen zu können und sie so zu organisieren, dass sie nützlich für uns sind, bewerten wir sie und wählen einige Optionen aus und lassen andere beiseite. Schon aus schierer Notwendigkeit muss eine Reihe von Möglichkeiten verworfen werden. Wir müssen uns entscheiden. Die wörtliche Übersetzung des lateinischen „decidere“ lautet „(etwas) abschneiden“.

Ohne diese Funktion wäre das Leben höchst verwirrend, ja sogar lähmend. Die meisten Menschen haben einen leichten Vorgeschmack dessen in ihrem Versuch erfahren, mit dem Informationszeitalter Schritt zu halten. Wie kann jemand nur an der Hoffnung festhalten, in der Lage zu sein, sich durch die riesige Menge der heute verfügbaren Informationen wühlen zu können? Wie sollte man es denn schaffen, alle Zeitungen, Zeitschriften und Bücher zu lesen, alle erhältlichen Videoquellen zu sehen, einen Einblick in alle permanent publizierten Untersuchungen und das gesamte, sich stündlich erweiternde Wissen aufnehmen zu können – geschweige denn dazu fähig zu sein, all dies auch noch zu analysieren und zusammenzufügen? Das ist ganz offensichtlich unmöglich. Ein Mensch ist also gezwungen, sich einer Strategie der Sortierung und Filterung von Informationen zu bedienen, die es ihm ermöglicht, sich nur auf die für ihn in diesem Zusammenhang wertvollsten Daten zu konzentrieren. Analog zu einem E-Mail-Programm wird also so etwas wie ein Spam-Filter gebraucht. Erinnern Sie sich an die noch nicht so lange zurückliegende Zeit, als E-Mail-Konten von hunderten oder sogar tausenden unerwünschter Nachrichten überschwemmt wurden? Ganz abgesehen von deren kompletter Nutzlosigkeit musste man auch noch Zeit aufwenden, um sie manuell von den wichtigen Nachrichten zu filtern. Heutzutage verfügt ein Computer über Funktionen, die das automatisch erledigen, sogenannte Spam-Filter. Das menschliche Gehirn macht dasselbe aus denselben Gründen. Das Wunder des menschlichen Gehirns besteht darin, dass es Filter zur Eliminierung von Daten erschaffen kann, dabei aber gleichzeitig plastisch und integrierend bleibt.

Man sollte Erwachsenen nicht den Vorwurf machen, vorgefertigte Ansichten zu haben und das Neue und Innovative zu ignorieren. Kein Mensch wäre jemals zum Erwachsenen geworden, gäbe es nicht so etwas wie ein Filtersystem für Daten. Der Preis, der dafür zu zahlen ist, besteht darin, dass die Mehrzahl aller Möglichkeiten aus dem Feld der Handlungsoptionen verworfen wird. Manchmal jedoch sind die Filter zu fein und das Neue, noch nicht Vertraute und Herausfordernde dringt nicht durch.

Bei Neugeborenen und kleinen Kindern geschieht das nicht, jedenfalls noch nicht. Bei ihnen gelangen größere Mengen von Daten ins Gehirn, weil die Areale, die für die Begrenzung sensorischen Inputs zuständig sind, noch nicht vollständig funktionieren. Die Fähigkeit, die von den Sinnesorganen eingehenden Daten zu verarbeiten und selektiv das meiste dieser Menge auszugrenzen, beruht auf der Präsenz eines emotionalen Überbaus, auf Beurteilungen und Vorlieben. Den verbleibenden Rest in sinnvolle Kategorien zu unterteilen ist Aufgabe derjenigen Hirnanteile, die sich in diesem Stadium gerade entwickeln. Das Kind lernt, eine sensorische Erfahrung hierarchisch über andere zu stellen. Dabei interagiert es, wie in seinem ersten Lebensjahr, immer noch mit einer Vielzahl möglicher anderer Optionen. Nun aber folgt es seinem Willen, seinen Gefühlen und Neigungen, es wählt die jeweils passende Option aus und entscheidet sich damit gegen andere. Aristoteles bemerkte:

„Das Leben der Kinder wird vollständig von ihren Trieben beherrscht."

Und so sollte es auch sein. Mittels seines physischen Körpers hat ein Kind Zugriff auf die sensorische Welt; seine Reaktionen begründen sich auf Gefühlen, Werten, der Auswahl und Vorlieben. Seine Erkundungen verlangen danach, dass es Präferenzen definiert – ja oder nein, dies oder das, etwas mögen oder es ablehnen, gut oder schlecht. Es fügt den Dingen einen Wert hinzu, und dies bedeutet, dass es das Gefühl eines Bewusstseins gibt, einer Identität. Es ist das „Ich", das entscheidet, etwas bevorzugt und auswählt. Die Macht der Entscheidung ist die Macht der Identität. Die Fähigkeit zu entscheiden ist die Fähigkeit, unabhängig zu sein, man selbst zu sein. Das Hervortreten einer persönlichen Identität, das Treffen einer persönlichen Wahl und die Wahrnehmung persönlicher Macht sind essenzielle Aspekte auf dem Weg, eine vollständige, gesunde und vitale Person zu werden. Das Wissen um die physische Welt auf dem Wege der Interaktion mit ihr wird mithilfe bewusster Urteilsfindung integriert. Das Ergebnis ist Selbstbewusstsein und Selbstbewusstheit, beides unverzichtbare Bestandteile für die Bildung der Identität.

Der Prozess des Entstehens eines Gefühls von Individualität oder einer Identität beginnt in dem Moment, in dem eine Wahlmöglichkeit ins Blickfeld gerät, die es erlaubt, aus der Gleichartigkeit des riesigen sensorischen Inputs bestimmte Erfahrungen zu differenzieren. Trifft das Kind eine einzige Entscheidung, so hat es sein Universum erschaffen und individualisiert. Seine Welt ist nicht länger die gleiche Welt wie die aller anderen. Das Mittelhirn und das limbische System befördern diesen Ausdruck einer individuellen Identität.

Das Kind lernt zwar zu evaluieren und eine Auswahl zu treffen, es ist jedoch noch nicht völlig autonom. Die Schlüsselfaktoren bei seinen Entscheidungen sind elterliche Einflüsse wie deren Unterstützung, Unzufriedenheit, Ermutigung und deren Vorbildfunktion. Seine Wahl wird generell solche Erfahrungen bevorzugen, bei denen sowohl das weiteste Feld an sensorischer Information wie auch die stärkste elterliche Unterstützung zur Verfügung stehen.

Viele Eltern sind verstört, wenn ihre Dreijährigen beginnen, „Nein" zu sagen. Einmal gelernt, scheint jede Bemerkung, jede Idee oder jeder Wunsch mit ihrem neuen Lieblingswort „Nein!" beantwortet zu werden. Denken Sie daran, dass Worte für Kinder nicht die gleiche Bedeutung haben wie für Erwachsene. Ein „Nein" bedeutet in der Welt der Erwachsenen genau das: Nein. Für das Kind aber steht das Aussprechen des „Nein" lediglich für das Ausüben neuer Hirnfunktionen – die Freiheit der Wahl zu haben und der Identität. Jedes „Nein“ ist als Versuch der sich herausbildenden Identität zu werten, den ihr zukommenden Platz einzunehmen. Die Identität ist derart wichtig, um eine gesunde Person zu werden, dass ihre Entwicklung schon zu einem sehr frühen Zeitpunkt einsetzt. Das limbische System überträgt die Emotionen der kindlichen Erfahrungen, indem es den Willen des Kindes bestärkt und seine Identität etabliert.

Das Mittelhirn und das limbische System benötigen die Zeit vom ersten bis zum vierten Lebensjahr, um ihre Funktionen zu aktivieren und miteinander zu koordinieren. Am Ende dieser Phase sind 80% des Wissens um die Struktur der physischen Welt, der Sprache und der Bewusstheit für das eigene Ego vorhanden. Ist dieses Stadium abgeschlossen, ist das Kind bereit, zur nächsten Stufe überzugehen – der Aktivierung und Integration des Großhirns, während gleichzeitig die Funktionen des Mittelhirns und des limbischen Systems automatisiert werden und dadurch unter die Bewusstheitsschwelle sinken.

4.3.4 Das Alter von vier Jahren – Die Überbrückung des Geistes

Familienbewusstsein

Indem das Kind seine Identität vermittels seiner Präferenzen und Neigungen geformt hat, kann es mehr für sich selbst tun, außerdem ist es mittlerweile im Besitz eines Großteils seiner sprachlichen Fertigkeiten. Ein Kind dieser Altersstufe zeigt zunehmendes Interesse an seinem unmittelbaren Umfeld – seiner Familie. Es lebt nicht mehr nur in der Welt, die es selbst gestaltet; auch diese anderen, ihm sehr vertrauten Menschen sind involviert. Sein Wachstum zielt zwar auch darauf ab, weitere Menschen einzubeziehen, noch aber werden die Grenzen durch den Kreis seiner Familie definiert. Ist es im Besitz einer Identität, so kann es Bindungen eingehen, mit anderen interagieren und an existenten Beziehungen teilhaben. Im derzeitigen Stadium ist es weniger abhängig und passiv, es vermag seine Neigungen auszudrücken und seine Persönlichkeit in die Interaktionen einzubringen. Die Stabilität und Sicherheit der Familie eröffnet ihm dieses Feld des Wachstums und der Reifung.

Auch eine andere wichtige Phase des Hirnwachstums vollzieht sich während dieses Zeitraums. Der am höchsten entwickelte Anteil des Gehirns, das Großhirn, besteht aus zwei Hemisphären, die durch eine neuronale Brücke, das Corpus callosum, miteinander verbunden sind. Alle Botschaften, die von einer zur anderen Seite gesandt werden, müssen diese Brücke passieren. Im ersten Lebensjahr ist diese Brücke noch klein und befindet sich überwiegend im Ruhezustand, wodurch die Kommunikation zwischen den beiden Hemisphären limitiert ist. Für eine intensive Kommunikation besteht auch nur wenig Veranlassung, weil sich beide Hirnhälften parallel zueinander weiterentwickeln. Jede Seite erhält die gleichen Informationen bezüglich fundamentaler Funktionen des gesamten Körpers. Diese Daten werden vom Hirnstamm dem Mittelhirn zugeleitet, welches als die einzige funktionale Verbindung der beiden Hälften dient. Bis dieses Stadium im Wesentlichen abgeschlossen ist, unterscheidet sich der Lernprozess erheblich von der Art des Lernens, die später durch die Kommunikation der beiden Seiten ermöglicht wird.

Gegen Ende des ersten Lebensjahres erfolgt eine Verlagerung der Hirnaktivität hin zum Mittelhirn und dem limbischen System. Da dies einen Kontakt zwischen beiden Seiten erfordert, wächst konsequenterweise nun das Corpus callosum und wird aktiviert. Sein Wachstum erfolgt aber nur langsam und ist erst im Alter von drei oder vier Jahren vollständig abgeschlossen. Diese Tatsache ist hoch bedeutsam – die beiden Hälften des neuen Gehirns können nun mit direkter Kommunikation beginnen, ohne dass das Mittelhirn dabei involviert ist.

Wenn das Kind in diese Phase der Entwicklung eintritt, liegen bereits zahlreiche Verbindungen vom Hirnstamm zur rechten Hemisphäre vor, weit weniger aber ziehen in die linke Hälfte. Die rechte Seite erhält sämtliche Informationen über das Mittelhirn direkt vom Hirnstamm. Als Ergebnis entwickeln sich die Funktionen der rechten Hemisphäre zuerst. Hier werden Informationen wie alles Bildhafte, die Fantasie, vollständige Bilder, Bewegungen des Körpers und das kreative Spielen verarbeitet und eingelagert – ein der Logik vorgeschalteter Weg, das Leben zu erfahren.

Die Hauptfunktionen der linken Hemisphäre, Logik, Analyse und abstraktes Denken, werden in den ersten Lebensjahren des Kindes noch nicht benötigt. Von daher ist es einleuchtend, dass eine geringere Anzahl neuronaler Pfade zum und vom Hirnstamm und Mittelhirn ziehen. In diesem Entwicklungsstadium muss Datenverkehr aus diesen Feldern zur linken Hirnhälfte zunächst den vereinenden Verarbeitungsprozess der rechten Hemisphäre passieren. Und dies kann nicht geschehen, bis eine Verbindung zwischen den beiden Hälften existiert, was erst nach dem ersten Geburtstag geschieht. Dieser Pfad allerdings kann erst dann signifikant zur Entwicklung des Kindes beitragen, wenn das Corpus callosum vollständig ausgeformt und funktional ist – also ungefähr im Alter von vier Jahren. Ist das geschehen, können die Logik sowie das konzeptuelle und abstrakte Denken zur weitergehenden Verarbeitung einströmender Daten eingesetzt werden. Alles in allem ist das eine sehr ausgefeilte und elegante Art der Abstimmung der neurologischen Entwicklung: Die logische Verarbeitung kann erst dann einsetzen, wenn das rechte Gehirn schon einige Jahre lang benutzt und entwickelt worden ist. Allgemein wird angenommen, dass unsere Kulturen die Entwicklung der rechten Hirnhälfte vernachlässigen. Tatsächlich aber ist die Entwicklung der rechten Hemisphäre derjenigen der linken um mehrere Jahre voraus und ist deshalb früher und auch vollständiger entwickelt. Im Gegensatz zur Meinung, dass die Entwicklung des rechten Hirns unterdrückt würde, wäre es demnach viel zutreffender zu sagen, dass im fortgeschrittenen Alter der Erwachsenen eine Dominanz der linken Hirnhälfte, also des logischen Denkens, über die entwickelten Funktionen der rechten Seite zu beobachten ist.

Ab dem Zeitraum, an dem die beiden Hemisphären direkt miteinander kommunizieren können, entwickeln sie spezifische Funktionen. Ohne solche Kommunikationsmöglichkeiten beider Hälften wäre eine Aufteilung geistiger Tätigkeiten nicht vorstellbar. Jede Seite müsste weiterhin sämtliche Funktionen ausführen, ebenso wie das im ersten Lebensjahr geschieht. Chaotische Zustände im Arbeitsumfeld werden häufig ja mit dem witzigen Ausspruch charakterisiert: „Die rechte Hand weiß nicht, was die linke tut!“ – Tatsächlich ist dies genau das, was mit einem Menschen passieren würde, dem das Corpus callosum fehlt. Würden sämtliche Funktionen von beiden Hemisphären gleichermaßen ausgeführt, so wären das Volumen und der Energieverbrauch des Gehirns ungleich größer – beides wäre weder effizient noch sehr praktisch. Die Natur geht schonend mit ihren Ressourcen um. Glücklicherweise jedoch gibt es diese Brücke und wir verfügen deshalb über ein vielseitigeres und funktionelleres, spezialisiertes Gehirn.

Die Spezialisierung der linken Gehirnhälfte bezieht sich auf Logik, Sprache und digitale, sequenzielle Konzepte. Die rechte Hälfte beschäftigt sich mit abstrakten, kreativen, analogen, ganze Bilder umfassende Funktionen. Die linke Seite nimmt Eindrücke als Abfolge von Einzelereignissen, als sequenziell auf – die rechte erfasst ganze Bilder auf einmal. Kurz gefasst ist die linke Seite für die Logik, die rechte für Muster zuständig. So wird beispielsweise die linke Hälfte aktiviert, wenn es darum geht, die Zeit von einer Digitaluhr abzulesen, die rechte hingegen, wenn es eine Uhr mit Zifferblatt und Zeigern ist. Digital und analog, Zahlen und Formen, Logik und Kreativität, aufeinanderfolgend und gesamthaft – beides ist notwendig und jede Seite ergänzt die andere.

Wenn ein Mensch sich die imaginative Qualität der rechten Hemisphäre erhalten oder sie wiederentdeckt hat, dann wird er für gewöhnlich als Mensch mit einem speziellen kreativen Talent wahrgenommen, wie z. B. ein Künstler, Romanschriftsteller oder Kunsthandwerker. Ein vollständig entwickelter Mensch jedoch ist mit allen Aspekten seines Wesens vertraut und arbeitet mit beiden Hälften seines Gehirns. Der Entwicklungsweg dorthin beginnt in der Kindheit.

4.3.5 Das Alter von vier bis sieben Jahren

Kreativitätsbewusstsein

Ab dem Alter von vier Jahren verändert sich der Prozess des Lernens, da ab jetzt andere Werkzeuge zum Einsatz kommen. Eine der wichtigsten Veränderungen ist das Hinzufügen des Großhirns mit seiner Verbindung, dem Corpus callosum. Diese Veränderung ist von sehr eindrücklicher und erregender Art. Bislang herrschte die Entwicklung des rechten Hirnanteils vor, die nun folgende Phase dient der linken Hälfte. Das Kind erforscht weiterhin mit Energie und nicht enden wollender Neugierde die Welt um sich herum, aber sein Spielplatz hat sich mittlerweile vergrößert und es hat ein neues „Spielzeug“: sein integriertes, imaginatives und kreatives Gehirn, das es benutzen, mit dem es üben und auch spielen kann.

In diesem Stadium bilden und verfestigen sich das Ego und der Intellekt des Kindes. Diese Jahre sind eine Zeit des „prä-gedanklichen“ konkreten Denkens, das in unmittelbarer Verbindung zu dem „Hier und Jetzt und Ich“ der körperlichen und sensorischen Erfahrungen steht. Es lebt in einer subjektiven Welt. Das einzig Wichtige ist: „Was ist das?“, und welche Empfindungen damit verknüpft sind. Die Frage nach dem „Warum“ oder das logische Denken kommen erst später.

Aufbauend auf der kreativen, auf konkreten sensorischen Erfahrungen basierenden Fantasiewelt geht es in der nächsten Phase um die Integration des intuitiven kreativen Denkens sowie der abstrakten Bildhaftigkeit und Gedankenwelt. Jeder Gedanke ist bildhaft, jede Realität ist bildhaft. Die zuvor schon erworbenen Sprachfertigkeiten dienen der Vorstellung, indem Worte dazu dienen, seine Erfahrungen mit den Bildern in seinem Gehirn zu verknüpfen. Jetzt ist die Zeit für Geschichten, Metaphern, Analogien und Symbole wie den Weihnachtsmann, Könige und Prinzessinnen, magische Kräfte, Superhelden und andere, aus einer imaginären Welt erschaffene Ikonen. Der spanische Poet und Philosoph George Santayana (1863–1952) [10] bemerkte:

„Kinder sind natürliche Mythologen: sie betteln darum, dass man ihnen Geschichten erzählt und lieben es nicht nur, Unwahrheiten zu erfinden, sondern diese auch zu leben.“

Ein Kind ist darauf angewiesen, für sich selbst zu imaginieren, zu kreieren und die Fähigkeit zu entwickeln, seine eigene Bilderwelt zu erschaffen. Etwas nur für sich selbst zu erschaffen ist ein Aspekt der Identitätsentwicklung. In seinen vorangegangenen Lebensjahren begründete sich die Identität des Kindes auf seiner Fähigkeit, eine Auswahl aus real bereits existenten Dingen zu treffen. Jetzt aber hat sich seine Identität weiter entwickelt, indem es erschafft, was vorher nicht existierte. Vielleicht könnte der Ausspruch Descartes' nunmehr variiert werden zu „Ich erschaffe, also bin ich“.

Durch diesen Prozess baut ein Kind die Kapazität auf, mithilfe seiner Vorstellungskraft kreativ zu sein. Seine Bilder sind nun weniger konkret, sie sind fließender und mächtig und bereiten den Weg für die Versiertheit des linken Hirns in Bezug auf das abstrakte Denken.

Die Frage „Warum?“ bedeutet im Alter von fünf Jahren etwas anderes als im Alter von 15 Jahren. Man findet am besten eine Antwort auf diese Frage, wenn man Hirnfunktionen des jeweiligen Entwicklungsstadiums berücksichtigt. So stellen Kinder mit fünf Jahren häufig Fragen nach dem Tod. Viele Eltern sorgen sich dann wegen dieser augenscheinlich morbiden und traurigen Veranlagung ihres Kindes. Man kann eine solche Frage aber auch als Teil der Entwicklung der Identität auffassen. Eine Identität zu haben bedeutet, dass man als ein einzigartiges Individuum existiert. Die Erfahrung, zu existieren, wird aber auch von ihrem Gegenteil begleitet, nämlich nicht zu existieren, d. h. vom Konzept des Todes. Für ein fünfjähriges Kind steht das Konzept des Todes auch mit der Identität in Verbindung, mit dem Treffen einer Wahl, dem Existieren als Individuum und der Feststellung „Ich bin hier“.

Dieser imaginativen Zeit des Spiels kommt eine überaus große Bedeutung als ein Fundament für das weitere Wachstum zu. Gegen Ende dieser Phase beginnt das Kind von der selbstkonstruierten Spielwelt seiner Vorstellungskraft überzuwechseln in die soziale Welt der anderen Menschen und der logischen Konstrukte, die Bedingung für eine Interaktion mit ihnen sind. Das Subjektive wird langsam zum Objektiven.

4.3.6 Das Alter von sieben bis elf Jahren

Soziales Bewusstsein

Das Alter von sieben Jahren ist die Zeit großen Hirnwachstums mit daraus folgenden bedeutenden funktionellen Verschiebungen der geistigen Entwicklung des Kindes, resultierend in einer stärkeren Aktivierung der linken Hirnhälfte. Dadurch ergeben sich neue Fertigkeiten, Perspektiven und dramatisch ansteigende geistige Kapazitäten. Die Funktionen der rechten Hemisphäre, das nichtlogische Bildhafte und die Kreativität, verlaufen nunmehr automatisiert. Sie sind für die korrekte Arbeit des linken Hirns derart essenziell, dass sie zuerst vollständig entwickelt werden.

Bis zu diesem Zeitraum war das Denken des Kindes geprägt vom Sammeln von Beobachtungen, sensorischen Daten und Erfahrungen; sie werden dann nach seinen Präferenzen und dem, was es für sich als gut empfindet, evaluiert. Nun gesellt sich das abstrakte Denken hinzu. Mit diesem Begriff ist die Fähigkeit gemeint, sich gedanklich mit Dingen zu beschäftigen, ohne dass diese in Bezug zu einem konkreten physischen Gegenstand oder einer äußeren sensorischen Erfahrung stehen. Abstraktes Denken befähigt dazu, Gedanken einzig und unabhängig von allem anderen im Gehirn zu erschaffen. Ermöglicht wird dies durch eine machtvolle Fortentwicklung seiner sprachlichen und kognitiven Fähigkeiten. Ein Kind ist dadurch in der Lage, ein Wort von dessen physischem Gegenstück zu unterscheiden. Es kann Worte einfach benutzen, ohne dass es den damit verbundenen Gegenstand berühren, sehen oder anderweitig erfahren muss. Dies markiert den Startschuss zum abstrakten Denken.

Das direkte Erleben der Welt verändert sich dadurch, dass das Kind sich nunmehr mit abstrakten Gedanken über diese Welt beschäftigen kann; diese Veränderung eröffnet die Möglichkeit, Verbindungen zwischen seinen Erfahrungen herzustellen. Dies ist kreative Logik, die auf abstraktem Denken basiert. Mithilfe der in dieser Altersphase voranschreitenden Reifung des Gehirns vermag das Kind Ideen und Konzepte zu formulieren, die auf einer Analyse beruhen und aus dem rohen Material der Beobachtung heraus gewonnen werden.

Die Entwicklung des abstrakten Denkens führt das Kind aus einer subjektiven in eine objektive Welt – aus einer auf das Ich orientierten Welt in eine Existenz, die andere mit einschließt. Es verlagert sich vom vorherigen Yin-Zustand der Empfänglichkeit zum Yang-Zustand der Fokussierung nach außen. Es ist uneingeschränkt in der Lage, Entscheidungen zu treffen und macht große Fortschritte im Hinblick auf seine Autarkie, Individualität und Autonomie. Auch seine wichtigsten Vorbilder verändern sich: Bisher waren es die Eltern, nun kommt die ganze Gesellschaft ins Bild. Es schöpft weiterhin aus dem riesigen Fundus von Erfahrungen, Beobachtungen und sensorischen Daten, um logische Konzepte zu entwickeln und wird mehr und mehr zu einem Teil der Welt der Erwachsenen. Das körperliche Wachstum setzt sich von der Mitte zu den späten Jahren der Kindheit fort.

Das Kind kann sich nun auf dem Spielfeld seines logischen Denkens und dessen kreativer Konzepte bewegen. Die Fähigkeit zum abstrakten Denken erfordert ein kreatives Gehirn, das erfahren ist in der Imagination. Mit ihrer festen und tiefen Verankerung in Kreativität und Vorstellungskraft können das abstrakte und logische Denken letztendlich den Vorrang vor der reinen Erfahrung gewinnen. Logik ohne Kreativität ähnelt einer Rechenmaschine, aber eine Logik, die sich auf Kreativität begründet, ermöglicht Originalität, Innovation, Erfindungsreichtum, Fortschritt und Individualität. Einer imitiert, der andere erfindet Neues. Einer arbeitet mit dem, was bereits ist, der andere erschafft, was sein wird.

4.3.7 Das Alter von elf bis vierzehn Jahren – Integrieren

Globales Bewusstsein

Alle im Alter von sieben bis elf Jahren gemachten Fortschritte werden weiterentwickelt, perfektioniert und in die Interaktionen des Kindes mit der Welt integriert. Es handelt auf der Basis der Strukturen des eigenen Denkens. Seine Verwendung und sein Verständnis des abstrakten und logischen Denkens – mit der Verlagerung in Richtung größerer Objektivität – entwickelt sich zunehmend; beides begründet sich auf konkreten Gedanken und der vorangehenden Möglichkeit zur Imagination. Stellen Sie sich diesen Prozess bildhaft vor: Der Hirnstamm liefert Buchstaben, das Mittelhirn und das limbische System steuern Worte bei und das Großhirn bildet daraus ganze Sätze, Absätze und vollständige Bücher.

Viele Elemente dieser Phase sind an der Vorbereitung des nächsten wichtigen und enormen Schubs des Hirnwachstums, der geistigen und körperlichen Entwicklung und Veränderung des Lebens beteiligt – der Pubertät. Die Pubertät markiert das Ende der Kindheit und ist die Eintrittspforte zur vollständigen Welt der Erwachsenen. Der Mensch entwickelt sich durch seine vollständige Kreativität, unter Einschluss der ultimativen

Kreativität der Fortpflanzungsfähigkeit, jetzt über das Gehirn hinaus in den Geist.

4.4 Neubetrachtung der Frage: Was ist die Kindheit?

Zu Beginn dieses Kapitels wurde die Frage gestellt: „Was ist die Kindheit?“ Jetzt, da die verschiedenen Aspekte des Lebens und der Entwicklung eines Kindes ausführlich dargestellt wurden, könnte die Zeit gekommen sein, diese Frage erneut zu stellen. Die Kindheit ist offensichtlich eine Zeit enormer Veränderungen und Übergänge. Innerhalb der gesamten Bandbreite von einer fixierten, körperlichen und konkreten Welt bis hin zu einer fließenden, kreativen Welt lernt das Kind, sein Bewusstsein beständig zu verändern – und dabei konstant zu wachsen und sich auszudehnen. Jede Etappe dieses Wachstums wird dabei Stück für Stück erkundet und dem bereits Gelernten hinzugefügt, bevor die nächste Stufe in Angriff genommen wird. Alles beginnt für das Kind mit der konkreten physischen Realität seines ersten Lebensjahres. Das nächste Stadium ist die Ausformung seiner eigenen Individualität mithilfe von Emotionen, Bewertungen und Auswahl, und abschließend erarbeitet es sich durch den Kontakt mit dem abstrakten Denken und der Logik die Fähigkeiten der Flexibilität und Kreativität. Seine Welt expandiert aufgrund seiner sich permanent ausweitenden körperlichen, emotionalen und geistigen Fähigkeiten. Eine gesunde Entwicklung erschafft eine Objektivität, welche die zuvor verarbeiteten Informationen in den richtigen Zusammenhang stellt. Am Endpunkt der kindlichen Entwicklung ist der Mensch dazu bereit, den Aufbruch zur Erforschung der subtilen Gefilde der kreativen Seele zu wagen. Er hat sich vom Konkreten zum Abstrakten entwickelt, von der abhängigen Hilflosigkeit hin zur Bewusstheit für das Selbst und der persönlichen Identität.

Die ideale Situation für ein Kind ist eine Umgebung, in der sich die normalen Stadien der geistigen und physischen Entwicklung auf ihre eigene Art entfalten können. Für jedes dieser Stadien gibt es dabei einen eigenen richtigen Zeitpunkt. Am besten ist es, in die Welt des Kindes hineinzugehen und sein Leben aus dessen Blickwinkel zu betrachten, seine Regeln und Logik zu verstehen. Den Eltern wird es dadurch möglich, ihren Kindern die Balance einer natürlichen Entfaltung und angemessener Stimulation zu ermöglichen, ergänzt um behutsame Anleitung, Führung und auch Einschränkungen. Dem Homöopathen vermitteln das Verständnis und die Wahrnehmung des Kindes eine präzisere Perspektive auf die Art, in der das Kind sein Leben erlebt. Auch die Einschätzung, welche Schritte wann erfolgen sollten, gewinnt an Genauigkeit. Mithilfe dieser Erkenntnisse wird auch die Bestimmung einer Störung dieser natürlichen Prozesse und des dazugehörigen Entwicklungsstadiums leichter erkennbar, wodurch die Verschreibung eines passenden Arzneimittels erleichtert wird.

Literatur

[1] **Hahnemann S.** Organon der rationellen Heilkunde. Dresden: Arnold; 1810

[2] **Adler M.** Mortimer Adler Quotes; Think Exist Website. Online erhältlich unter: http://tinyurl.com/ylobkfu (Zugriff: 16. Dezember 2009)

[3] **Maslow A.** Brainy Quotes. Online erhältlich unter: http://tinyurl.com/dp68w (Zugriff: 16. Dezember 2009)

[4] **Franklin B.** Wikiquote. Online erhältlich unter: http://tinyurl.com/c6vel (Zugriff: 16. Dezember 2009)

[5] **Zandvoort R v.** The Complete Repertory 2005 (in Computerprogramm Referenceworks). San Rafael, CA: Kent Homeopathic Associates

[6] **Ballantyne JW.** An Introduction to the Diseases of Infancy. Edinburgh: Oliver and Boyd; 1891

[7] **Phelps WL.** Creative Quotations from WL Phelps. Online erhältlich unter: http://tinyurl.com/yebq74r (Zugriff: 16. Dezember 2009)

[8] **Descartes R.** Discours de la méthode pour bien conduire sa raison, et chercher la vérité dans les sciences (Teil IV). Leiden; 1637

[9] **Leboyer F.** Pour une naissance sans violence. Paris: Editions du Seuil; 1974 (deutsche Ausgabe: Leboyer F. Geburt ohne Gewalt. 13. Aufl. München: Kösel; 2009)

[10] **Santayana G.** Dialogues in Limbo. London: Constable and Co.; 1925 und New York: Scribner's; 1926. Quotations by George Santayana. Online erhältlich unter: http://tinyurl.com/fgftt (Zugriff: 16. Dezember 2009)

5 Methoden und Techniken

Einige der grundlegenden Prinzipien und Gedanken zur Quellen-basierten Verschreibung sind bereits in Kapitel 3 vorgestellt worden. In Kapitel 4 wurden Details zu den Phasen der kindlichen Entwicklung und den Stadien des Wachstums vermittelt. Ausgehend von diesem Wissensfundament wird sich das vorliegende Kapitel eingehend mit den Methoden der Wahrnehmung, Gewinnung und Analyse der vom Patienten gelieferten Informationen beschäftigen.

Die Quelle ist immer das Simillimum, es ist der erste Endpunkt der Reise, die man mit dem Patienten unternimmt. Mithilfe der Quellen-basierten Verschreibung erkundet der Homöopath den Kosmos der Quellenenergie, die dem Patienten innewohnt. Um dies zu erreichen, steht nicht nur eine Methode zur Verfügung, sondern es sind Prinzipien, aus denen heraus jeder Homöopath seinen eigenen Stil entwickelt. Im Folgenden finden Sie einige Hinweise und Empfehlungen, die Ihnen helfen sollen, in Bezug auf die Behandlung von Kindern mehr über diese Methode zu lernen. Darüber hinaus können sie als Anregung und Basis der Entwicklung ihres persönlichen Stils der Anwendung dienen.

5.1 Die Kind-zentrierte Sichtweise

Die Erfolg versprechende Anwendung der Quellen-basierten Verschreibung beruht selbstverständlich auf einer ausgefeilten und akkuraten Fallaufnahme. Der einzige Weg, dies zu erreichen, führt über die Betrachtung der Welt aus dem Blickwinkel des Patienten heraus – hier also aus der Perspektive des Kindes. Während des gesamten Anamnesegesprächs, der weiteren Behandlung des Falles und aller dazwischen liegenden Zeiten müssen Sie sich in die Welt des Kindes begeben – und dabei ihre eigene Welt mit all ihren Gedanken, Analysen, Interpretationen und Wahrnehmungen komplett hinter sich lassen. Damit werden Sie zum „vorurteilsfreien Beobachter“, den Hahnemann forderte. Sie unternehmen eine Reise an einen Ort, an dem Sie niemals zuvor gewesen sind: Der Patient, in diesem Fall das Kind, ist dabei ihr Gastgeber und Reiseführer. Für diese Reise benötigen wir die Fähigkeit wahrzunehmen, was das Kind aus seiner Perpektive heraus erlebt, unter Verwendung seiner eigenen Sprache und seiner Wahl der Ausdrucksform. Indem wir die Welt durch seine Augen betrachten, nähern wir uns der Wahrnehmung seiner Lebenswirklichkeit. Es ist diese persönliche Erfahrung, in der wir den spezifischen Charakteristika der Quelle begegnen werden, die den ursprünglich gesunden Zustand verändert haben. Nehmen Sie alles als die Realität dieser Welt auf – staunen Sie darüber und akzeptieren Sie diese Wirklichkeit. Akzeptieren Sie es und seien Sie in dieser Welt.

Es reicht aber nicht aus, diese Welt lediglich zu betreten, seine Fragen zu stellen und Beobachtungen zu machen. Wir müssen noch einen Schritt weiter gehen, indem wir unsere „erwachsenen" Gedanken, Konzepte, analytischen Fähigkeiten und Erfahrungen außen vor lassen und ohne Einschränkung die Realität des Kindes als die einzig existierende akzeptieren. Dieses Konzept und die dafür notwendigen Schritte leiten sich aus den Unterschieden zwischen dem kindlichen und dem erwachsenen Denken und der Art, Dinge zu erleben, ab. Es ist überflüssig zu erwähnen, dass der Homöopath die Quelle der Energie eines Falles umso präziser erkennen kann, je besser er den gedanklichen Wegen seines kindlichen Patienten zu folgen vermag. Denken Sie bei jedem Fallbeispiel an diesen Zusammenhang. Sie werden anhand dieser Beispiele erkennen können, wie der Homöopath dem Kind erlaubt, die Richtung vorzugeben, die das Gespräch nehmen sollte; die dazu verfügbaren Mittel des Kindes sind seine Bewegungen, Handlungen, sein Gesichtsausdruck sowie seine Interaktionen mit anderen Anwesenden – und nicht zuletzt seine Symptome.

Die Welt mit den Augen des Patienten zu betrachten ist nicht auf die Behandlung von Kindern beschränkt; es ist auch der Schlüssel für die Quellen-basierte Verschreibung für Erwachsene. Die Fähigkeit, in der Behandlung Erwachsener diese Perspektive einzunehmen, wird dann auch der Therapie von Kindern zugute kommen, und umgekehrt wird diese in der Behandlung von Kindern erworbene Fertigkeit der homöopathischen Therapie Erwachsener neue Spielräume eröffnen. Dieser so wichtige Punkt wird in Kapitel 6 noch eingehender diskutiert werden.

5.2 Therapeutisches Einfühlungsvermögen: Dem Patienten folgen

Homöopathen werden darin ausgebildet, zur Lösung ihrer Fälle Zugriff zu nehmen auf ihre Intelligenz, ihr analytisches Denken, ihr Gedächtnis und ihre Erfahrung. Das letzte aber, was man tun sollte, ist, aus dem Gehörten einfach nur logische Schlussfolgerungen zu ziehen. So verlockend und automatisch geschehend dies auch sein mag, so sehr ist es auch zu vermeiden. Das würde nämlich bedeuten, dass man die Welt des Patienten in seine eigene, die des Therapeuten, hineinzieht – sie also nach den eigenen Kriterien bewertet. Denken Sie daran, dass Sie Ihre Welt hinter sich gelassen haben und nun die Welt des Patienten wahrnehmen. Er ist der Experte, nur er weiß, was die Realität ist und nur er lebt die Energie der in ihm aktiven Quelle. Es ist unerheblich, ob seine inneren Empfindungen Ihnen sinnvoll erscheinen oder nicht. Um zum Erfolg zu kommen, müssen Sie seine Weltsicht annehmen und sie als für ihn real akzeptieren. Vertrauen Sie sich seiner Führung an. Gehen Sie, wohin er Sie führt.

Verglichen mit den traditionellen Methoden erscheint diese „Sich-dem-Fluss-anvertrauen"-Methode der Fallaufnahme viel zu unstrukturiert und unfokussiert, um jemals eine ausreichende Menge an belastbarer Information zu generieren. Der erste Kontakt mit diesen Ideen erzeugt bei vielen Homöopathen die Befürchtung, sie würden am Ende in einem Morast aus irrelevanten, zusammenhanglosen Details verloren gehen. Das kann tatsächlich auch geschehen, aber nur, wenn der Homöopath dem Prozess nicht ausreichend Aufmerksamkeit widmet und nicht versteht, was wirklich passiert. Man muss sich der Führung durch den Patienten anvertrauen – gleichermaßen bedeutend ist es aber, allem, was geschieht, große Aufmerksamkeit zu schenken. Verbunden ist beides mit dem Vertrauen, dass man weiß, wo die Reise letzten Endes hinführt, nämlich zur Quelle.

Ich erinnere mich an ein solches Erlebnis anlässlich einer Reise durch Indien. Während meines Aufenthaltes in Mumbai wurde ich auf einen Ort aufmerksam gemacht, der eine Besichtigung lohnt. Es ist der Banganga, ein sehr großes, von einem natürlichen Zufluss versorgtes Wasserreservoir und zugleich ein Tempel; er wurde im Jahre 1127 errichtet und ist eine der ältesten noch erhaltenen Strukturen von Mumbai. Ich nahm ein Taxi, um an diesen einzigartigen Ort zu kommen. Tiefer und tiefer drang das Taxi in die dicht bevölkerten Ausläufer der Stadt ein, bis die Straßen schließlich so eng und kurvenreich waren, dass unser Wagen kaum noch unbeschadet vorwärts kam. Die Häuser am Straßenrand wurden zusehends kleiner und einfacher. Meine Verwunderung darüber, wohin der Fahrer mich hier führte, nahm mit jeder Biegung, die wir passierten, zu. Ich war davon überzeugt, dass ein solch bedeutendes, bekanntes und großes Kulturerbe keinesfalls an einem derart überbevölkerten Ort wie diesem zu finden sei. Hier waren kaum noch Anzeichen einer Form städtischen Lebens zu erkennen. Die Umgebung passte ganz einfach nicht zu dem, was ich erwartet hatte. Ich hatte mich darauf verlassen, dass der Fahrer schon wisse, wie er an diese Stätte komme. Wohin fuhr ich? Genau in dem Moment, in dem ich mich völlig und unwiderruflich verloren fühlte, gelangte das Taxi an eine Stelle, an der eine Weiterfahrt nicht mehr möglich war und der Fahrer forderte mich auf, auszusteigen und zu Fuß zu gehen. Wo, in aller Welt, war ich nur gelandet? Ich ging los und befand mich plötzlich, nach nur wenigen Metern, auf der Spitze des Banganga, dessen wundervolle große Wasserfläche sich vor mir ausbreitete. Er schien aus dem Nichts gekommen zu sein – ganz sicher jedenfalls an einem Ort, wo ich ihn als allerletztes vermutet hätte.

Wie viele Male vorher und nach diesem Erlebnis habe ich genau das Gleiche erlebt, wenn ich eine Fallaufnahme mithilfe dieser Methoden durchführte? Es liegt in der Natur der Sache, dass der Homöopath, wenn er sich der Führung durch den Patienten hingibt, sich verloren und desorientiert fühlt, dass er verwirrt ist und seine gewohnten Meilensteine vermisst. Diese Empfindungen verstärken sich, wenn er versucht, dem Gehörten einen Sinn zu geben oder die Erlebniswelt des Patienten gegen eine „Normalität" abzugleichen. Folgt er aber dieser interessanten Reise als ein vorurteilsfreier Beobachter und denkt dabei nicht an Symptome, Arzneimittel oder Verschreibungsoptionen, wird er in der Lage sein, die Quellenenergie des Patienten mit Neugier und Verwunderung zu erforschen. Und dann wird sich plötzlich, wenn man es am wenigsten erwartet, alles zusammenfügen und die Quelle tritt in Erscheinung.

5.3 Vertrauen in den Prozess

Aber wie ist es möglich, dass man den Patienten einfach in seinen Schilderungen mäandern lässt, ihn über alles reden lässt, was ihm gerade durch den Kopf geht und dennoch schlussendlich zu seiner Quelle gelangt? Die simple, alles umfassende Antwort ist: Sie müssen Vertrauen in den Prozess haben. Sie sind sich ja darüber im Klaren, dass sich der Patient in einem bestimmten Zustand befindet und dass die Energie der Quelle der Ursprung all dessen ist, was er momentan zeigt, insbesondere all der eigentümlichen Symptome. Darüber hinaus wissen Sie, dass der Patient gar nicht anders kann als die exakte Konstellation der Symptome seiner Quelle zu präsentieren – die dadurch ihre Identität enthüllt. Wenn Sie sich dessen vollständig bewusst sind, dann wissen Sie damit, dass es unausweichlich ist, dass der Patient das benötigte Arzneimittel verkörpert. Anstatt also an den Fall heranzugehen, indem man das Arzneimittel „finden" muss, kann man sich in der Erkenntnis entspannen, dass das Arzneimittel sich selbst zeigen wird.

Bei aller Freude über die Reise in die innere Welt des Patienten muss man gleichzeitig wachsam in Bezug auf das Ziel dieser Reise bleiben. Vergessen Sie niemals, wo Sie hin wollen; der Patient zeigt Ihnen nur den Weg dorthin. Der sicherste Weg, auf dem zur Quelle führenden Pfad zu bleiben, führt über die Aufmerksamkeit für die eigentümlichen Symptome. Präsentiert ein Patient eines dieser Zeichen, so müssen Sie diesem Symptom folgen. Es ist kein zu großer Eingriff in den Gesprächsverlauf, wenn man ihn bittet, näher auf ein bestimmtes Symptom oder eine gerade gemachte Äußerung einzugehen. Das sind die Wegweiser, die anzeigen, dass wir uns auf dem richtigen Weg befinden. Sie können als Homöopath, um den Weg weiter zu verfolgen, den Patienten sanft ermutigen und auch leicht anstupsen, indem sie ihn eingehender zu den auffallenden Dingen befragen.

Häufig scheinen Patienten über ganz verschiedene, unzusammenhängende Themen zu reden oder irrelevante Details einzubringen. Aus Sicht des Homöopathen mögen solche Informationen belanglos sein oder in keinem Zusammenhang zu den Hauptsymptomen oder sichtbaren Themen stehen. Aber seien Sie versichert, dass es diese Verbindungen gibt, auch wenn Sie sie nicht wahrnehmen können. Alle Aspekte aller Einzelelemente des Lebens eines Patienten, seine Erfahrungen, Symptome und Ereignisse sind miteinander verknüpft. Es ist wesentlich ergiebiger, sich einem Fall in dem Wissen zu nähern, dass alles miteinander verbunden ist und man deshalb dem Patienten so lange die Freiheit gibt, alles in seinem Leben zu schildern und zu beschreiben, bis er die Verbindungen für uns sichtbar macht.

Wie bereits erwähnt, sollte man vermeiden, die Aussagen des Patienten auf der Basis des eigenen Wissens und der Erfahrungen zu analysieren. Geschieht dies dennoch, so wird dadurch – im Geist des Homöopathen – das Erleben des Patienten so weit verkürzt und verändert, bis es einer Erfahrung ähnelt, die der Behandler selbst kennt und die ihm daher vertraut ist. Die analytischen Filter des Geistes sortieren dabei alles aus, was nicht zu seinen Konstrukten passt. Und dann haben Sie keinen Zugriff mehr auf die eigene Erfahrung des Patienten: Sie ist zu Ihrer Version geworden; Sie denken, er habe es so geäußert, gefiltert durch das, was Ihnen möglich und realistisch erscheint.

5.4 „Was?“ versus „Warum?“

Es ist unser analytischer Verstand, der auf die Frage nach dem „Warum“ reagiert; er ist am besten dazu geeignet, zu erklären, zu theoretisieren, zu spekulieren sowie Diskurse und Debatten zu führen. Im Allgemeinen führt weder die Spekulation des Homöopathen noch die des Patienten zur Frage, warum er so ist, wie er ist, sehr weit. Hahnemann hat ganz klar auf die Vergeblichkeit der Frage nach dem „Warum“ einer beliebigen medizinischen Konstellation hingewiesen. Er rät, keine „… Systeme aus großartigen Ideen und Hypothesen zur inneren Natur der Lebensvorgänge und den Ursachen von Krankheiten zu weben…“ oder „… endlos zu versuchen, Krankheitsphänomene und deren nahe liegenden Ursachen zu erklären…“ Um einen Patienten verstehen zu können, muss der Homöopath wissen wollen, was dieser erlebt. Die Frage, die wir stellen müssen, lautet: „Wie fühlt sich das an, was Sie erleben?“ Diese Frage nach dem „Was?“ zu beantworten erfordert eine Beschreibung, keine Erklärung. Eine Beschreibung liefert die unwiderlegbare Wahrheit der Realität, die er lebt. Die Quelle enthüllt sich durch die Frage, was der Mensch erlebt und nicht dadurch, warum etwas geschehen ist.

Ein Aspekt der Fallaufnahme, in dem sich der Umgang mit Erwachsenen und Kindern unterscheidet, betrifft den aktiven Geist. In den früheren Kapiteln wurde schon erläutert, dass Kinder über wesentlich weniger analytische Fähigkeiten verfügen als Erwachsene. Ihre dazu notwendige Ausrüstung ist einfach noch nicht vollständig funktionabel. Der Prozess der Reifung beinhaltet die Entwicklung des analytischen Verstandes, der zunehmend in den Vordergrund tritt. Für die Zwecke und Aufgabe des Homöopathen stellt dies einen großen Vorteil des Kindes gegenüber einem Erwachsenen dar. Es entfällt nämlich damit die Notwendigkeit, viel Zeit und Energie darauf verwenden zu müssen, den Patienten dazu zu bringen, den Verstand und die Früchte seiner analytischen Fähigkeiten zunächst einmal beiseite zu lassen. Das tägliche Leben der Kinder beschäftigt sich mit dem, was sie erleben, und nicht damit, warum sie es erleben.

5.5 Die Kommunikation der Bewegungen

Wie bereits in Kapitel 4 ausführlich vorgestellt, lernen, kommunizieren und interagieren Kinder in einer mehr taktilen und sensorischen Art, als Erwachsene dies tun. Deshalb ist es auch viel wahrscheinlicher, dass sie bestimmte, eigentümliche Bewegungen ausführen, die auf ihren Zustand hinweisen. Für gewöhnlich unterdrückt ein Kind seine Bewegungsimpulse nicht. Beantwortet man das, was man in dieser Hinsicht beim Kind beobachten kann, dann ist dies wie eine Unterhaltung, die man führt. Das Kind bewegt sich und liefert damit seinen Beitrag zur Konversation, und der Homöopath antwortet darauf. Die Erkenntnis, dass Bewegung für ein Kind Kommunikation bedeutet, hilft dabei, das kindliche Verhalten in einem völlig anderen Licht zu sehen. Das Kind bewegt sich nicht mehr oder weniger zufällig, auch erscheint es nicht zufällig unruhig oder zappelig. Jede seiner Bewegungen ist eine Äußerung, eine Äußerung seiner Quelle.

Beobachten Sie die Konversation der Bewegungen zwischen einer Mutter und ihrem Kind oder zwischen Ihnen und dem Kind. Nehmen Sie wahr, was an einer Bewegung auffallend oder außergewöhnlich erscheint. In Dr. Anands Fallschilderung des an Zöliakie leidenden Kindes werden Sie nachlesen können, wie sehr es das Klettern liebt (► **s. S. 105 ff.**). Auffällig war, dass es überhaupt keine Höhenangst hatte. Ein weiteres auffallendes Symptom war seine Bewegung in Kreisen. Beide Symptome waren bedeutsam für die Wahl des Arzneimittels.

Um eine Unterhaltung mit einem präverbalen Kind zu führen, beobachten Sie es und befragen es zu dem, was Sie sehen. Sie werden erstaunt sein zu erkennen, dass das Kind häufig mit verstärkten oder anderen Bewegungen auf Ihre Fragen antwortet. Weil es des Sprechens noch nicht mächtig ist, kommuniziert es über Bewegung.

5.6 Die Hauptbeschwerde

Wo wäre ein Homöopath, gäbe es nicht einige Symptome zu erkunden? Sie sind das Bindeglied zwischen dem Zustand des Patienten und der Substanz, die ihn von seinem Leiden befreit. Kurz: Sie sind alles, was uns zur Verfügung steht, um das Arzneimittel des Patienten zu bestimmen. Der Blick der Homöopathie auf Symptome unterscheidet sich fundamental von dem anderer Bereiche der Medizin. Aus unserer Sicht unterscheiden wir weit mehr verschiedene Arten von Gefühlen, Empfindungen, Schwierigkeiten und Gedanken, als selbst der Patient sie wahrnimmt. Die Homöopathie arbeitet mit einem feineren Raster, durch das sämtliche Erfahrungen des Patienten mit sich selbst und seinem Leben gezogen werden, um die wertvollen einzelnen Bruchstücke von Informationen zu gewinnen. Darüber hinaus kann aber, trotz aller Zuwendung und Aufmerksamkeit gegenüber den Details, noch eine weit größere Menge an Informationen erlangt werden, wenn die metaphorische, symbolische und holografische Natur der Aspekte eines Menschen, unter Einbeziehung ihrer Symptome, betrachtet und gewürdigt wird. Aus dieser Perspektive heraus kann man eine enorme Anzahl wertvoller Symptome nutzen, die unbemerkt bleiben würden, wenn der Homöopath den üblichen Weg durch die Lebensgeschichte nimmt und dadurch lediglich die offensichtlichen, vertrauten, aber auch sehr begrenzten Informationen gewinnt.

Weil alle Symptome, Handlungen, Gedanken und Charakteristika eines Menschen dessen innerem Zustand entspringen, wird die Untersuchung irgendeines dieser Zeichen den Homöopathen auch zu diesem inneren Zustand führen, und damit zur Quelle. Die Fallaufnahme kann man an jedem beliebigen Punkt beginnen – und weiß, dass man am Ende immer ans Ziel gelangen wird. Wenn man von Rom nach London reisen möchte, kann man Europa mit dem Auto durchqueren, man kann auch mit dem Schiff durch das Mittelmeer und den Atlantik fahren, man kann zu Fuß gehen oder man kann auch nach Osten fliegen und dabei den Mittleren Osten, China, den Pazifischen Ozean, Nordamerika und den Atlantik überqueren. Auf jedem dieser Wege gelangt man irgendwann nach London. Die meisten Menschen vermeiden eine zwar entspannte, aber ausufernde Reiseroute, indem sie den effizientesten Weg wählen. Und genauso verhält es sich mit der Fallaufnahme.

Welches ist denn der wahrscheinlich effizienteste Weg zur Quelle? Dem Patienten zu folgen, dient diesem Ziel auf sehr gute Art. Um dies zu erreichen, gilt es, den Moment zu erkennen, in dem der Patient eine seiner Türen für den Homöopathen öffnet. Eine offensichtliche Eingangspforte wird während des Gesprächs auf jeden Fall sichtbar: seine Hauptbeschwerde. Definitionsgemäß ist die Hauptbeschwerde das Symptom, unter dem ein Patient am stärksten leidet. Die Hauptbeschwerde zeigt sich an einem Ort, an den der Körper seine intensivste Energie fokussiert – wodurch diese Stelle zum ergiebigsten Informationslieferanten wird. Im Rahmen der Hauptbeschwerde findet sich häufig eine ausreichende Anzahl eigentümlicher und unterscheidender Symptome für die Wahl einer guten Arznei. Ein Erwachsener wird von sich aus über die ihn am stärksten belastenden Symptome berichten. Bei einem kleinen Kind wird oft das als die Hauptbeschwerde wahrgenommen, was die Mutter als das belastendste Symptom ihres Kindes empfindet. Wie auch immer der Fall liegen mag, ist dies immer ein guter Ausgangspunkt für die Fallaufnahme. Entspringen die mütterlichen Sorgen jedoch ihrem eigenen Zustand und nicht dem des Kindes, spielt dieses Symptom keine übergeordnete Rolle. Die wahre Verfassung des Kindes wird sich dem vorurteilsfreien, aufmerksamen Beobachter immer erschließen.

Die Hauptbeschwerde ist nicht der einzige Ort, an dem sich nützliche Informationen finden lassen. Alle Symptome, wo sie auch immer auftauchen mögen, entstammen dem inneren Zustand des Patienten und können von daher hilfreich sein. Wenn der Patient einem Stress ausgesetzt ist, erhöht sich die Aktivität der inneren Welt, wodurch zusätzliche Symptome entstehen, die nicht sichtbar sind, wenn das Leben ruhig und friedvoll verläuft. Deswegen werden in einer Stressphase häufig Zeichen sichtbar, die ansonsten kompensiert oder nicht vorhanden sind. Für ein Kind sind solche Phasen z.B. die Zahnung, das Abstillen, die Rückkehr der Mutter an ihren Arbeitsplatz, der Eintritt in die Schule, die Ganztagsbetreuung oder die Geburt eines weiteren Kindes in der Familie. Sehr häufig ist es hilfreich, danach zu fragen, was während dieser Phasen in der Vergangenheit geschah.

5.7
Im Eigentümlichen bleiben

Der Kern der Homöopathie ist das Konzept der Betrachtung eines jeden Menschen als eines vollständigen, individuellen, einzigartigen Wesens mit eigenen Gedanken, einer Physiologie, Reaktionen, Ideen und einer Persönlichkeit, die es von anderen unterscheidet. Die Individualität ist für die Verschreibung immer schon von zentraler Bedeutung gewesen, und dies wird hier und jetzt noch stärker in den Vordergrund gestellt. Anstatt auf häufige, generalisierte Charakteristika zu fokussieren, um Kinder dadurch einem der mehreren bekannten Typen zuzuordnen, werden ihre unterscheidenden, individuellen Merkmale betont und für den Zweck der Verschreibung verwendet.

Das Ziel besteht darin, die Quelle wahrnehmen zu können und der Ausgangspunkt dafür kann die Hauptbeschwerde sein. Unabhängig davon, welchen Einstieg man gewählt hat, besteht das eigentliche Ziel in der Identifizierung irgendeines eigentümlichen Symptoms. Was zutreffend als eigentümlich wahrgenommen wird, zeichnet den Pfad zur tieferen Bewusstheit für die sich selbst präsentierende Quelle vor. Mit überaus scharfer Wahrnehmung auf diesem Weg zu bleiben und dabei nicht auf einen der zahlreich vorhandenen, aus der Überfülle an Informationen entstehenden Seitenwege abzuschweifen, ist unabdingbar für den Erfolg des gesamten Prozesses. Das Ziel bleibt immer, das Simillimum zu finden – die Quelle. Dies kann man durch die vorurteilsfreie Fokussierung auf diejenigen Aspekte des Patienten erreichen, die der Ausdruck der Quellenenergie sind und die Aufmerksamkeit des Behandlers erregen: die eigentümlichen, ungewöhnlichen und seltsamen Symptome. Wenn ein Tourist das Glockenspiel des Münchner Rathauses besichtigen möchte und plötzlich feststellt, dass er nur von französischen Verkehrsschildern umgeben ist, dann besteht die hohe Wahrscheinlichkeit, dass er von seinem Weg abgekommen ist. Er muss dann den Weg so lange zurückgehen, bis er wieder deutsche Schilder sieht. Genauso verhält es sich mit der Homöopathie: Von all den Informationen, die wir erlangen können, bleiben Sie nur bei den Zeichen, die eigentümlich und nicht zu erwarten sind. Ansonsten kann es passieren, dass Sie stundenlang in einer Umgebung umherirren, in der Sie keine Chance haben, an das Ziel zu gelangen.

Man bleibt auf dem zur Quelle führenden Pfad, indem man seine Aufmerksamkeit immer nur auf das Eigentümliche richtet. Die eigentümlichen Symptome verkörpern den inneren Zustand des Bewusstseins der Quelle, und dieser ist weit entfernt von der menschlichen Welt und deren Erfahrungen. Hier geht es vielmehr um das Unlogische, Unerwartete, Fantastische und Ungewöhnliche – es ist damit die Welt außerhalb dieser bekannten und vertrauten Welt, eine andere Umgebung.

Welchem Zeichen auch immer man begegnen mag, die Qualität des Eigentümlichen erlangt es erst dadurch, dass es sich im Kontext eines bestimmten menschlichen Wesens zeigt. Eine sich selbst ausdrückende Energie oder Form von Bewusstsein ist per se noch nicht eigentümlich. In ihrem natürlichen, angestammten Zustand wird diese Energie von einer spezifischen Substanz verkörpert, sie ist die Quelle dieser Substanz. Die Energie eines Gänseblümchens zum Beispiel, das in dieser Welt auch als Gänseblümchen existiert, ist innerhalb seiner Strukturen, d. h. als diese Blume, als normal zu betrachten. Unternimmt man jedoch den Versuch, als Mensch die Energie eines Gänseblümchens zu verkörpern, so wird dieser Versuch scheitern. Solche Versuche werden dann in Form von Symptomen wahrnehmbar, und zwar als eigentümliche und seltsame Symptome. Die Energie des Gänseblümchens muss dann diesem Menschen wieder genommen werden. Jede Energie, die sich innerhalb der ihr zukommenden Strukturen zeigt, ist also normal und nicht eigentümlich. Erst wenn sich eine solche Energie in einem Menschen zeigt, und damit außerhalb ihres gewohnten Ortes, entstehen eigentümliche Manifestationen.

5.8 Die Wahrnehmung des Lebens der Quelle

Ein Homöopath wendet sich einem Fall mit dem Wissen zu, dass der Patient, zumindest teilweise, die Lebensenergie irgendeiner Quelle lebt und ausdrückt, die in sein normales Energiefeld eingedrungen ist. Es ist die Aufgabe des Homöopathen, diese Energie zu identifizieren. Gelingt ihm dies, so wird sie „die Quelle" genannt und als Grundlage für die Verschreibung genutzt.

Während ein Patient nach den Diktaten eines wie auch immer gearteten, in ihm aktiven Energiefeldes lebt, ist er sich des Umstands nicht bewusst, dass es eine störende Energie gibt, die seine normalen Lebensvorgänge verändert. Obwohl er natürlich sein Unwohlsein wahrnimmt, Symptome oder eine Erkrankung als solche erkennen kann, ist er sich nur selten vollständig des Unterschieds zwischen seinem gewohnten Energiefeld und des derzeitig aktiven Feldes bewusst, das für seine aktuellen Beschwerden verantwortlich ist.

Ein Mensch drückt unwillkürlich das aus, was sein Energiezustand ihm aufträgt. Die eigentümlichen, der Quelle entstammenden Symptome vereinen sich und bilden das Muster eines anderen Energiefeldes. Entspringt die Quellenenergie einem Tier, wie zum Beispiel einem Säugetier, einer Spinne, Schlange oder einem Vogel, dann werden wir die entsprechenden Charakteristika beobachten können. Das Gleiche geschieht, wenn die Energie aus der Pflanzen- oder Mineralienwelt stammt. Der Patient lebt sein Leben in einem anderen Bewusstsein, sei dies eine Struktur, ein Organismus oder ein Geschöpf. Die Person, die Ihnen in der Praxis gegenübersitzt, sieht aus wie ein normales menschliches Wesen. Sie aber wissen, dass deren Leben aufgrund des Einflusses irgendeiner nicht menschlichen Energie beeinträchtigt wird.

In T.H. Whites Interpretation der Sage von König Arthur und Camelot, *Der König auf Camelot* [1], findet sich eine meisterhaft geschriebene Passage, in der die Erfahrung beschrieben wird, als ein anderes Wesen zu leben. Die Geschichte handelt davon, dass der künftige König Arthur als adoptiertes Kind einer Familie aufwuchs und weder seine wahren Eltern noch sein ihm zugedachtes Schicksal kannte. Sein Freund, der Magier Merlin, sorgt für eine umfassende und ungewöhnliche Ausbildung, von der er in den kommenden Jahren profitieren wird. Arthurs Schulzeit ist eine weit freudvollere und spannendere Zeit, als dies sonst üblich ist – ein Umstand, den man häufiger antrifft, wenn Zauberer mit im Spiel sind. Um Vögel verstehen zu können, verwandelt Merlin ihn in einen Vogel; um etwas über Fische zu erfahren, muss er eine Zeit lang als Fisch leben. Merlin versetzt Arthur in den Seinszustand dieser Geschöpfe, um dadurch deren Existenz bis ins letzte Detail erfahren zu können. Von allem, was ich in Romanen bislang gefunden habe, kommt diese Schilderung der Beschreibung einer Prüfung am nächsten. Die Lektüre dieser Kapitel von *Der König auf Camelot* verschafft einen Einblick in die Perspektive einer Quelle, die sich des Energiefeldes eines Menschen bemächtigt hat und diesen handeln lässt, als sei er die Substanz dieser Quelle. Arthur ist immer noch er selbst, gleichzeitig aber auch Vogel oder Fisch und fühlt sich deshalb versucht, deren Leben zu führen. Um wie viel plastischer werden die Wahrnehmung und das Verständnis für eine Quelle oder Substanz, wenn ein Mensch deren Leben auf der Basis ihres Energielevels am eigenen Leibe erfahren kann. Genau dies ist die Grundlage unserer Arzneimittelprüfungen, und auch die Grundlage der Quellen-basierten Verschreibung.

Der Patient erlebt das Gleiche: Er lebt das Leben irgendeiner anderen Substanz, während er zugleich in der Welt der Menschen ist und alles unternimmt, um seine Existenz als ein menschliches Wesen aufrechtzuerhalten. Teilweise lebt er das Leben eines Vogels oder Fisches oder irgendeines anderen der Millionen an Geschöpfen, Pflanzen, Substanzen oder sonstigen Energieformen dieser Welt, ebenso wie Arthur dies während der kurzen Zeit tat, in der der Zauber wirkte. Das Gegenteil geschieht durch die Magie der Homöopathie: Anstatt es der fremden Energie zu gestatten, ihre Wirkung auszuüben, befreit die Homöopathie den Menschen von dieser Erfahrung.

Jedes Mal, wenn wir als Homöopathen einem Patienten gegenübersitzen, befinden wir uns gleichzeitig in der Gegenwart der Energie eines anderen Stoffes, der sich der menschlichen Gestalt bedient. Wie faszinierend dies ist! Bei der Arbeit in meiner Praxis frage ich mich häufig: Was werde ich heute wohl erleben? Führt der Patient sein Leben im Schatten eines Tieres, einer Pflanzenenergie oder einer mineralischen Struktur? Werde ich lernen, wie es sich anfühlt, das Leben einer Papaya, einer Artischocke, einer springenden Spinne, einer Eidechse, des Phosphors, eines Rosenbuschs, eines Ochsen oder einer Eisenverbindung zu leben? Welche der Millionen und Abermillionen der auf der Erde vorkommenden Stoffe, von denen jeder einzelne seine eigene Ausdrucksform von Energie hat, werde ich heute wohl kennen lernen? Dieser Gedanke erinnert mich an eine frühere Werbung von Microsoft mit dem Ausspruch: „Where do you want to go today?“ Mein Gedanke, während ich mit den Patienten zusammen bin, lautet: „Wo werde ich heute hingehen? Welcher einzelnen aus der atemberaubenden Vielfalt, aus den komplexen und innovativen Überlebensstrategien oder Aspekten des Ehrfurcht gebietenden Erfindungsreichtums des Universums werde ich das Privileg haben, heute zu begegnen? Der Patient hat die Antwort darauf – sie ist sein Leben.

5.9 Ungeteilte Aufmerksamkeit für den Patienten

Sie kennen Ihr Ziel und Sie wissen auch, wie Sie durch die Verwendung der eigentümlichen Symptome als Wegweiser auf dem Pfad zu diesem Ziel bleiben können. Welches ist Ihr erster Schritt? Wie erreichen Sie es, sich dem kindlichen Patienten so zu nähern, dass er oder sie sich sicher genug fühlt, Ihnen zu erlauben, den Weg in Richtung der Quelle gemeinsam zu beschreiten? In dieser Hinsicht unterscheiden sich die Quellen-basierten Methoden nicht von anderen homöopathischen Ansätzen.

Je nachdem, wie die Natur des Kindes beschaffen ist, wird es ein bestimmtes Maß an Schüchternheit, Erwartungsangst, Erregung, Offenheit, Furcht, Reizbarkeit, Verschlossenheit, Unbekümmertheit oder Freundlichkeit zeigen – und der notwendige Prozess der Akklimatisation an den Behandler und die Umgebung wird bereits wertvolle Informationen liefern. Unabhängig davon, wie der Beginn des Gespräches erfolgt, ist es Ihre Aufgabe, eine von Vertrauen und Sicherheit geprägte Verbindung zum Patienten herzustellen. Meine Empfehlung ist, bis zum Alter von drei bis vier Jahren die Eltern in das gesamte Anamnesegespräch einzubinden. Verfügt das Kind bereits über sprachliche Ausdrucksfähigkeit, halte ich es für gut, ohne die Einbeziehung der Eltern mit dem kleinen Patienten zu reden. Weil Kinder dieser Altersstufe häufig schon im Kindergarten oder in einer Ganztagsbetreuung sind, ist die Abwesenheit der Eltern für sie ein vertrautes Gefühl. In meiner Praxis besteht die Wand zwischen dem Behandlungsraum und der Rezeption und dem Wartebereich aus Glas. Da sie damit die Qualität eines riesigen Fensters hat, ist es den Eltern möglich, ihr Kind während der gesamten Zeit zu beobachten. Das Gleiche gilt für das Kind; es weiß, dass es seine Eltern zu jeder Zeit sehen kann.

Für diese direkte, exklusive Interaktion mit dem Kind gibt es auch einen praktischen Grund. Unser Ziel ist es, eine sichere, neutrale Umgebung zu erschaffen, die es dem Patienten erlaubt, in die Welt seiner Quellenenergie einzutauchen – eine Welt von irrationalen, seltsamen, bizarren, fremden Empfindungen, Gedanken und Gefühlen. Diese Interaktion kann sich sehr von der typischen

Art unterscheiden, in der die Eltern mit ihrem Kind umgehen. Klagt ein Kind beispielsweise über ein Monster unter seinem Bett, versuchen die Eltern für gewöhnlich, es von diesen Gedanken abzubringen, indem sie auf das Unlogische dieser Situation hinweisen. Eltern intervenieren mit den Mitteln der Logik oder versuchen eine Verhaltensänderung herbeizuführen, wenn ihr Kind einen unsichtbaren Freund hat, wenn es Angst hat, dass es von ihnen verlassen wird, wenn es seine Spielzeuge zerstören will oder seine innere, imaginäre Welt auf andere Art zum Ausdruck bringt. Und sie haben recht! Für die Zwecke der Homöopathie jedoch ist diese imaginäre Welt des Kindes von zentraler Bedeutung. Wir Homöopathen wollen alles darüber hören, in all ihrer fantastischen, unlogischen, seltsamen und eigentümlichen Pracht. Ein Elternteil, der einer Anamnese beiwohnt, kann gar nicht anders, als das zu tun, was er normalerweise auch tut – diese fantastischen Illusionen zu beeinflussen, zu korrigieren oder die Kinder davon abzubringen.

Eine Ausnahme davon ist die Zeit, in der Kinder spielen. Im Allgemeinen lassen Eltern ihre Kinder in großer Freiheit unbeeinflusst und ungehindert spielen. In seiner Spielzeit ist es dem Kind ausdrücklich erlaubt, alle seine imaginären Gedanken, Ängste, seine Kreativität und seine eigentümlichen Symptome auszudrücken. Wenn Kinder spielen, gehen sie an den Ort, an dem sich ihre Quelle befindet.

5.10 Wie das Konzept funktioniert

Wenn man ein Kind ermutigt, zu spielen, zu malen oder eine Geschichte zu erzählen, so erteilt man ihm damit die Erlaubnis, es selbst zu sein, zu seinem natürlichen Zustand zu finden. Als Homöopathen sind wir zutiefst daran interessiert, was ein Kind mitzuteilen hat, welche Bilder es in sich trägt, wie es die Welt betrachtet und wie es sie ohne jeden äußeren Versuch der Korrektur, Einschränkung oder Veränderung empfindet. Hören Sie dem Kind mit Geduld, hoher Aufmerksamkeit und wahrem Interesse zu. Nur sehr selten wird einem Menschen so aufmerksam, gründlich und mit solch offener Akzeptanz zugehört. Alleine schon dieser Umstand wirkt unglaublich ermutigend. Kinder, die dies spüren, werden es lieben, ihre Geschichte zu erzählen und ihre Welt mit dem Zuhörer zu teilen.

Nachdem ich nun einige der grundlegenden Gedanken und Methoden der Quellen-basierten Verschreibung vorgestellt habe, besteht der nächste Schritt darin, zu sehen, wie dies in der Praxis funktioniert. Schauen wir uns dazu den Fall eines neun Jahre alten Mädchens an, das wegen seiner Allergien und seines Asthmas in Behandlung kam.

Ich begann die Fallaufnahme damit, dass ich die Mutter das Problem aus ihrer Sicht beschreiben ließ. Ihre Informationen waren objektiv und konventionell, sie berichtete über die typischen Diagnosen und die bisherigen Versuche der Therapie. Wozu sie aber nicht in der Lage war, ist, uns irgendetwas über die inneren Gefühle und Erfahrungen ihrer Tochter zu berichten. Tatsächlich kam es ihr, wie den meisten anderen Eltern auch, überhaupt nicht in den Sinn, dass die imaginäre, innere Welt ihres Kindes irgendetwas mit deren derzeitigen gesundheitlichen Problemen zu tun haben könnte. Zu einem späteren Zeitpunkt wird deutlich werden, wie groß der Unterschied zwischen der logischen, erwachsenen Betrachtungsweise der Mutter und der Art ist, in der das Mädchen seine Beschwerden erlebt.

Fallbeispiel 4: Asthma

Bericht der Mutter

„Meine Tochter leidet seit einem Jahr unter einer verstopften Nase und war dreimal zu verschiedenen Zeitpunkten erkältet. Erst neulich war sie erkältet, dann besserte sich ihr Zustand, um sich gleich danach wieder zu verschlechtern. Das machte mir Angst. Die erste Erkältung nahm einen regulären Verlauf, ohne Fieber, aber begleitet von einem harten Husten und verstopfter Nase, wobei die Verstopfung sogar noch schlimmer war als gewohnt. Bei der zweiten Erkältung entwickelte sie Fieber. Ich versorgte sie mit natürlichen Dingen wie Kräutern und Ölen, um ihr nachts das Atmen zu erleichtern. Ich habe schon an eine Allergie als Ursache gedacht. Deshalb haben wir bereits einen Test durchgeführt, der aber keine deutlichen Hinweise auf bestimmte Allergien

▼

▼

erbrachte. Der Arzt meinte lediglich, dass sie möglicherweise eine leichte Allergie gegen Hunde habe. Wir haben zwei Hunde und zwei Katzen. Ich habe das Zimmer meiner Tochter von oben bis unten geputzt und lasse seither die Hunde nicht mehr in ihr Zimmer, aber sie wird trotzdem krank.
Der Arzt meinte auch, dass sie Asthma bekomme. Daraufhin haben wir sie zwei Wochen lang inhalieren lassen, aber auch das hat an ihrem Zustand nichts geändert. Die Verstopfung der Nase ist die gleiche wie immer. Dann haben wir den Arzt gewechselt und sämtliche Tests noch einmal machen lassen. Auch hier ergaben sich keine Hinweise auf Allergien. Das kann doch einfach nicht sein. Ich sehe, dass ihre Nase verstopft ist und sie permanent hustet. Ich weiß, dass da irgendetwas nicht stimmt. Wir haben bereits drei verschiedene Nasensprays, die von den Ärzten alle sieben Tage ausgetauscht wurden, ausprobiert. Wir haben ihre Nase mit Salzwasser gespült. Ich habe ihr laufend Heilkräuter gegeben. Und trotz alledem wurde sie während dieser Zeit zweimal krank. Beim letzten Mal entwickelte sie dabei 40,5 °C Fieber und der Arzt meinte, sie hätte eine leichte Lungenentzündung. Er verschrieb ihr Antibiotika, die sie fünf Tage lang nehmen sollte und daraufhin ging es ihr besser. Irgendetwas ist aber zurückgeblieben. Man hört sie immer husten und durch ihre verstopfte Nase atmen. Am Tag nach der Beendigung der Antibiotika-Einnahme hatte sie ihren ersten Schultag. Dort erlitt sie so etwas wie einen Nervenzusammenbruch, mit Kreischen und Schreien. Sie wollte nicht in der Schule sein. Sie ist unser einziges Kind und schon sehr reif für ihr Alter, aber sehr häufig unglücklich oder enttäuscht. Sie redet über alles, was sie beschäftigt und lässt uns daran teilhaben.
Die Schwangerschaft verlief problemlos, natürlich und normal. Ich war sehr glücklich. Ich führte zu dieser Zeit eine Filmproduktionsfirma und arbeitete während der gesamten Dauer der Schwangerschaft. Wir drehten einen Film im Ausland und die Dreharbeiten erstreckten sich über ein Jahr. Während der ersten drei Schwangerschaftsmonate litt ich sehr unter Übelkeit, vor allem am Morgen. Mir war beständig schwindlig und ich fühlte mich überhaupt nicht

▼

▼

gut. Meine Tochter kam zum ausgerechneten Termin zur Welt. Die Entbindung verlief perfekt. Während der ersten Zeit, als sie ein Baby war, war alles einfach nur wunderbar. Ich war so glücklich und sie war es auch. In ihren ersten drei Lebensjahren hatte sie einmal pro Jahr eine Erkältung mit leichtem Fieber, und das war alles. Sie wurde gegen die üblichen Krankheiten geimpft. Als sie vier Jahre alt war, erkrankte sie an Scharlach. Das war so schlimm, dieser fürchterlich raue Hals, der Hautausschlag und das hohe Fieber. Das ängstigte mich schon sehr. Von dort an hatte sie jedes Jahr mehrere Erkältungen. Im Alter von sieben Jahren infizierte sie sich mit Mononukleose; das Fieber stieg bis auf 40 °C, außerdem war ihr Rachen sehr rot und die Lymphknoten im Nacken waren stark angeschwollen.
Sie ist intelligent, sehr sogar. Sie spricht nicht sehr viel. Man muss ihr die Worte aus der Nase ziehen, insbesondere dann, wenn sie versucht, etwas zu analysieren. Sie redet viel, wenn sie glücklich und aufgeregt oder aber ärgerlich ist. Wenn die Dinge nicht so sind, wie sie es erwartet hat, dann wird sie ärgerlich. Sie hat einen starken Charakter und ist sehr bestimmt. Sie weiß genau, was sie will. Wenn sie etwas mag, dann mag sie es wirklich. Wenn sie etwas nicht mag, dann nicht. Sie ist eine sehr gute Schülerin und sehr gut organisiert.
Ihr liegt viel daran, gute Beziehungen zu ihren Freunden zu haben. Erst neulich war sie traurig, weil es Probleme mit einigen Freunden gab. Zwei ihrer besten Freundinnen zogen weg. Sie hatte gedacht, dass sie ihre Freundinnen gewesen seien und sie liebten, aber dann zogen sie einfach weg. Das machte ihr sehr zu schaffen. Sie ist sehr künstlerisch veranlagt und schreibt gerne Geschichten."
Jetzt ist die Zeit gekommen, die Patientin selbst sprechen zu lassen. Das Mädchen ist ausgeglichen, freundlich und fühlt sich im Behandlungsraum wohl. Entgegen der Warnung ihrer Mutter, dass sie nicht gerne viel rede, war sie offen, kommunikativ und wortgewandt.
Bei Kindern, die älter sind als sechs Jahre, beginne ich für gewöhnlich mit der Frage, ob sie wüssten, warum sie zu mir gekommen seien. Diese Frage verfolgt mehrere Ziele. Zum einen vermittele ich damit von Anbeginn an das

▼

▼

Gefühl, an ihren Ansichten und Standpunkten interessiert zu sein. Zusätzlich gewinne ich eine Vorstellung davon, wie eingehend die Eltern ihr Kind informiert und an ihren Gedanken bezüglich seines Gesundheitszustands beteiligt haben.

Das Anamnesegespräch

Arzt: Weißt du, warum du hier bist?

Patientin: Ich bin wegen meines Hustens und meiner verstopften Nase hergekommen.

A: Erzähle mir davon.

P: Manchmal kommt etwas aus der Nase, wenn ich sie putze. Manchmal aber ist sie verstopft und es kommt gar nichts heraus. Normalerweise kann ich nicht durch die Nase atmen. Sie ist komplett verstopft. Ich versuche, die Luft einzuziehen und „ohhh", sie wird gestoppt. Wenn ich ganz stark einatme, dann habe ich den Inhalt der Nase im Mund und spucke ihn aus. Wenn ich huste, dann ist der Husten ganz tief. Zuerst habe ich so etwas wie ein Kitzeln in meiner Kehle und dann muss ich sehr viel husten. Das passiert besonders dann, wenn ich renne und Sport mache, häufig aber auch zu irgendeinem anderen Zeitpunkt. Wenn ich schnell atme, beginne ich zu husten. Dann lockert sich Schleim und ich huste ihn ab. Er ist hellgrün oder gelblich-grün. Manchmal, wenn ich die Nase schnäuze, kommt Blut mit heraus. In einer Nacht wachte ich auf und konnte nicht atmen, weil der Husten so stark war. Ich hatte Angst. Ich begann zu weinen und das machte alles nur noch schlimmer.

***Kommentar**: Die Patientin fühlt sich offensichtlich wohl und ist offen, spricht ohne Scheu und gibt Auskunft zu ihren Symptomen. In der Beschreibung der Erkältungen und des Hustens finden sich zunächst keine Hinweise auf Eigentümliches, diese erscheinen erst ganz am Ende ihrer Schilderungen. Der Husten macht ihr Angst. Dies ist ein Hinweis auf den Weg, dem man nun folgen muss. Interessanterweise jagt ihr Husten der Mutter ebenfalls Angst ein.*

A: Warum macht dir der Husten Angst?

P: Ich hatte so starke Angst. Ich hatte das Gefühl, alles sei in mir eingeschlossen und ich selbst sei eingeschlossen. Ich fühlte mich, als sei mein Körper von der Umgebung getrennt. Wenn ich atme, fühle ich mich mit der Welt verbunden. Ich sauge Luft ein und sie ist ein Teil der ganzen Welt. Im Inneren des Körpers ist eine eigene Art von Luft, die dann schmutzig wird. Und weil ich nicht zusammen mit der Welt einatmen kann, fühle ich mich von ihr getrennt. Meine Luft ist eine andere, sie ist getrennt von der anderen. Der Husten blockiert sie.

***Kommentar**: Haben Sie schon einmal von jemandem eine solche Beschreibung eines Hustens gehört? Das Mädchen ist sehr rasch in ihre private Welt eigener individualisierter Erfahrung eingetaucht. Dem eigentümlichen Symptom folgend, benötigte sie nur drei Fragen, um dorthin zu gelangen. Von einem allgemeinen Husten hat sie uns zu den Empfindungen von eingeschlossen sein, getrennt sein, verbunden sein, schmutzig und blockiert sein geführt. Eingeschlossen zu sein ist gleichzusetzen damit, getrennt zu sein. Zu atmen bedeutet, verbunden und nicht getrennt zu sein. Jede dieser Empfindungen wäre einer weiteren Erkundung wert, für den Moment beschränke ich mich jedoch auf nur eine. Auf die restlichen werde ich im Verlauf zurückkommen, sofern sie nicht spontan von selbst wieder in der Unterhaltung auftauchen. Am Ende der Anamnese wird jede einzelne dieser eigentümlichen Schilderungen mit ihrem inneren Zustand verbunden worden sein.*

A: Erzähle mir etwas über die Blockade.

P: Sie kommt, wenn ich huste. Es ist, als wenn sich Schleim und Husten miteinander vermischen würden. Ich muss es dann einfach herausbefördern. Wenn ich es über den Husten schaffe, kann ich aber nicht atmen. Wenn entweder nur der Schleim oder der Husten da sind, dann will nichts rauskommen. Dann huste und huste ich immer weiter. Durch das Husten bringe ich den Klotz dazu, langsam rauszukommen.

***Kommentar:** Der Husten steht also für das Bemühen, etwas an der Blockade vorbei hinauszubefördern. Die Blockade nimmt die Gestalt eines Klotzes oder Steins an. Dieser Stein ist jetzt das Eigentümlichste des Falles.*

A: Erzähle mir etwas über diesen Stein.

P: Er ist einfach da. Er verursacht das Kitzeln in der Kehle. Es gibt einen Strich genau hier in der Kehle (sie zeigt auf ihre Kehle). Ich fühle, dass dort etwas ist. Es kitzelt. Ich spüre, dass es um meinen Nacken herumgeht. Wenn ich das spüre, muss ich husten. Wenn ich huste,

▼

▼

befördere ich es hinaus, danach aber spüre ich es wieder dort. Es kommt dann wieder raus.
A: Das ist sehr interessant. Erzähle mir mehr über das Ganze.
P: Ich spüre, dass der untere Teil meines Kopfes und mein Mund vom Rest meines Körpers getrennt sind (sie deutet erneut auf ihre Kehle).
Kommentar: *Im Zusammenhang mit meiner Frage nach dem Stein bringt sie aufs Neue das Thema einer Abtrennung auf. Wo ist die Verbindung zwischen einem Stein und einer Trennung? Ich weiß es nicht, sie aber sehr wohl. Wenn ich sehr aufmerksam und geduldig zuhöre, wird sie es mir erzählen.*
P: Wenn ich durch den Mund atme, geht die Luft nicht in meinen Körper, weil dort im Nacken irgendetwas feststeckt. Es ist dieser Stein. Es fühlt sich an, als ob er sehr groß wäre (sie zeigt wieder auf ihre Kehle). Hier ist ein großer, roter Stein. Er dreht sich um sich selbst. Er ist rechteckig. Ich muss all die Luft wieder hinausbefördern. Er ist etwas Gemeines und hindert die Luft daran, in den Körper zu gelangen. Manchmal steht er aufrecht und die Luft streicht seitlich daran vorbei. Das ist immer dann so, wenn er sich dreht und die Luft blockiert.
Kommentar: *Klingt irgendetwas an dieser Schilderung sinnvoll? Zu diesem Zeitpunkt sicherlich nicht. Ich weiß immer, dass ich auf der richtigen Spur bin, wenn die Dinge für mich keinen Sinn ergeben, weil das bedeutet, dass ich mich in ihrer Welt befinde. Sie hat mir etwas über einen Husten, eine Trennung, einen rechteckigen Stein, der sich dreht und die Luft, die am Strömen gehindert wird, erzählt. Es ist ein Zeichen dafür, dass sie sich wohl und sicher fühlt, wenn sie mit Schilderungen, die für die logische Welt der Erwachsenen keinen Sinn ergeben, so offen umgeht. Sie und ich wissen beide, dass aus dem Gesichtspunkt der Logik dort kein Stein ist, aber sie spürt ihn in ihrer Kehle. Genau dieses Gefühl werde ich mit ihr jetzt noch näher erkunden. Sie berichtet von einem Stein, der ihre Atmung behindert und der gemein ist. „Gemein" ist ein neues Wort. Was hat es mit einem Stein zu tun? In der Welt der Logik – nichts. Und das ist es, was ihre Äußerung eigentümlich und einer weiteren Verfolgung wert macht.*
A: Erzähle mir, was es ist, das ihn gemein macht.
P: Er ist gemein, weil er verhindert, dass Luft in meinen Körper kommen kann. Wäre er freundlich, würde er aufhören, sich zu drehen oder er würde der Luft helfen, hineinzukommen. Weil er aber gemein ist, bleibt er da, wo er ist und macht es für mich schwer, zu atmen. Das Husten tut manchmal weh, weil es so stark versucht, dieses Ding aus mir hinauszubekommen.
Kommentar: *Die Art, in der sie das gesamte Geschehen erlebt, wird zunehmend klarer. Ich frage sie nicht, warum sie es auf diese Weise erlebt oder warum der Stein da ist. Ich bin lediglich an dem interessiert, was sie fühlt. Dieser sich drehende Stein in ihrer Kehle macht mich sehr neugierig.*
A: Kannst du mir noch mehr über das Gemeine des Steins erzählen?
P: Er ist so gemein, weil er nicht will, dass ich atme und deshalb dann Angst bekomme. Er will, dass ich Angst habe. Ich bekomme so viel Angst (sie führt ihre Hand zur Kehle). Er bewegt sich. Irgendetwas in meinem Kopf dreht sich zusammen mit dem Stein. Es ist in Bewegung. Der Stein hypnotisiert mich. Ich bin gezwungen zu husten. Wenn ich Schleim abhuste, dann fühle ich mich wieder normal. Der Stein dreht sich und ich bin davon hypnotisiert und drehe mich auch. Es ist nur der Kopf, der sich dreht. Der Stein ist nett zu meinem anderen Teil hier unten (sie deutet auf ihre Brust). Hier ist Schmutz. Er mag es, wenn es schmutzig ist. Wenn ich mich drehe, will ich hinfallen. Ich werde fast ohnmächtig. Ich will mich hinlegen und zudecken. Irgendetwas Bedrohliches kommt auf mich zu. Es ist wie ein Donner, der überall zugleich ist.
Kommentar: *Sie erwähnt erneut einen anderen Begriff, nämlich „schmutzig", den sie eingangs bereits benutzt hatte. Es ist kaum von Belang, welches der von ihr eingeführten eigentümlichen Worte ich gewählt hätte, um in ihre Welt zu gelangen, weil alle diese Worte ganz von selbst auftauchen und sich untereinander vernetzen werden. Es ist interessant zu beobachten, dass ihre Reaktion auf die Angst darin besteht, sich zuzudecken.*
A: Kannst du mir noch mehr darüber erzählen, was es mit der Angst auf sich hat?
P: Ich habe Angst, weil jemand kommt. Weißt du, es ist, als wenn ein böser Mensch käme, um dich zu töten. Sie werden dir etwas Schlimmes antun und dich verletzen. Sie kommen und ich höre Schritte. Alles ist so furchteinflößend. Gleich drehen sie den Türknopf und das macht mir so sehr Angst. Was kann ich nur tun? Es hört

▼

▼

auf und dann dreht es sich nicht mehr. Ich will es noch immer hinausbefördern, aber es hindert die meiste Luft weiter daran, in meinen Körper zu kommen. Ein bisschen Luft bekomme ich. Aber der Stein ist da und ich kann immer nur ein wenig Luft einatmen.

Kommentar: *Geängstigt zu sein ist das Gefühl, das mit dem Husten und dem bösen, sich drehenden Stein verbunden ist. Die Angst steht aber auch in Verbindung mit jemandem, der kommt, um sie zu verletzen oder zu töten. Das ist, für sich genommen, nicht sehr eigentümlich. Vor einem Menschen Angst zu haben, der mich verfolgt, ist ziemlich normal. Dann aber verlässt sie ganz spontan dieses Normale und wechselt zurück zum Eigentümlichen, dem sich drehenden Stein. Während eines solchen Gespräches geht ein Patient häufig aus dem Bereich des Sonderbaren hinaus und kehrt zu etwas zurück, das normaler klingt. Wenn er sich selbst über diese, seinem inneren Zustand entspringenden ungewöhnlichen, seltsamen und unlogischen Dinge sprechen hört, fühlt er sich komisch und zieht sich auf Gemeinplätze zurück. Unsere Aufgabe ist es dann, ihn sanft in seinen inneren Zustand zurückzuführen. In diesem Gespräch hier geht die Patientin spontan dorthin zurück, ohne dass ich sie in irgendeiner Weise hätte beeinflussen müssen.*

A: Das ist alles wirklich sehr interessant. Kannst du mir noch mehr darüber erzählen?

P: Der Stein ist freundlich zu dem unteren Teil. Er hindert die Luft daran, einzudringen. Er fängt den Staub ein und bleibt schmutzig. Der Stein mag es, schmutzig zu sein und nicht sauber. Er versucht, den oberen Teil schmutzig zu machen, indem er sich dreht.

Kommentar: *Sie befindet sich ganz klar in ihrer imaginären, inneren Welt, der Welt ihrer Quelle. Ich habe keine Ahnung, was gerade vor sich geht. Ich weiß nicht, was es mit schmutzig und sauber und dem Stein und dem oberen Teil und dem Drehen und der Blockierung auf sich hat. Ich bin zufrieden damit, ihr die Freiheit lassen zu können, mir alles über den Kern und die Wahrheit ihrer Erfahrung zu berichten. Ich habe das absolute Vertrauen, dass am Ende alles klar werden wird, wenn ich nur geduldig bin und ihren Schilderungen lausche.*

A: Erzähle mir doch bitte noch mehr über diesen Schmutz und das Schmutzigsein.

▼

▼

P: Der Stein mag es schmutzig. Wenn er schmutzig ist, habe ich das Gefühl, husten zu müssen. Es ist staubig. Viele Menschen müssen husten, wenn es staubig ist. Dort ist überall Staub und ich muss husten und niesen. Es fühlt sich alles hässlich, klebrig und schmutzig an. Ich habe das Gefühl, selbst schmutzig zu sein. Ich muss dort Wasser hineingeben, deshalb trinke ich Wasser. Schmutzig zu sein fühlt sich an, als sei ich im Schlamm gewesen und wäre jetzt über und über mit Dreck bedeckt. Ich muss es säubern und mich duschen. Aber der Schmutz ist in mir drin und ich kann ihn deshalb nicht wegputzen. Ich versuche, Wasser zu trinken, um damit alles wegzuspülen. Wasser kann wegen des Steins auch nicht in den Körper gelangen. Der Stein saugt das Wasser auf wie ein Schwamm. Er nimmt die größte Menge des Wassers in sich auf. Das Wasser reinigt gut, aber der Schmutz sammelt sich sofort wieder an. Das Wasser schafft ihn hinaus, aber dann kommt er wieder zurück. Er wird immer und immer wieder schmutzig.

Der Stein saugt wie ein Schwamm, aber er ist hart, nicht weich wie ein Schwamm. Aus irgendeinem Grund kann ich Nahrung ohne Probleme aufnehmen. Es ist das Wasser, das ein Problem darstellt. Wasser könnte alles reinigen, wenn der Stein nicht da wäre und alles Wasser tatsächlich hineingelangen könnte. Ich will den Stein loswerden. Dann wäre auch aller Schmutz draußen und es würde mir gutgehen. Die Blockade der Luft durch den Stein ist die Ursache dafür, dass der Schmutz zurückkehrt.

Ich spüre meine Energie, wenn ich innerlich sauber bin. Ich bin neu und frisch. Wenn ich krank bin, fühle ich mich schmutziger. Wenn ich schmutzig bin, entwickelt sich ein Gefühl von Krankheit. Wenn ich sauber bin, fühle ich mich energetisch total aufgeladen. So fühle ich mich, nachdem ich Wasser getrunken habe. Zehn Minuten später aber fühle ich mich wieder schmutzig. Wenn ich krank bin, passieren zwei Dinge: Ich spüre schon einen Teil dieses Gefühls, schmutzig zu sein – dann werde ich krank und das verstärkt das Gefühl des Schmutzigen. Wenn es mir nach einer Krankheit wieder besser geht, fühle ich mich wirklich sauber. Dieses saubere Gefühl hält zwei Tage lang an, danach kehrt das schmutzige Gefühl wieder zurück.

▼

▼

Kommentar: *Ist das nicht interessant? Ich bekomme eine klarere Vorstellung davon, wie sie ihren Husten und das Asthma tatsächlich erlebt. Krankheit ist für sie mit dem Gefühl verbunden, schmutzig oder sauber zu sein. Die Anwesenheit des Steins ist verantwortlich dafür, dass ihr Inneres schmutzig bleibt und dies macht ihr das Atmen schwer. Der Stein ist von zentraler Bedeutung. Häufig trinken Menschen, die unter Husten oder Kurzatmigkeit leiden, Wasser, um ihre Symptome zu lindern. In den verschiedenen Rubriken zum Husten, der durch Trinken gebessert wird, finden sich einige Dutzend Arzneimittel. Sollte ich mich mit irgendeiner dieser Rubriken näher beschäftigen? Spongia sticht aus den Arzneien heraus, was angesichts der Tatsache, dass sie erwähnt, der Stein sei wie ein Schwamm, eine gewisse Faszination ausstrahlt. Ist Spongia das Mittel? Aber noch ist es viel zu früh, darüber nachzudenken und zu analysieren oder sogar Rubriken zur Rate zu ziehen, weil ich noch lange nicht alles zu ihrer Erfahrung gehört habe. Wenn der Stein wirklich ein Schwamm ist, wird sie mich dorthin führen.*

A: Erzähle mir noch etwas über den Stein.

P: Ich weiß nicht genau, woraus der Stein eigentlich besteht, aber er macht mir Angst und jagt mir Schauer ein. Er ist hart und saugt eine Menge Dinge auf, einschließlich des Wassers – aber keine Lebensmittel. Er saugt auch keinen Schmutz auf, wenn der in meinen Körper gelangt. Er ist feuerrot, kratzig und hart. Das Aufsaugen erfolgt durch ganz kleine Löcher, die ihn auch so kratzig wie einen harten Teppich, eine raue Wand oder sogar einen Ziegelstein machen. Ich kann die kleinen Ränder der Löcher spüren. An den scharfen Ecken werde ich mir die Finger schneiden.

Kommentar: *Anhand dieser Schilderung klingt der Stein nicht mehr nach einem Schwamm. Sie hat den Schmutz und Staub noch einmal hervorgehoben, sodass ich ihr jetzt auf dieser Spur weiter folge.*

A: Erzähle mir noch ein bisschen mehr über das Gefühl des Schmutzigseins.

P: Wenn ich in mich hineinschauen könnte, würde ich all diesen klebrigen, schmierigen Dreck sehen, der meinen gesamten Körper bis hoch zum Nacken bedeckt. Der Kopf ist aber sauber. In den Momenten, in denen es nur halbwegs schlimm ist, fühlt er sich nicht so

▼

▼

klebrig an wie eklig klebriger Dreck, sondern nur wie einfacher Schmutz. Es wird schlimmer, wenn er Dinge zusammenklebt. Die inneren Oberflächen sind ganz komisch und durcheinander gewürfelt. Die Innenseiten drehen sich alle und bewegen sich in jede Richtung. Einige Teile sollten hier sein, sind aber mit den anderen hier vermischt (sie deutet währenddessen zuerst auf ihren Kopf und dann auf ihre Brust). Alles in meinem Körper ist schmutzbedeckt. Es ist ein komisches Gefühl, so als wäre der Körper ein Haus, in dem lange Zeit niemand gewesen wäre und wo sich deshalb überall Staub angesammelt hat. Niemand will dort hineingehen, weil es furchterregend und schmutzig ist und übel riecht. Sogar ein Teil der Luft ist davon verschreckt worden und will nicht hineingehen. Wenn Luft eintritt, wird der ganze Staub aufgewirbelt und der Stein saugt ihn vollständig auf. Manchmal ist dieses Aufsaugen gut, aber dann klebt der gesamte Staub am Stein. Wasser oder Luft befreit ihn von einem Teil des Staubs, aber eine Menge davon bleibt auf ihm und fühlt sich schmutzig, alt und furchterregend an. Auf diesem Haus liegt ein Fluch. Das Äußere ist nett und hübsch, wenn man aber hineingeht, ist alles bedeckt von Schmutz und Staub. Alles da drin bringt einen zum Husten und Niesen. Alles klebt und ist dreckig und durcheinander. Ich kann es nicht hinausbefördern.

Kommentar: *Erinnern Sie sich daran, dass sie zu Beginn erwähnte, dass sie sich ängstigt, weil der Husten nicht herauskonnte. Jetzt benutzt sie den Ausdruck „kann nicht herauskommen" ein weiteres Mal. Dadurch wird zum einen eine Verbindung zwischen dem Schmutz und dem Husten geschaffen, zum anderen eine Verbindung zwischen dem Husten und damit, ihn herauszubekommen.*

A: Erzähle mir noch etwas darüber, es hinauszubekommen.

P: Zuerst einmal muss man husten. Alles ist bedeckt und klebrig. Es kann aber auch schmutzig und trocken sein. Die Kehle ist schmutzig und wegen des Steins nicht mit dem unteren Körper verbunden. Ganz unten fühlt es sich feucht, breiig und schlammig an. Alles klebt daran fest. Gäbe es den Stein nicht, dann würde sich der trockene Teil des Kopfes damit vermischen und alles wäre normal. Der untere Teil ist zu nass und oben ist es zu trocken. Der Stein stößt alles

▼

▼

andere beiseite. Es rutscht alles weg. Wenn irgendetwas im Rachen oder im Kopf ist, dann rutscht alles weg. Ich spüre das, wenn etwas an den Rand meines Rachens gelangt – es wird dann weggestoßen. Wenn man etwas daraufstellt, rutscht es hinunter. Es ist trocken, sodass man nicht richtig atmen kann. Es gibt dort keine feuchte Luft, weil der Stein sie blockiert. Der Stein mag den feuchten, kalten und schmutzigen Platz. Der Kopf aber ist sauber, trocken und nicht klebrig.
A: Was kannst du mir noch über diesen nassen, kalten, schmutzigen Ort erzählen?
P: Es ist so etwas wie ein feuchter, klebriger Ort, ein feuchter Dschungel mit großen Becken oder Teichen, deren Boden schlammig und eklig ist. In meinem Inneren ist es kalt, auch wenn es feucht ist. Die Wüste ist trocken und da gibt es nichts, noch nicht einmal Schmutz. Sie ist sauber. Hier oben ist es heiß und unten ist es kalt (sie zeigt zuerst auf ihren Kopf, dann auf ihre Brust).
Kommentar: *Ganz allmählich präzisiert sie ihre Wahrnehmung. Ich möchte, dass sie damit fortfährt.*
A: Erzähle mir mehr über das Heiße und Kalte.
P: Oben in meinem Kopf ist es trocken und sauber und heiß. Das ist wie in der Wüste. Und dann gibt es das Nasse und Schmutzige und das ist der feuchte Dschungel. Das ist der untere Teil. Der Stein trennt sie beide. Wären sie zusammen, gäbe dies eine perfekte Mischung aus warm und weich.
Kommentar: *Sie nimmt das Leben als etwas wahr, in dem ein Stein den perfekten Ort der Wärme und Weichheit in zwei Felder separiert: Eines davon ist trocken, heiß und sauber, das andere nass, kalt und schmutzig. Wasser und Luft, die beide den Schmutz hinwegwaschen könnten, können nicht eindringen, weil der Stein dies blockiert. Husten stößt gegen den Stein, um ihn hinauszubefördern, damit die beiden Seiten sich wieder verbinden können. Dies ist die Welt, in der sie lebt.*
Ich habe von ihr bislang etwas über eine Trennung und deren Charakteristika erfahren; jetzt hat sie die Vorstellung des perfekten Ortes neu eingebracht – warm und weich. Dorthin werde ich ihr folgen und versuchen, mehr darüber herauszufinden.
A: Erzähle mir doch etwas über das Warme und Weiche.

▼

▼

P: Warm und weich ist es, wenn man in einem Raum ist und ihn mag. Alle Wände bestehen aus einem Schwamm. Alles ist weich, und wenn man fällt, fällt man auf einen netten, warmen und weichen Platz. Es ist so weich wie ein Kopfkissen auf einem Bett oder wie eine Rose. Wenn man seine Wange am Blütenblatt einer Rose, einem Pelz oder an Seide reibt, kann man einschlafen. Ein Schwamm ist weich. An einem solchen Ort fühlt man sich willkommen. Das Wetter ist warm. Es schauert einen nicht und man schwitzt auch nicht. Die Temperatur ist perfekt. Es ist ein einladender Ort. Man kann sich einfach in die Schwammwände fallen lassen und fühlt sich willkommen.
Kommentar: *Der Schwamm an sich ist, verglichen mit dem Konzept eines weichen und einladenden Ortes, von untergeordneter Bedeutung. Für sie bedeutet ein Schwamm nur Weichheit, sonst nichts. Wäre der Stein nicht mehr da, dann wäre ihre Welt warm, weich und einladend, im Gegensatz zu dem, was sie jetzt ist – schmutzig, furchterregend, eingeschlossen und abgetrennt. Wieder hat sie einen neuen Gedanken formuliert – willkommen sein. Wie passt er zu all dem, was sie mir bisher schon berichtet hat?*
A: Wie fühlt sich das an, willkommen zu sein?
P: Der Stein ist nicht weich. Er ist hart, kratzig, hat scharfe Ecken und ist schmutzig. Dieses Haus ist überhaupt nicht einladend. Man bekommt ein schmutziges Gefühl, wenn man ein Haus betritt. Es ist, als wälze man sich im Schlamm. Da ist nicht viel Luft und man kann nicht atmen. Im Haus wurde nicht sauber gemacht und überall ist der gleiche Staub, wie er auch in mir drinnen ist. Ich habe das Gefühl, dass ich nicht atmen kann, weil der Staub überall hingeht. Kein Fenster ist offen und Luft kann nicht hineingelangen. Es ist genauso abgeschlossen wie der Stein. Man kann nicht atmen, weil die Luft staubig und schmutzig ist. Man muss husten und niesen. Man bekommt Angst.
Kommentar: *Ist Ihnen aufgefallen, dass sie, als ich sie nach dem Gefühl, willkommen zu sein, gefragt habe, mit der Beschreibung eines Ortes geantwortet hat, der überhaupt nicht einladend ist? Dabei hat sie all die Worte und Konzepte benutzt, die sie im Verlauf des Gespräches bereits eingeführt hatte – hart, kratzig, schmutzig, kann nicht atmen, keine Luft, eingeschlossen und furchterregend.*

▼

▼

Dies ist die Welt, wie sie sie Tag für Tag erlebt. Sie fühlt sich nicht willkommen, und dieses Gefühl kann sie am leichtesten beschreiben. Sie personifiziert das Haus, „es spürt, dass es nicht atmen kann" und setzt es mit ihrem eigenen Körper gleich. Sie ist das Haus, und alles, was sie über das Haus sagt, trifft auf sie selbst zu.

P: Du drehst dich, weil du nicht atmen kannst. Alles ist schmutzig, nicht ein Teil im Haus ist sauber. Auf dem Boden ist Staub. Die Finger werden schmutzig, wenn man irgendetwas berührt. Wenn man zu Boden fällt, tut es weh. Ein Boden aus Schwamm wäre weich. Wenn man nicht aufpasst, schlägt man sich den Kopf an. Der Stein ist wie eine Mauer und blockiert. Er muss sich drehen. Es muss eine rechteckige, keine kreisrunde Mauer sein. Ich bin froh, dass es kein runder Stein ist, weil ich dann ja überhaupt nicht atmen könnte.

Das Haus könnte so ähnlich sein. Wenn Menschen vor etwas Angst haben, das im Inneren eines Hauses ist, wie zum Beispiel ein Geist, dann wollen sie aus dem Haus flüchten. Das können sie aber nicht, weil die Fenster und Türen alle verschlossen sind. Alles ist zu. Staub sammelt sich an. Das Innere ist mit dem Staub verbunden, aber nicht mit dem Äußeren. So ist das in mir drinnen. Wenn ein Fenster offen bleibt, kann ein wenig Luft hineingelangen.

Kommentar: *Dies ist das zweite Mal, dass sie den Begriff „eingeschlossen sein" im Gespräch erwähnt. Spontan verknüpft sie alle scheinbar unzusammenhängenden Worte und Konzepte miteinander. Und obwohl sich eine stattliche Anzahl der verschiedenen Teile zusammenfügt, verstehe ich sie immer noch nicht so ganz. Ich weiß nicht, wohin der Weg führt. Ich habe auch keine Idee zu irgendeinem Arzneimittel. Alles, was ich bis jetzt weiß, ist, dass es einen oberen und einen unteren Teil gibt, die durch einen gemeinen, roten, rauen Stein voneinander getrennt sind. Dieser Stein rotiert, wodurch der Schmutz unten bleibt und Wasser und Luft daran gehindert werden, an ihm vorbeizugelangen. Sie sehnt sich nach einer weichen, sauberen, schwammähnlichen, einladenden Welt, die ihr nicht weh tut, und dies sogar dann nicht, wenn sie hinfällt.*

A: Beschreibe mir das Eingeschlossensein.

P: Eingeschlossen ist man, wenn Holz vor der Türe aufgestapelt wird oder die Türe von außen

▼

▼

mit Holz vernagelt wird. Wenn ein Haus so verrammelt wird, dann kracht all das Holzzeug oder Metall auf das ganze Gebäude. Manchmal macht man das im Zoo so, um sich vor den Tieren zu schützen. Ab und zu muss man dann aber hineingehen und sauber machen, damit nicht alles schmutzig wird. Mein Problem ist, dass der Stein niemals weg ist. Alles ist verschlossen und verrammelt. Wenn du drinnen bist, kannst du nicht hinaus. Und das Äußere kann nicht hinein. Der Mensch, der sich im Haus befindet, ist darin eingeschlossen. Da gibt es so viele Mauern – eine Mauer nach der anderen umgibt diesen Ort und den Menschen. Wenn man eine Mauer durchbrochen hat, steht man direkt vor der nächsten. Nach einer Weile ermüden dich die dauernden Versuche, durchzubrechen.

Kommentar: *Von Anfang an verwendete sie den Begriff „nicht herauskönnen" im Zusammenhang mit der Verstopfung ihrer Nase. Dies schafft eine Verbindung zwischen ihren körperlichen Problemen mit der Empfindung ihres inneren Zustands, „eingeschlossen zu sein und nicht hinauszukönnen". Der Umstand, dass diese Korrelation sichtbar wird, zeigt uns, dass wir auf dem richtigen Weg sind.*

P: Jeder, der eingeschlossen ist, kann nicht atmen. Unmittelbar, nachdem die Türe zugeschlagen wurde, kann man noch atmen, aber nach kurzer Zeit, so ungefähr einer Woche, stellen sie das Atmen langsam ein. Es käme zum Husten und vielleicht würde sich ihr Kopf drehen. Du fühlst dich, als würdest du in einen Schwamm fallen. Wenn man sich so fühlt, kann man sich fallen lassen. Wenn du aber eingeschlossen bist, dann fällst du nur auf harten Boden und das würde wehtun.

Kommentar: *Immer wenn sie krank ist und nicht atmen kann, wünscht sie sich, in einer weichen, einladenden Umgebung zu sein. Anstatt dessen befindet sie sich dann aber an einem harten, schmerzensreichen Ort.*

P: In einem Schwamm ist der Raum weich, man ist dort aber immer noch eingeschlossen. Dort ist es besser, weil man sich fallen lassen kann und trotzdem ist alles gut. Ist man aber in einem schlechten Ort eingeschlossen, wird man sterben. Du hängst dort fest und kannst nicht heraus. Man hat das Gefühl, zu allen Türen

▼

rennen zu müssen und zu versuchen, sie zu öffnen oder eine der Mauern zu durchbrechen. Wenn man die erste nicht durchbrechen kann, versuch es mit der zweiten. Draußen hättest du Werkzeuge zur Verfügung, die dir dabei helfen können, aber du bist da drinnen eingesperrt und kannst nicht hinaus. Du hast Angst und fühlst dich alleine. Wenn viele Wände um dich herum sind, muss man sie durchbrechen. Du hämmerst solange auf die Mauern ein, bis sie nachgeben und du sie durchbrochen hast. Das Ganze würde richtig ins Dramatische gehen. Ich würde ohnmächtig werden, bevor ich aufhören würde zu atmen. Mit dramatisch meine ich wirklich sehr dramatisch, weil es beginnen würde, wenn ich wüsste, dass ich jetzt sterben würde. Ich würde nur noch weinen, und weil ich weinte, dann würde der Husten noch stärker und dann dreht sich der Stein und es dreht sich der Kopf.

Kommentar: *Zum ersten Mal beschreibt sie hier ihre Reaktion auf die Erfahrung des Eingeschlossenseins – ein verzweifeltes, dramatisches und sehr dringendes Bedürfnis, auszubrechen. Sankaran klassifiziert diesen Reaktionstyp als tuberkulär. Gleichgültig, welche Begleitumstände, Empfindungen oder Wahrnehmungen auch immer diese Reaktion hervorgerufen oder verursacht haben – das verzweifelte, dringende Bedürfnis des Patienten, einen bestimmten Ort zu verlassen bzw. aus ihm auszubrechen, ordnet den Zustand dieses Individuums einer Gruppe von Arzneien zu, die sich durch ein tuberkuläres Thema oder Miasma auszeichnen. Die Methodologie und Bestimmung der Miasmen durch Sankaran geht über den Rahmen des vorliegenden Abschnitts dieses Buches hinaus, wird aber später noch besprochen. Für den Moment reicht es aus, festzustellen, dass die Reaktion des Kindes auf ein tuberkuläres Miasma hindeutet und dieser Gedanke hilfreich ist, um mit der Identifikation der Eigenschaften des passenden Arzneimittels zu beginnen.*

Im gesamten bisherigen Gesprächsverlauf hat sie in aller Klarheit und voller Vertrauen beschrieben, was sie fühlt und wie sie ihren Zustand erlebt. Bei Kindern ist dies nichts Ungewöhnliches. Empfinden sie ihre Umgebung als sicher und vertrauenserweckend, so sind sie häufig in der Lage, in gutem Kontakt zu ihren Perspektiven das Geschehen zu schildern. Die Welt des Unlogischen und Fantastischen ist ihnen wesentlich näher und vertrauter als uns! Ein weiterer Bereich, der wertvolle Informationen über den inneren Zustand bereithält, ist das Feld der Träume. Sehr oft unterscheidet sich die Welt ihrer Träume nicht so sehr von dem, was sie im wachen Zustand erleben, möglicherweise finden sich hier aber noch weitere, subtile Hinweise.

A: Welche Träume hattest du?

P: Ich habe von zwei toten Körpern geträumt. Ich befand mich zusammen mit zwei Freunden in einem Aufzug. Die Türen waren silbern und wir konnten nicht aus dem Aufzug heraus. Wir konnten die Türe nicht öffnen. Ein Haken reichte in den Aufzug hinein und hielt ihn über einer Feuerstelle fest. Wir waren im Aufzug gefangen. Irgendjemand aus der Außenwelt öffnete dann die Tür. Als die silbernen Türen endlich offen waren, lagen dort tote Menschen. Ich sah die Leichen, schrie und bedeckte mein Gesicht mit den Händen. Der Helfer sagte uns, wir sollten springen und draußen landen. Ein Mensch verpasste die Landung und fiel in das Feuer. Als er dort hineinfiel, schrie ich auch. Ich hatte das Bedürfnis, zu schreien, mich zuzudecken und in meiner eigenen kleinen Welt zu bleiben. Ich wollte an einem glücklichen Ort sein.

Kommentar: *Das Bedürfnis, sich zuzudecken, hatte sie bereits im Zuge der Beschreibung des gemeinen Steins und ihres Gefühls von Angst formuliert. Sich zu bedecken ist ihre Möglichkeit, in ihre eigene Welt zu gehen, ihren eigenen Ort des Glücks. Im Traum ist sie in einem kleinen Raum eingeschlossen. Versucht sie, diesen Raum zu verlassen, begegnet sie Gefahr, Feuer und toten Körpern. Sie ängstigt sich und schreit – möglicherweise hat sie ähnlich geschrien wie in dem Moment, als ihre Mutter sie zum ersten Schultag brachte. Wie schon zuvor, so versucht sie sich auch in dem Moment, in dem sie sich ängstigt, zu bedecken und in ihre eigene kleine Welt zurückzuziehen. Über diesen Ort des Glücks möchte ich mehr erfahren.*

A: Erzählst du mir noch mehr über den Weg an einen glücklichen Ort?

P: Wenn etwas Böses geschieht, habe ich das Gefühl, dass ich ins Bett gehen möchte. Ich vergrabe mein Gesicht unter die Arme und stelle mir etwas anderes vor, wie zum Beispiel Sonnenschein, Bäume, Sauerstoff und gute Tiere. Es fühlt sich dann an, als sei ich in meiner

▼

eigenen perfekten Welt. Nichts kann dort schiefgehen. Da gibt es kein Feuer und nichts Schlechtes. Wenn ich mich dann wieder aufdecke, gehe ich in die wirkliche Welt zurück, und die ist schlecht.
A: Was bedeutet „schlecht"?
P: „Schlecht" ist es, wenn es ein Feuer gibt und Menschen sterben. Wenn du wach bleiben würdest, wärst du in dieser Welt gefangen, aber wenn du sie veränderst, dann bist du in einer besseren Welt. Dort unten schreien und sterben alle. Überall ist Feuer und viel rote Farbe. Ich stelle mir vor, dass Rot eine wirklich böse Farbe ist. Wenn man durch ein Dach oder eine Mauer bricht oder einen Stein zerschlägt, geht man an einen Ort, der zwischen der unteren und der oberen Welt liegt. Schafft man es, in die obere Welt zu kommen, dann ist es dort schön, mit Bäumen und Blumen, genau wie in meiner eigenen Welt. Wenn man dann zurück nach unten schaut, dann kommen die Erinnerungen an diese untere Welt zurück, und die machen Angst. Dort ist Feuer und Tod. Ich mag es nicht, wenn Menschen sterben und ich mag auch Feuer nicht oder in seiner Nähe zu sein. Dann bekomme ich Husten. Man muss durch das Böse hindurchbrechen und sich nach oben kämpfen, sich am Stein vorbei zwängen, der die gute von der schlechten Welt trennt. Und sogar wenn man es in die gute Welt geschafft hat, gibt es die schlechte immer noch. Sie sollte sich mit der guten vermischen, um gut zu werden. So ist es auch mit dem Zerbrechen meines Steins. Jeder, der dort unten in der schlechten Welt lebt, würde durch den Stein nach oben durchbrechen wollen.
Wenn du irgendwo eingeschlossen bist, dann musst du die Mauer durchbrechen, um hinauszukommen. Es fühlt sich an, als stieße man gegen irgendeine Blockade. Es ist schlecht, wenn sie etwas Besseres blockiert. Sie hochzustoßen fühlt sich an wie ein Sieg, weil du schlussendlich doch noch dieses Ding zerstört hast, das dich in zwei Hälften getrennt hat.
Ich möchte eher im oberen als im unteren Teil sein. Meinem Kopf geht es dort besser. Die obere Welt ist sauber, aber auch zu trocken und heiß. Das ist ein Problem. Mit dem unteren Teil stimmt gar nichts, dort gibt es überhaupt nichts Gutes. Die untere Welt ist ekliger, gröber, klebriger und breiig. Meistens ist die untere Welt schlecht und die obere gut.
Die untere Welt ist eine böse Welt. Dort unten ist man eingeschlossen, zurückgelassen und kann nicht hinaus. Alles, was man sieht, ist Feuer und rot und Menschen, die fallen, schreien und rennen. Der König der unteren Welt will, dass alles schlecht ist und genauso bleibt, wie die untere Welt ist. Sein Sessel ist ganz weit oben, sodass er jeden, der hinaus will, wieder nach unten stoßen kann. Er ist böse und will, dass jeder in Elend und Armut lebt und im Feuer und in Dunkelheit lebt und stirbt.
Die obere Welt ist voller Wolken, Sonnenschein und Helligkeit. Auch da gibt es einen großen Sessel, aber der steht nicht so hoch wie der andere. Er ist weich und gemütlich gepolstert. Diese ganze Welt ist voller Weichheit und Wölkchen und weiß und blau mit Bäumen und Gras. Man kann dort fliegen. Der König der Oberwelt heißt jeden willkommen.
Kommentar: *Der obere Ort ist warm, weich und einladend. Dies passt zu ihren früheren Beschreibungen. Zusätzlich hat sie gerade eben Sauerstoff als ein Element der oberen Welt erwähnt; dies stellt einen sehr deutlichen Bezug zu ihren Atmungsproblemen her.*
A: Beschreibe das Gefühl, willkommen zu sein.
P: Willkommen zu sein bedeutet, nicht hinausgeworfen zu werden. Alle werden mit Aufmerksamkeit behandelt, man gibt ihnen ein Bett und zu essen. Es ist besser, wenn die beiden Welten sich miteinander verbinden, weil dann alles gut ist. Meine eigene kleine Welt ähnelt der oberen Welt, ganz besonders deshalb, weil sie nicht real zu sein scheint. Sie scheint ein besserer Ort als die Welt zu sein. Meine eigene kleine Welt ist realer. Dorthin gehe ich, wenn ich Angst habe und wenn ich nicht in der wirklichen Welt sein will. Ich habe nur deswegen Angst vor der realen Welt, weil es dort Feuer, Morde, das Fallen und das Allein-gelassen-Werden gibt. Es ist ein schmutziger Ort und man kann dort eingeschlossen werden. Immer, wenn ich ihn nicht mag, verlasse ich ihn. Ich bin gerne in der oberen Welt, weil man dort immer willkommen ist. Es ist ganz anders, als wenn man nicht beachtet oder zurückgelassen wird. Dann ist man nämlich traurig, ängstlich und einsam.

▼

▼

A: Was geschieht einem Menschen, der nicht beachtet oder zurückgelassen wird?
P: Wenn du nicht beachtet wirst, fühlst du dich krank. Es ist wirklich sehr, sehr schlimm, wenn du nach Hause gehst und deine Eltern zu dir sagen, dass sie dich nicht dort haben wollen. Du fängst an, stark zu weinen, weil du merkst, dass deine Eltern dich nicht lieben. Du fühlst dich im Inneren ganz krank, dein Magen schmerzt und du bekommst Kopfschmerzen. Du fühlst dich sehr einsam. Niemand in der ganzen Welt liebt dich. Normalerweise sind Eltern glücklich und lieben ihr Kind. Deine Eltern sind die ersten, die dich lieben, aber wenn sie das nicht tun, dann kann dich niemand lieben. Du hast auch kein Zuhause mehr, weil deine Eltern dich dort nicht haben wollen. Du bist dann sehr, sehr traurig und wütend.
Kommentar: *Alle Einzelteile haben sich jetzt miteinander verbunden und ich kann das ganze Bild sehen. Sie hat sehr klar und direkt erläutert, wie sich das Leben für sie anfühlt. Dort gibt es einen unteren Teil, der schlecht ist und einen oberen Anteil, der gut ist. Ihr Körper manifestiert ihr Konzept dieser Trennung, indem sie in zwei Teile gespalten ist; der untere ist feucht, kalt und schmutzig wie ein Dschungel – und der obere Teil ist trocken, heiß und sauber wie die Wüste. Die Spaltung hindert Wasser und Luft daran, in den Körper zu gelangen, wodurch der Husten und das Asthma entstehen, ihre körperlichen Beschwerden. Der Stein blockiert die Passage und sie muss im Bemühen, nach oben in den guten Anteil zu gelangen, durch den Stein hindurchbrechen. Sie hat uns berichtet, dass der Stein böse ist, weil er will, dass der Schmutz im unteren Anteil gefangen bleibt. In diesem Zusammenhang liefert sie auch eine Beschreibung des Königs der unteren Welt, der will, dass alles schlecht bleibt. Sie ist im unteren Teil gefangen und von denen, die sie liebt, völlig alleingelassen, sie ist eingeschlossen und kann nicht heraus. Es ist schmutzig und staubig dort, sie kann nicht atmen und kommt nicht von dort weg. Sie versucht verzweifelt, auszubrechen, indem sie gegen die Wände hämmert, aber es gelingt ihr nicht. Sie steckt dort fest. Sie ist so voller Angst, dass sie weint, schreit und völlig außer sich ist, aber all das hilft ihr nicht weiter, sondern macht die Dinge nur noch schlimmer. Anstatt so weiterzumachen, deckt sie sich angesichts dieser furchteinflößenden Situation zu und geht in ihre eigene perfekte Welt; hier ist es warm, weich, sauber und bequem, voller Bäume, Luft, Wolken, Sonnenschein und Helligkeit. Es ist eine ideale Welt, in der sie umsorgt und nicht alleingelassen wird, in der sie niemals gespalten sein wird. Es ist ein Ort, an dem sie atmen kann. Was ist das Symbol dessen, was sie Tag für Tag erlebt? An welchem Punkt treffen sich alle ihre Symptome? Es ist der Stein. Der Stein erschafft die Trennung, die Spaltung in zwei Welten, eine obere und eine untere. Der Stein ist es, der den Schmutz festhält und dadurch Husten hervorruft, und er lässt Luft nicht hindurch und verursacht Asthma. Der Stein ist hart, rau, schmerzhaft und schneidend – und damit das genaue Gegenteil zu ihrer idealen, weichen, schwammähnlichen Welt. Der Stein hindert alles daran, hinauszukommen.*
Sie kann nicht durch ihn hindurchbrechen, sie kann auch nicht ausbrechen und ist deswegen gefangen und ganz alleine eingeschlossen – in diesem schmutzigen, ekligen, abstoßenden Haus, das niemand betreten möchte, zurückgelassen. Sie selbst hatte es mir gesagt: „Mein Problem ist, dass der Stein niemals weg ist".
Nachdem ich ihren Zustand erfasst habe, stelle ich ihr eine letzte Frage:
A: Verstehe ich dich richtig? Willst du von mir eine Arznei haben, die den Stein verschwinden lässt?
P: Ja! Genau das ist es. Den Stein loswerden. JA!
Kommentar: *Ich habe noch niemals zuvor eine sicherere Bestätigung dafür erhalten, auf dem richtigen Weg zur Quelle zu sein, als den Ausdruck von Freude auf dem Gesicht dieser Patientin. Ihr Gesichtsausdruck sagte mir, dass sie wusste, dass ihr jemand wirklich zugehört und sie verstanden hatte. Unser Ziel besteht darin, wahrzunehmen, was es ist, das aus der Sicht des Patienten zu heilen ist. Im vorliegenden Fall war das Ziel, den Stein loszuwerden. Es ging nicht darum, das Asthma zu heilen oder den Husten zu stoppen. Diese Symptome waren nicht das eigentliche Problem, sondern nur die Auswirkungen des Problems. In dem Moment, als ich die Beseitigung des Steins ansprach, wusste sie, dass ich alles wahrgenommen hatte, was es zu wissen gab.*

Analyse
Dieser Fall dient hauptsächlich dazu, eine Methode der Fallaufnahme vorzustellen, die sich

▼

▼

dadurch auszeichnet, dass man es dem Patienten gestattet, in Bezug auf seine Schilderungen seine eigene Geschwindigkeit und Richtung zu wählen. Alles, was ich dazu beitrug, war, auf einige Punkte näher einzugehen, die ich in ihren Ausführungen als bedeutsam erachtete. Die Kombination aus der Führung dieser Patientin und meinen Nachfragen führte mich mit Leichtigkeit in ihre innere Welt. Selbstverständlich läuft es nicht in allen Fällen so flüssig wie in diesem. Die verwendeten Methoden jedoch ähneln sich zumeist.
Natürlich ist auch das von mir verschriebene Arzneimittel wichtig und dieser Analyse möchte ich mich jetzt zuwenden. Die grundlegenden Informationen sind oben bereits dokumentiert. Sie zeigt eine tuberkuläre Reaktion auf die Wahrnehmung ihrer spezifischen Empfindung. Sie ist panisch, verängstigt und verzweifelt bemüht, auszubrechen. Was bringt sie dazu, so zu reagieren? Was genau in ihrem Erleben ist es, das in ihr den Drang auslöst, auszubrechen? Die Antworten auf diese Fragen werden uns zur Familie des Arzneimittels geleiten.
Sie erlebt die Welt als in obere und untere Anteile getrennt. Sie selbst ist im unteren Teil eingeschlossen, dort wo es schmutzig, unfreundlich, rau und schmerzhaft ist. Das Ganze wird noch dadurch verschlimmert, dass es ihre liebsten Menschen sind, die sie dort zurückgelassen haben, verängstigt, alleine und sterbend. Obwohl sie all ihre Kräfte für die Versuche einsetzt, auszubrechen, schafft sie es nicht. Sie ist dort gefangen. Diese Erfahrung spiegelt sich auch im Wesen und der Qualität ihrer körperlichen Symptome. Auf der körperlichen Ebene versucht sie, Luft durch ihre verstopfte, blockierte Nase einzuatmen, durch die Verstopfung hindurchzuatmen, was ihr aber nicht gelingt. Sie entflieht dieser fürchterlichen, beängstigenden Realität, indem sie sich in ihre private, idyllische Fantasiewelt aus Weichheit, Zuwendung und Aufgehobensein zurückzieht. Die Erfahrung, aus der sie mit aller Macht auszubrechen versucht, ist gekennzeichnet durch eine Trennung in obere und untere Welten, in der sie eingegrenzt ist, eingeschlossen und gefangen im unteren, furchtbaren Anteil. Der einzige Weg dort hinaus führt über die selbst erschaffene Fantasiewelt, in der alles weich, freundlich und einladend ist. Es gibt eine Pflanzengruppe, die genau diese Themen verkörpert, Sankarans homöopathische Familie der Hamamelidae. Cannabis indica ist ein gut bekanntes Mitglied dieser Familie. Das Fantasieleben von Cannabis indica ist voller Illusionen, freundlicher Umgebung und verführerischer Empfindungen von Farben und Musik, die alle nur dem Zweck dienen, den monotonen Grenzen einer langweiligen Existenz zu entfliehen. Die Ähnlichkeiten sind augenfällig, obwohl die Fantasien unserer Patientin von Wärme, Weichheit und Zusammensein dazu dienen, ihren Begrenzungen und Beschränkungen zu entkommen, die aus der Trennung von ihren Liebsten herrühren.
Worin besteht ihre innere Zwickmühle, ihre „No-win"-Situation? Einerseits empfindet sie ihr Leben auf die untere Welt begrenzt; sie ist alleine mit dem bösen König in Gestalt des Steins, der die Passage blockiert und die untere Welt schmutzig halten möchte. Solcherart eingeschlossen, ist sie völlig verängstigt und kann nicht atmen. Sie versucht, aus diesem Gefängnis auszubrechen, indem sie sehr stark hustet und damit Luft und Wasser am Stein vorbeibringen, gleichzeitig diese Region säubern und auch die obere und untere Welt miteinander vereinen kann – womit dann die gleiche weiche, saubere und einladende Welt ihrer Fantasie entsteht. Wenn sie dies versucht, intensiviert sich aber die Drehung des Steins, wodurch der Raum mit immer mehr Schmutz und Staub erfüllt wird. Dies wiederum verstärkt ihren Husten, was zu Schwindel führt und sie am Atmen hindert; die anhaltend ineffektiven Versuche führen zur Erschöpfung.
Schließlich hört sie auf, es zu versuchen, bedeckt ihren Kopf und geht in ihre innere Fantasiewelt, die der oberen Welt ähnelt. Sie unternimmt dann nichts mehr, um diesem grauenhaften und Angst einflößenden Ort zu entfliehen – und der Husten ebbt ab. Jetzt kann sie wieder atmen, zumindest für eine Weile. Unglücklicherweise befindet sie sich aber nicht wirklich in jener wunderbar weichen Oberwelt, sondern ist immer noch unten, eingeschlossen, ausgesperrt, getrennt, alleine und traurig. Und obwohl es besser zu sein scheint, in einem weichen anstatt in einem rauen Raum eingesperrt zu sein, bleibt die Tatsache des Eingesperrtseins schließlich doch bestehen; dadurch wird

▼

irgendwann die Luft knapp werden und sie wird gezwungen sein, auszubrechen. Aber das ist jetzt schwieriger geworden, weil sie diese Versuche ja schon eingestellt hatte. Wenn sie alles zusammennimmt, um erneut den Ausbruch zu versuchen, dann wird sie den ganzen Schmutz aufwirbeln und wieder zu husten beginnen. Sie bleibt in der unteren Welt gefangen, auf welchem Weg auch immer sie versuchen wird, hinauszugelangen: indem sie den Stein durch Husten durchbricht oder indem sie in ihre Fantasiewelt entflieht. Es gibt nichts zu gewinnen und es gibt keinen Ausweg.

Die Wahl des Arzneimittels

Die einzige Lösung des Problems ist ein Arzneimittel, welches die untere und die obere Welt zusammenführt, das Bedürfnis nach der Fantasiewelt und den verzweifelt starken Husten hinwegnimmt. Dieses Mittel findet sich in der Familie der Hamamelidae, die in tuberkulärer Art reagieren, und zwar in Gestalt von Juglans cinerea, der Butternuss. Die Patientin erhielt das Mittel in der Potenz C 200.

Für all jene, die weder mit den Gedanken und Methoden der Quellen-basierten Verschreibung noch mit den Charakteristika der botanischen Familien und Gruppen oder den Benennungen der Miasmen durch Dr. Sankaran vertraut sind, mag die Wahl von Juglans cinerea verwirrend erscheinen. Die Effekte zeigen deutlich, dass dies das passende Mittel war. Gleichfalls ist klar, dass es, stünden diese neuen Methoden nicht zur Verfügung, höchst fraglich wäre, ob das Mittel gewählt würde. Die traditionellen Wissensquellen bieten einfach nicht genügend Informationen, um Juglans cinerea in den Vordergrund zu stellen. Es findet sich in den folgenden Rubriken:

- Atmung: Erschwert
- Nase: Schnupfen
- Allgemeines; Mattigkeit, Schwäche

Diese Rubriken hätten wohl kaum ausgereicht, um definitiv auf das passende Arzneimittel hinzuweisen. Die Mehrzahl der anderen Rubriken oder der Verweise in der Materia medica ist von allgemeiner Art oder bezieht sich auf lokale Symptome; die eigentümlichen, unterscheidenden Charakteristika, von denen eine präzise Verschreibung aber abhängt, finden sich dort nicht. Neben der Demonstration des Vorgehens der Fallaufnahme zeigt dieser Fall aber auch sehr eindrücklich, wie wertvoll die neuen gedanklichen Ansätze auf dem Weg zu einer erfolgreichen Verschreibung sind.

Follow-up – drei Wochen nach Einnahme

A: Wie geht es dir jetzt?

P: Der Husten geht langsam weg. Ich habe in letzter Zeit nicht mehr gehustet. Ich mag Blumen und viele Bäume. Ich mag Obstbäume, aber keinen Kaktus. Sie haben zu viele Dornen und stachlige, scharfe Dinge, die abstehen. Wenn man die Hand darauflegt, dann schneidet man sich an all diesen spitzen Dingern.

Kommentar: *Unmittelbar nachdem sie über den Husten berichtet hat, wendet sie sich dem Thema „Kaktus" zu und hört damit nicht mehr auf. Dabei benutzt sie dieselben Begriffe, die sie verwendet hatte, um den Stein zu beschreiben.*

P: Ich mag Obstbäume sehr gerne und auch Bäume, die Blüten tragen. Bäume, die nur einfach grün sind, mag ich nicht, sie sollten auch Blüten haben. Tannenbäume mag ich auch nicht, sie haben Stacheln. Man kann sehen, dass sie oben spitz sind. Ich mag keine hohen Bäume. Ich könnte nie in die Spitze eines Baums klettern. Bei anderen, niedrigen Bäumen schaffe ich das. Ich spüre gerne, dass ich es schaffe, bestimmte Dinge zu erreichen. Wenn man ein Ziel im Kopf hat und hat diese Sache dann einmal gemacht, dann hat man es bewältigt. Es gibt irgendeine Verbindung zwischen diesem Gefühl, etwas zu meistern und dem Stein. Wenn man etwas gemeistert hat, dann ist man es los. Wenn ich den Stein bewältigen will, dann könnte ich ihn loswerden.

Kommentar: *Es ist großartig, dass sie das Gefühl hat, den Stein beherrschen zu können – im Kontrast zu ihrem vorherigen Zustand, in dem sie nicht durch ihn hindurchbrechen oder ihn überwinden konnte.*

A: Beschreibst du mir, was es bedeutet, den Stein zu beherrschen?

P: Der Stein hat verschiedene Abschnitte. Er ist nur auf einer Seite rau, nämlich auf der nach oben zeigenden Seite. Könnte man ihn herumdrehen, dann würde er all den Schmutz aufsaugen. Aber ich weiß nicht, wie ich das machen soll. Ich hatte einen Traum. Ich war mit meiner besten Freundin in der Schule. Es war an ihrem Geburtstag. Ein paar ältere Kinder waren auch da und wir gingen ins Klassenzimmer. Sie hatten mit Wasser gefüllte Luftballons und warfen sie uns an die Köpfe. Ich trug einen Hut und war ganz nass. Meine Freundin ging hinaus, um den Wasserschlauch zu holen. Ich wusste, dass meine Mutter böse werden würde, weil ich so nass war. Ich rannte in den Klassenraum und dann liefen wir durch das ganze Zimmer und spritzten mit dem Schlauch alles nass.

A: Wie fühlt sich das im Traum denn an?

P: Ich war nass und mir war kalt. Ich hatte Angst vor den älteren Kindern. Es war eine andere Art, nass und kalt zu sein. In der unteren Welt ist die Feuchtigkeit nicht so nass wie im Traum. Der untere Teil ist schlammig-nass, ganz schlammig, nass und klebrig.

A: Was meinst du damit, Obstbäume zu mögen?

P: Ich liebe Pfirsiche, Aprikosen und Äpfel, Pflaumen, Orangen und Grapefruit. Ich mag es, dass diese Bäume so viele Zweige haben. Nussbäume sind auch ok. Mandeln mag ich nicht, aber ich liebe Erdnüsse und Cashews, Walnüsse und Pistazien.

A: (Frage an die Mutter) Was isst sie gerne?

M: Sie liebt Nüsse sehr. Wann immer sie welche bekommen kann, greift sie zu. Sie mag diese ganz speziellen Pecannüsse, Haselnüsse, Mandeln, Cashews und Pistazien. Walnüsse mag sie dagegen definitiv nicht.

Kommentar: *Diese sehr interessanten Nahrungsvorlieben tauchten im Erstgespräch überhaupt nicht auf. Beachten Sie den Unterschied zwischen dem, was die Mutter hinsichtlich der Präferenz für Nüsse schildert und den Angaben der Patientin selbst. Obwohl die Mutter im Erstgespräch sagte, dass ihre Tochter mit ihr über alles spreche, was sie belaste, und sehr offen sei, kennt sie ihr Kind wohl doch nicht so gut, wie sie selbst meint.*

Der Patientin geht es deutlich besser, deshalb werde ich zunächst abwarten und sie erst in zwei Monaten erneut einbestellen.

Follow-up – drei Monate nach Einnahme Angaben der Mutter

M: Ein Jahr war sie krank gewesen, ohne dass ich irgendeine Veränderung ihres Zustands gesehen habe. Innerhalb der ersten beiden Wochen nach der Einnahme des Arzneimittels verschwand ihr Husten. Das ist alles. Immer noch läuft ihre Nase und ist verstopft. Dadurch kann sie nicht atmen. Während der letzten sechs Monate war sie dreimal krank und hatte dabei Fieber. Einmal erreichte das Fieber 37,7 °C. Danach ging es ihr wieder gut, nur um kurz darauf erneut eine Erkältung zu bekommen, die dann vier Tage lang anhielt. Sie musste dabei niesen, aber nicht husten. Heute ist sie erkältet und hat 38,3 °C Fieber. Ich habe sie zu Ihnen gebracht, weil der Husten zurückgekehrt ist.

A: Unterscheidet sich diese Erkältung in irgendeiner Form von den Erkältungen, die sie bislang hatte?

M: Das ist das erste Mal in ihrem Leben, dass das Fieber nur einen Tag lang anhält. Ansonsten gibt es keine Unterschiede. Seit einigen Nächten hat sie Albträume.

A: Haben Sie generell irgendwelche Veränderungen bei Ihrer Tochter bemerkt, in irgendeinem Bereich ihres Lebens, ihrer Stimmung, dem Schlaf oder dem Essverhalten?

M: Mir ist aufgefallen, dass sie ruhiger geworden ist und kooperativer. Sie ist nicht mehr so frustriert und verzweifelt. Ich bin mir sicher, dass es damit zu tun hat, dass sie ein Stück erwachsener geworden ist. Es hat den Anschein, dass sie, wenn sie krank ist, mehr Akzeptanz dafür aufbringt. Bislang geriet sie dann in Verzweiflung und war aufgebracht. Ihr geht es ganz allgemein besser und sie ist reifer geworden.

Kommentar: *Aus dem Erstgespräch wissen wir, dass die Mutter sich sehr ängstigt, wenn die Tochter krank wird. Diese Angst führt dazu, dass sie die Symptome überbetont und die Veränderungen, die sich zum Besseren ergeben haben, übersieht. Ihre Tochter leidet nicht mehr unter Husten, sogar dann nicht mehr, wenn sie erkältet ist. In der Vergangenheit erreichte das Fieber Temperaturen von 40 °C bis 40,5 °C, aktuell sind es 37,7 °C bis 38,3 °C, auch hat sich die Dauer des Fieberzustands wesentlich verkürzt. Vor allem jedoch ist sie bedeutend ruhiger geworden und weniger verzweifelt, was auf eine tiefe fundamentale Veränderung in ihrem inneren Wesen hindeutet. Die Mutter schreibt dem Arzneimittel keinerlei Anteil an diesem Prozess zu, obwohl sich die Veränderungen ausschließlich im Verlauf der vergangenen drei Monate vollzogen haben. Dabei ist aber zu bedenken, dass die Mutter*

▼

keine Kenntnis von dem Stein hat! Hören wir uns an, was die Patientin selbst zu sagen hat.

Angaben der Patientin

A: Wie geht es dir?

P: Der Husten ist weg. Meine Nase ist noch so, wie sie vorher war, sie läuft und ist verstopft. Aber trotzdem ist es auch hier ein bisschen besser. Ich muss sie nicht mehr so häufig putzen wie zuvor. Bisher musste ich konstant schnäuzen, jetzt nur noch zwei- bis dreimal pro Tag. Nach dem Schnäuzen ist die Nase jetzt frei und ich kann atmen. Vorher war das nie so. Nach einer Weile füllt sie sich dann wieder, sodass ich sie erneut putzen muss.

Ich habe das Gefühl, dass der Stein weg ist. Er verursachte den Husten. Es fühlt sich an, als wäre mein Inneres jetzt sauber. Wenn ich einatme, spüre ich, wie es offen ist. Es ist frisch und sauber. Vorher konnte ich wegen des Steins nicht tief einatmen. Der Stein ist komplett weg. Im Moment bin ich ein bisschen krank, aber das Saubere und das Schmutzige haben sich miteinander vermischt und hat alles im Inneren frisch und sauber gemacht. Da ist kein schlammiger Schmutz mehr. Es geht mir besser, weil der Husten weg ist und die Nase weniger verstopft ist. Mir geht es zu 75 % besser. Die Hälfte entfällt auf den Husten, der ganz weg ist, und der Rest auf die Nase, die zur Hälfte besser ist. Das macht zusammen 75 %.

Nach dem Duschen habe ich einen Hautausschlag bekommen. Er juckt und die Haut wird ganz rot. Nachdem ich das Mittel genommen hatte, ist das häufiger passiert. Nach jedem Duschen bekomme ich einen Ausschlag auf den Beinen. Er ist rot und es entwickeln sich kleine Pickel, die stark jucken. Wenn ich daran kratze, trocknen sie und nach zehn Minuten ist er dann wieder weg. Nach dem Arzneimittel habe ich auch Magenschmerzen bekommen. Nach einer Woche hat das auch wieder aufgehört. Alle paar Tage bekomme ich starke Magenschmerzen, die sich anfühlen wie ein Krampf. Einmal musste ich deswegen von der Schule nach Hause gehen; an diesem Tag hat der Krampf den ganzen Tag angehalten. Das ging zwei Wochen lang so, in der nächsten Woche hatte ich dann keine Beschwerden und dann fing es wieder an. Momentan ist es nicht mehr so stark wie zuvor.

▼

▼

Manchmal werde ich ganz schnell traurig und muss plötzlich weinen. Dabei bin ich noch nicht einmal unglücklich. Warum nur muss ich weinen?

Kommentar: *Da sie diese Frage so stellt, hat sie sich wahrscheinlich schon selbst Gedanken dazu gemacht und hat ein paar Ideen. Ich würde gerne hören, was sie denkt und gebe deshalb die Frage an sie zurück.*

A: Was könnte einen Menschen dazu bringen, so zu weinen?

P: Er könnte weinen, weil eines seiner Lieblingstiere nicht mehr da ist oder weil jemand in der Familie gestorben ist. Manchmal werde ich traurig, weil ich mich wegen etwas schlecht fühle. Bei einer Gelegenheit telefonierte meine Mutter mit jemandem. Papa und ich wollten etwas Bestimmtes essen, sie hatte aber etwas anderes gemacht, das ich nicht mochte. Da musste ich weinen, weil Mama das Ganze vorbereitet hatte und ich es nicht essen wollte.

A: Was hast du gefühlt?

P: Ich war unglücklich. Ich hatte einen Traum, der zwei Teile hatte. Ich war in meinem Haus. Es war Morgen und ich war gerade aufgestanden. Die Hunde waren im Haus. Ich ging nach draußen und spürte, dass etwas mir folgte. Ich drehte mich um und da waren graue Hunde. Sie sahen aus wie Kojoten, mit großen Körpern, kleinen Köpfen und spitzen Ohren. Sie kamen aus einer anderen Welt. Sie jagten mich und ich schrie. Ich hatte riesige Angst und wollte aus diesem Gefühl heraus. Ich rannte vor etwas weg. Sie schnappten und bissen mich. Ich fürchtete mich und schrie. Ich wollte nicht in ihrer Welt sein. Jedes Mal, wenn ich einen Albtraum habe, muss ich schreien und dann ist es ein richtiger Schrei.

Kommentar: *Die Besserung hält an. Ihr Hautausschlag verstärkte sich nach dem Mittel, und das ist ein gutes Zeichen. Erinnern wir uns daran, dass sie im Alter von vier Jahren Scharlach hatte. Wir kennen zwar die Details der Hautsymptome nicht, können jedoch mit hoher Wahrscheinlichkeit davon ausgehen, dass dieser Ausschlag ein Residuum jener früheren Erkrankung ist und rasch behoben sein wird. Der Traum legt den Verdacht nahe, dass sie eine Wiederholungsgabe des Arzneimittels benötigt. Durch diesen Traum drückt sie ihre innere Verfassung aus – eine Angst erregende Welt, der*

▼

sie entfliehen möchte. Ich wiederholte also Juglans cinerea C 200 und vereinbarte einen Folgetermin in vier Wochen.

Follow-up – nach vier Monaten
Angaben des Vaters

V: Vor einigen Tagen fühlte sie sich ein bisschen heiß. Das war alles, weitere Symptome hat sie nicht. Sie ist in bester Stimmung. Der Schleim und die Absonderungen nehmen immer weiter ab. Diese Behandlung hat ihr wirklich geholfen, weil es ihr jetzt besser und besser geht. Verglichen mit dem Zustand von vor einem Jahr kann man von einer großen Veränderung sprechen. Alle vorherigen Therapieversuche haben sie nie heilen können.

Angaben der Patientin

A: Wie ist es dir ergangen?

P: Ich habe noch einmal Bauchschmerzen bekommen, die sind aber sofort wieder vergangen. Der Hautausschlag ist seltener aufgetreten und kam auch nicht jedes Mal nach einer Dusche. Die Nase ist noch genauso verstopft wie gewöhnlich. Drei- oder viermal am Tag schnäuze ich die Nase, aber ich kann gut durch sie atmen. Der Husten ist schon seit langer Zeit verschwunden. Ich bin immer glücklich. Jeden Tag in der letzten Zeit war ich glücklich. Wenn ich von der Schule heimkomme, sage ich meiner Mutter und meinem Vater, wie gut es mir geht.

A: Wie ist es mit der Trennung und dem Stein?

P: Es gibt keine Trennung zwischen Oben und Unten. Und welcher Stein? Ah ja, der Stein. Er ist komplett verschwunden. Letzte Woche musste ich hin und wieder niesen, aber diese Woche geht es mir besser, ich bin völlig in Ordnung. Der Stein ist schon seit langer Zeit weg und ist seither auch nicht zurückgekehrt. Meine Lungen sind völlig sauber. Der Schmutz ist überall verschwunden. Ich fühle mich einfach nur gut.

Nachdem ich im ersten Gespräch so viel über den „gemeinen Stein" als Quelle ihrer Beschwerden gehört hatte, können Sie sich meine Überraschung vorstellen, als die Patientin sich, nach nur vier Monaten, noch nicht einmal mehr an den Stein erinnern konnte. Tatsächlich aber ist das gar nicht so überraschend. Im Verlauf des Heilungsprozesses entfernt das Arzneimittel die Pathologie auch aus dem Bewusstsein des Patienten. Der Umstand, dass sie sich zunächst nicht an den Stein erinnert, ist das sicherste Zeichen dafür, dass ihr Problem gelöst und nicht wiederkehren wird.

5.11 Weitere Methoden der Fallaufnahme

Eine Fallaufnahme ist kein mehr oder weniger zufällig ablaufender Prozess und besteht auch nicht im routinemäßigen Abhaken einer Reihe von Standardfragen. Um letzten Endes erfolgreich zu sein, muss man sämtlichen Formen der Kommunikation dauerhaft seine Aufmerksamkeit widmen. Man muss dem Weg des Patienten folgen, indem man eigentümliche Worte oder Symptome aufgreift und dann durch sorgfältiges Nachfragen diese ungewöhnlichen Aspekte seiner Geschichte untersucht. Sie müssen die richtigen Fragen zur richtigen Zeit stellen. Mithilfe dieser Gratwanderung aus sorgfältiger Befragung, Beobachtung und aufmerksamem Zuhören gelingt es Ihnen, immer tiefer in die Welt seiner Quelle einzudringen. Eine Frage, die gestellt wird, wenn der Patient sich schon in großer Nähe zu seiner Quelle befindet, wird eine andere Antwort zur Folge haben, als wenn die gleiche Frage zu Beginn der Fallaufnahme gestellt wird. Im oben dokumentierten Beispiel wurde das, was als Husten begann, zunächst zu einer Blockade und dann zu einem Stein. Indem ich bei diesem Stein blieb, eröffnete sich mir eine Welt mit den Begriffen und Bildern von Abgetrenntheit, von schmutzig, alleine, zurückgelassen und Bindung; all dies führte mich zur inneren Welt der Quelle.

Anhand der meisten in diesem Buch aufgeführten Fallbeispiele werden Sie erkennen, dass ein sehr großer Teil der Interviews dem Zweck der Sammlung von Informationen dient, die es ermöglichen sollen, die Perspektive des Patienten und sein Erleben zu verstehen. Wenn Sie an der Quelle angelangt sind, sollte das Arzneimittel klar sein. Es ist aber wichtig, hier nicht stehen zu bleiben. Vergewissern Sie sich, dass jedes einzelne eigentümliche Wort, jedes Symptom, jede eigentümliche Geste oder Beobachtung so gründlich untersucht worden ist, dass sie jetzt mit der Quelle verbunden ist. An diesem Punkt ist es hilfreich, bestimmte Fragen zu stellen, um das Arzneimittel zu bestätigen. Häufig gehe ich auch noch einmal zu den gleichen Schlüsselstellen zurück und stelle erneut Fragen, um sicherzugehen, dass ich genau verstanden habe, was der Patient gemeint hat – und dass jedes einzelne Steinchen Teil eines Ganzen ist. Wie oft ist es mir schon passiert, dass ich ein kleines Symptom oder Wort durch das Raster meines Bewusstseins habe schlüpfen lassen, weil es nicht untersucht wurde und deshalb ungeklärt geblieben ist. Lassen Sie das nicht zu! Für den Fall, dass dies dennoch geschieht, sind Sie nämlich darauf angewiesen, anzunehmen, dass genau dieses lose Ende gut zu allem anderen passt, was Sie verstanden haben. Genauso gut könnte es aber sein, dass dieser kleine Punkt die Eintrittspforte zu einer tieferen Verständnisebene ist und Sie zu einem völlig anderen Mittel führt, das weit besser auf die Situation passt. Deshalb kehren Sie also immer wieder um und gehen Sie jeden einzelnen Punkt so lange durch, bis Sie sicher sind, dass alle bis zur Quelle reichen.

Literatur

[1] **White TH.** Once and Future King. New York: The Berkeley Publishing Corporation; 1966 (deutsche Ausgabe: White TH. Der König auf Camelot. 3. Aufl. Stuttgart: Klett-Cotta; 2009

6 Die enthüllte Quelle

Was bedeutet es nun, dass das Ziel darin besteht, „zur Quelle zu gelangen“? Wie kann man wissen, dass man dort angekommen ist? Einige haben die Quellen-basierte Methode dahingehend missverstanden, dass sie meinen, wenn ein Patient eine Vorliebe für Narzissen äußert, er dann das homöopathische Mittel Narcissus benötige – oder wenn er sagt, dass er gerne Filme über die Wanderungen der Wale sieht, er dann das Mittel Ambra grisea brauche. Nichts könnte der Wahrheit ferner liegen. Wie bei den meisten irrigen Meinungen, so ist aber auch in dieser ein Körnchen Wahrheit verborgen. Es trifft zu, dass die Quellen-basierte Verschreibung alle Informationen über den Patienten verwendet, einschließlich seiner Präferenzen für einen bestimmten Bereich der Natur und der Filme, Bücher und TV-Sendungen, die er bevorzugt. An diesem Punkt darf die Reise aber nicht enden. Ein Mensch besteht aus weit mehr Facetten als aus seiner Bücherliste oder Blumenvorlieben. Jedes Detail eines Menschen muss irgendwo seinen Platz im integrierten Ganzen dieses Individuums haben.

Noch dazu sind diese Kommentare häufig recht oberflächlich und erfordern intensive Nachforschungen, um zum Kern dessen zu gelangen, was damit ausgedrückt wird. Für jedes Individuum kann das Interesse an der Wanderung der Wale Verschiedenes bedeuten: zum Beispiel die Liebe zum Schwimmen, das Bedürfnis nach der Freiheit der Bewegung, das Gefühl, klein und unbedeutend zu sein oder auch den Drang nach Unabhängigkeit von der eigenen Familie. Eigentlich kann alles Mögliche dahinterstecken. Einzig der Patient selbst weiß, welche innere Befindlichkeit sich hinter dem nach außen dringenden Interesse an Walen verbirgt. Die Quellen-basierte Verschreibung hält nichts für selbstverständlich und bedient sich keiner Annahmen, sondern erforscht jeden einzelnen Punkt solange in der Tiefe, bis der übergreifende Kontext sichtbar ist. Und das ist die Quelle.

Es wurde zuvor schon erwähnt, dass der Patient selbst die Quelle enthüllt. Das stimmt zwar, damit ist aber nicht gemeint, dass der Patient für gewöhnlich den Namen seiner Quelle nennt. Ein Lac-caninum-Patient wird nicht notwendigerweise über Hunde sprechen. Ein Sulfur-Patient wird nur selten den Begriff Sulfur erwähnen. Auch ist es sehr unwahrscheinlich, dass ein Nux-moschata-Patient sagen wird „ich bin wie eine Muskatnuss“. Und obwohl es bei Patienten, die sich in einem Tier-Zustand befinden, viel häufiger geschieht, dass diese das Tier beschreiben und beim Namen nennen, so ist die Quellen-basierte Verschreibung davon nicht abhängig. Das Gegenteil trifft zu: In der Anamnese einen spezifischen Pflanzen- oder Tiernamen zu hören führt häufiger in die Irre, als es hilfreich ist. Nicht jeder Mensch, der sagt, dass er Katzen liebt, benötigt Lac felinum, und nicht jeder, der Angst vor Schlangen hat, braucht ein

Arzneimittel aus dieser zoologischen Gruppe. Wann immer eine bestimmte Substanz, ein Tier oder eine Pflanze genannt wird, ist es von grundlegender Bedeutung, herauszufinden, was dies für den Patienten bedeutet. Denken Sie stets daran, dass Sie die Ihnen noch unbekannte Welt des Patienten betreten und die Nennung irgendeiner Substanz von daher alles Mögliche bedeuten könnte. Nähern Sie sich jedem Wort mit der Haltung, so lange noch gar nichts darüber zu wissen, bis der Patient es Ihnen mitteilt!

6.1 Die Worte der Quelle

Fallbeispiel 5: Die Worte der Quelle

Ich erinnere mich an den Fall eines jungen Mannes, dessen Leidenschaft dem Baseballspiel galt. Nichts anderes interessierte ihn oder kam ihm auch nur nahe. Gleichgültig, worüber wir sprachen – Nahrungsmittel, die Schulzeit, Freunde, seine Kindheit, Träume oder seine Familie – innerhalb kürzester Zeit landeten wir wieder beim Baseball. Es ist sehr gut, dass unsere Materia medica keinen potenzierten Baseball kennt, da ich ansonsten mit Sicherheit in Versuchung gestanden hätte, ihn zu verschreiben.

Im Verlauf der tieferen Exploration enthüllte er mir, dass es die Geschwindigkeit des Balles sei, die ihn bei diesem Spiel am stärksten faszinierе. Dieses Detail eröffnete mir einen bisher noch verborgenen Zugang zu seinem inneren Zustand. Das Thema der Geschwindigkeit führte uns zum Thema des Wettbewerbs – wer der Schnellste ist, wer der Sieger ist und wer die Verlierer sind, und wie wichtig es ist, seine Geschwindigkeit permanent zu steigern. Die Kulmination einer Reihe weiterer neuer Hinweise war seine Äußerung, dass „nur der absolut schnellste Läufer überlebt". Es machte mir den Anschein, als ob ein Gepard beim Baseball mitgespielt hätte. Er nannte dieses Tier nie beim Namen, bewegte sich jedoch im Zuge der näheren Untersuchung des Themas der Geschwindigkeit in Richtung dieser Quelle und bezog sich in seiner Wortwahl auf den Geparden.

Im Verlauf einer Konsultation kommt der Patient in immer engeren Kontakt mit seiner Quelle und wird von daher auch zunehmend diese Perspektive einnehmen. Worte, Bilder und Empfindungen, die in direktem Zusammenhang zur Quellenenergie stehen, werden zum Vorschein kommen. Diese „Quellenworte" enthüllen sie dann schließlich. Manchmal geschieht das, indem die Quelle unmittelbar beim Namen genannt wird, manchmal nicht. Zu den Quellenworten gehören auch Begriffe, die auf die Familie oder Gruppe der Quelle reflektieren, die Charakteristika der Existenz der Quelle in ihrer Umgebung beschreiben, ihre Qualitäten benennen und jeden anderen denkbaren Aspekt der Lebenswahrnehmung dieser spezifischen Quellenenergie thematisieren.

Die Aufgabe der Homöopathen ist es, dem Patienten die Kontaktaufnahme mit seiner Quelle zu ermöglichen und zu registrieren, wann bestimmte, auf die Quelle hindeutende Begriffe fallen und schließlich die Quelle anhand dieser Wortwahl zu identifizieren. Bei manchen Patienten ist eine klare Demarkationslinie zu bemerken, wenn die Unterhaltung von den Themen des normalen täglichen Lebens, seinen Symptomen, bisherigen Behandlungen, Aktivitäten und Gedanken in die innere Welt seiner Quelle überwechselt. Manchmal können sich dann recht unvermittelt der Ton der Stimme, die Geschwindigkeit des Redeflusses, die Körperhaltung und Wortwahl verändern. Es ist dann so, als hörte man im Radio zuerst die Rolling Stones und dann würde plötzlich die Frequenz gewechselt und nun hörte man Chopin. Es ist zwar noch dasselbe Radio, aber alles andere hat sich geändert.

Rufen Sie sich noch einmal den Fall des Mädchens aus dem vorherigen Kapitel (► s. S. 66.) ins Gedächtnis. Dieses Kind wechselte derart rasch in ihren inneren Zustand und benutzte dann sofort Begriffe ihrer Quelle, dass der Übergang dorthin nicht deutlich erkennbar war – tatsächlich war er sogar fast nicht zu bemerken. Um eine Vorstellung von diesem Kontrast zu erhalten, vergleichen Sie den Ton, Inhalt und die Geschwindigkeit, in der die Mutter berichtet, mit derjenigen des Mädchens: Es sieht so aus, als entstammten sie zwei verschiedenen Welten.

Wie bereits erwähnt, lebt der Patient zumindest teilweise aus dem inneren Zustand seiner Quelle heraus. Jede Quelle enthüllt sich durch die Symptome, Handlungen und Wortwahl des Patienten. Der Ausdruck, über den sie sich zu erkennen gibt, ist deswegen durch den Wortschatz, das Alter und die Lebenserfahrung des Patienten limitiert. Diese Begrenzungen gelten auch für Erwachsene. Erwachsene Patienten, die ein Arzneimittel eines bekannten Tieres benötigen, nennen häufig diese Quelle beim Namen. Einem bestimmten Wissensfundus zu Tieren begegnet man recht häufig, eine Vertrautheit mit der Botanik und Chemie hingegen ist äußerst selten anzutreffen. Als Konsequenz daraus nennen Patienten nur selten, wenn überhaupt, die Namen bestimmter Pflanzen – und ich habe noch nie gehört, dass ein Patient ein Mineral mit Namen erwähnt, wenn die Quelle diesem Reich entstammt. Bei Kindern, deren Wortschatz und Erfahrungshorizont naturgemäß noch weit weniger entwickelt sind, ist zu erwarten, dass die Erwähnung eines bestimmten Begriffes eher nur ein Gedankengang als ein definitiver Hinweis ist.

Ein umfassendes Wörterbuch enthält ca. 200 000 Worte, wobei der Durchschnitts-Amerikaner nur über ein Vokabular von weniger als 700 Worten verfügt. Ohne außergewöhnliche Anstrengungen oder zusätzliche Studien scheint dies alles zu sein, was einem Kind jemals für seinen täglichen Gebrauch zur Verfügung stehen wird. Dieser begrenzte Rahmen ist ungeeignet, um die große Vielfalt der menschlichen Erfahrung zu beschreiben. Gleichgültig, ob es um einen Erwachsenen oder ein Kind geht, filtert jeder Patient seine Erfahrungen durch die einzigen Worte, die ihm zur Verfügung stehen, um zu verdeutlichen, was er wahrhaftig meint. Und obwohl diese Begrenzungen in der Theorie bestehen, stellen sie in der Praxis kein Problem in der Anwendung der Quellen-basierten Verschreibung dar.

Der Name der Quelle ist nur eines der vielen Worte, Bilder und Empfindungen, die der Quelle entspringen. Um daraus die Verschreibung einer spezifischen Quelle abzuleiten, ist es unabdingbar, auf eine gesamthafte Konstellation von Begriffen und Empfindungen zugreifen zu können, und diese müssen auch noch alle miteinander verknüpft sein. Der Name alleine reicht dafür nicht aus. Als Beispiel möchte ich den Fall eines Mädchens anführen, deren Lieblingstier der Delfin war und über den sie dann auch sehr ausführlich sprach. Im Laufe der tieferen Exploration jedoch zeigte sich, dass keines der anderen Quellenworte in irgendeiner Weise mit Delfinen verknüpft war. Stattdessen deutete alles auf den Papagei hin, den ich ihr dann mit gutem Erfolg verschrieb. Es spricht vieles dafür, dass sie gar nicht wusste, dass es ein Tier namens Papagei überhaupt gab, sie jedoch mit Delfinen sehr vertraut war. Deshalb übertrug sie die Eigenschaften, Empfindungen und Erfahrungen ihrer Quellenergie auf das, was ihr vertraut war – den Delfin. Meine Aufgabe bestand darin, den Blick am Delfin als Symbol ihrer Quelle vorbei auf die wahre Quelle zu richten. Dies ist auch Ihre Aufgabe.

6.2 Die Macht der Namen

Der eigentliche Name irgendeiner Quelle hat die Qualität einer beschreibenden Ergänzung zu ihrer Energie, er ist quasi ein symbolisches Stenogramm für die Quelle. Unser Drang, den Dingen einen Namen zu geben, ist schon sehr alt. Folgt man dem ersten Buch der Bibel, der Genesis, bestand die erste Handlung Adams darin, „allen Tieren der Erde und Vögeln der Lüfte“ ihre Namen zu verleihen. Dies haben wir seitdem mit aller Konsequenz fortgeführt. Es war Carolus Linnaeus (1707–1778), auch bekannt als Carl von Linné, der ein System der Namensgebung für alle lebenden Organismen dieser Welt entwickelte und der für sich selbst in Anspruch nahm, „das fortzusetzen, was Adam begonnen hatte“. Vieles von dem von ihm begründeten System ist die Basis dessen, was heute noch in wissenschaftlichem Gebrauch ist, und viele der von ihm für Pflanzen und Tieren verliehenen Namen sind uns bis heute vertraut.

Die wundersame menschliche Fähigkeit der gesprochenen Sprache erobert im Alter von ungefähr einem Jahr die Bühne des Lebens. Wie alle Eltern bestätigen können, explodiert der Sprachschatz buchstäblich, nachdem die ersten Worte gesprochen sind; Worte und die Namen der Dinge, mit denen das Kind in Berührung kommt, vermehren sich in geradezu atemberaubender Geschwindigkeit. Man kann jedem Kind dabei zuschauen, wie es die vor Freude überschäumende Erfahrung seiner Macht erlebt, Dingen einen Namen zu geben, einen Gegenstand mit einem Wort zu verbinden und ein Symbol dafür zu erschaffen. Und was ist das doch für eine machtvolle und wichtige Fähigkeit des Menschen! Von einer Namensgebung abgeschnitten zu sein, bedeutet im Kern, dass dem Individuum die Verbindung mit der menschlichen Gemeinschaft verweigert wird. Diese überaus bedeutsame Fähigkeit zu entwickeln und sich ihrer zu bedienen, führt hingegen zu einer immensen Bereicherung des Selbst.

Auf sehr beeindruckende Weise wird dies im Film „Licht im Dunkel" aus dem Jahre 1962 demonstriert, der die Geschichte der Helen Keller erzählt. Blind und taub seit ihrer Geburt, verbrachte sie ihr Leben in einer dunklen und stummen Welt. Als sie sieben Jahre alt war, wurde eine Lehrerin, Annie Sullivan, für sie engagiert, um die gigantische Aufgabe zu übernehmen, sie zu unterrichten. Nach anfänglichen Schwierigkeiten, deren Ausmaß kaum vorstellbar ist, kam es schließlich doch zu einem Durchbruch, den die Schauspielerin Patty Duke (in der Rolle der Helen) mit unglaublicher Intensität darstellte. Das Wunder vollzieht sich in dem Moment, als Helen einen Namen formuliert. Sie benennt Wasser, indem sie die Symbole ihrer Erfahrung miteinander verbindet, die sich durch das Fließen des Wassers von einer in die andere Hand einstellen. In dem Moment, in dem ihr die Macht, Namen zu verleihen, zurückgegeben worden ist, wird ihr die Bedeutung dieser Fähigkeit sofort bewusst. Sie erlebt die explosionsartige Ausweitung ihres Wortschatzes, indem sie durch den Garten stürmt, auf einen Gegenstand deutet und erregt dessen Namen verlangt – genau, wie es jedes andere Kind auch macht, das soeben die Erfahrung der Macht der Worte erkannt hat. Der Prozess ist in beiden Fällen der gleiche, obwohl Helens Sprache nicht gehört, sondern nur erspürt werden kann.

6.3 Worte als Symbole

Der Name einer Substanz ist ein verbales, geschriebenes oder – wie in Helens Fall – taktiles Symbol für den tatsächlichen Gegenstand. Die Menschen haben eine ganze Welt solcher Symbole erschaffen. Unsere Gedanken, Worte, Handlungen und Ideen kommen in Form von Symbolen zu uns, sie werden Anderen als Symbole präsentiert und werden auch nur dadurch verstanden, indem sie aus einem in ein anderes Symbol übersetzt werden. In gleicher Weise sind wir auch nur eingeschränkt in der Lage, uns über Symbole zu unterhalten, da wir uns ja selbst in einer Welt bewegen, die aus nichts anderem als Symbolen besteht. Nicht nur, dass wir in einer Symbolwelt leben – wir befinden uns sogar in einer Welt unserer eigenen individuellen Symbole, die wir auch noch sämtlich selbst erschaffen haben. Kommunikation besteht darin, im Kontext der Symbolwelt eines anderen Menschen einen Platz für unsere eigene Symbolwelt zu finden.

6.4 Ausdruck der Individualität

In der Kommunikation mit anderen ist immer die Balance zu wahren zwischen dem, was ein Mensch mit den Worten, die er benutzt, meint – und der Notwendigkeit, diese Bedeutung dem Gegenüber mitzuteilen. Erst diese Balance erschafft ein Beziehungsband, es verbindet Familien und die Gesellschaft. So sehr, wie ein Mensch auch bemüht sein mag, sich an standardisierte Ausdrucksformen zu halten, er wird sich immer nur seines eigenen Wortschatzes bedienen und den Botschaften seine eigenen Bedeutungen unterlegen, ob er sich dessen nun bewusst ist oder nicht. Ebenso unfreiwillig wie unausweichlich wird man sich immer auf die personalisierten Bedeutungen der Symbole beziehen, die man benutzt. Ernährungsspezialisten sagen: „Du bist, was Du isst." – Ich aber sage: „Du bist, was Du sagst."

Wenn ich das Wort „Löwe" sage, dann wissen Sie, worauf ich mich beziehe. Aber wissen Sie das wirklich? Jedes Wort, das ich spreche, hole ich aus den Tiefen meines eigenen persönlichen Reservoirs von Symbolen und Bedeutungen. Um die Kommunikation zu erleichtern, verzichtet jeder Mensch auf einen Teil seiner Individualität, indem er sich auf die Verwendung systematisierter und standardisierter Bedeutungen dieser Symbole – genannt Worte – einlässt. Im täglichen Leben käme es zum Zusammenbruch jeglicher Kommunikation, bestünde die Notwendigkeit, jedes einzelne Wort zu untersuchen und eine Beschreibung aller Nuancen der mit diesem Wort verbundenen individuellen Erfahrung mitzuliefern. Wörterbücher sind die Führer, deren wir uns auf der Suche nach allgemein anerkannten Bedeutungen und Verwendungen dieser Symbole bedienen können. Ein Wörterbuch ignoriert jegliche Individualisierung und dient der Homogenisierung von Bedeutungen, um Kommunikation zu ermöglichen und zu vereinfachen. Die allopathische Medizin verfolgt den gleichen Weg. Eine schulmedizinische Diagnose teilt einem Patienten im Kern lediglich mit, welches Symbol er repräsentiert – unabhängig von seinen individuellen Symptomen, Erfahrungen, Modalitäten, Gefühlen, Erinnerungen oder Empfindungen. Die persönliche Bedeutung seiner Krankheit wird dabei außer Acht gelassen; er wird in ein universelles Symbol einer Diagnosekategorie eingeordnet.

Die Fähigkeit, Symbole zu erschaffen, Dinge zu benennen und standardisierte Definitionen von Worten zu benutzen, ist zwar unverzichtbar, kann aber auch überbewertet werden. Manchmal scheint es, als würden die Menschen durch das aufgeregte Umherwerfen mit Worten vergessen, dass ein Name nur etwas repräsentiert, er aber nicht die eigentliche Sache an sich ist.

Der polnisch-amerikanische Philosoph und Wissenschaftler Alfred Korzybski (1879–1950) sagte: „Die Karte eines Gebietes ist nicht das Gebiet selbst“ [1]. Eine Diagnose ist nicht das gleiche wie die Krankheit, nicht gleichzusetzen mit der Bedeutung und auch nicht mit der individuellen Art, in der dieser Patient seine Welt wahrnimmt. Homöopathen wenden sich der Karte von vornherein nicht zu, sondern gehen direkt in das jeweilige Gebiet hinein. Wir bemühen uns, ganz genau zu verstehen, wer dieser Mensch ist und wie er die Welt sieht, wie er sie erlebt. Wir betrachten sie mit seinen Augen und sehen, was er sieht. Wir fragen uns: „Welche Bedeutung hat die einzigartige symbolhafte Art und Weise der Verwendung von Worten für diesen Patienten selbst?“ Wir betreten die Welt seiner Symbole und bringen sie mit der von uns benutzten Symbolwelt, den Arzneimitteln, in Einklang.

Dieses Konzept ist nicht neu. Die Repräsentanten der philosophischen Bewegung der Romantik im 19. Jahrhundert waren die ersten, die Anschauungen vertraten, die heutzutage als selbstverständlich gelten. Ihre Aussage war, dass alle Kunst eine Form symbolischer Sprache sei, die sich an eine tiefe, unbewusste Wahrnehmung der menschlichen Seele richte. Auch die annähernd 70 Jahre später entwickelte Psychologie Freuds, mit ihrer Betonung des Irrationalen im Menschen und ihrem Bezug auf das Symbolhafte, verdankt den deutschen Romantikern der gleichen Ära viel. Freuds bahnbrechende Arbeit fußt auf dem zu jener Zeit neuen Gedanken, dass Menschen sich in jedem Aspekt ihres Lebens verschiedener Symbole bedienen. Menschen verwandeln alles, was sie sehen und erleben, in Symbole – und verwandeln dann ihre Reaktionen auf diese Symbole in eine Reihe weiterer Symbole. Freud postulierte, dass jeder Teil des menschlichen Verhaltens als logisch verstanden werden kann, wenn wir die Bedeutung der Symbole eines Patienten wahrnehmen können. Die Anerkennung für diesen Gedankengang ist Freud zugefallen, obwohl Hahnemann ihm damit fast ein Jahrhundert zuvorkam.

6.5 Das Arzneimittel als Symbol

Jedes Arzneimittel ist ein Symbol für einen bestimmten Zustand des Lebens; dieses Symbol spricht in vielen verschiedenen Sprachen zu uns. Ebenso wie ein Wörterbuch als Übersetzer von Symbolen fungiert, so tut dies auch ein Repertorium. Das Repertorium übersetzt die Sprache und Symbole des Körpers, des Geistes und der Gedanken des Patienten in unsere Symbole, die Arzneimittel. Humorvoll könnte man auch sagen, dass alle Homöopathen einen Job bei den „Biologischen Vereinten Nationen“ haben und dort die Sprachen der Haut, der Leber, des Kopfes, der Lungen, der Gelenke, der Träume, Gefühle, Gedanken, Empfindungen, Erfahrungen und all der anderen Teilbereiche des Menschen in die universale Sprache der Arzneimittel übertragen. Fühlt sich jemand beispielsweise so, als würde er erstochen, so werden seine Schmerzen von stechender Qualität sein. Fühlt sich jemand nervös, so wird sein vegetatives Nervensystem aktiviert und dies wird sich in Zeichen wie feuchten Handflächen, einem nervösen Magen oder Kurzatmigkeit zeigen. Jede Rubrik und Modalität, jedes körperliche Symptom ist ein Symbol, das uns vor Augen führt, was die Patienten erleben und wie sie die Welt betrachten.

Viele Bereiche der Medizin und der Psychotherapie arbeiten mit dem Konzept der Symbolik und erkennen an, dass der Körper als symbolhafter Ausdruck des Menschen zu werten ist. Trotz dieser guten Ausgangsposition geraten viele im weiteren Verlauf dann doch auf Abwege. Ihre nächsten Schritte bestehen nämlich darin, den Symptomen bestimmte biologische Bedeutungen zuzumessen und diese zu standardisieren: Ein wunder Hals steht für die Weigerung des Patienten, zu reden, Probleme mit den Zähnen haben immer mit Aggression zu tun, Krebs ist immer Ausdruck einer unterdrückten Gefühlswelt und Menstruationsschmerzen bedeuten, dass die Patientin nicht zu ihrer Identität als Frau steht. Der Patient kann sein Symptom nachschlagen und wird sofort erfahren, was dahintersteckt. Individualität ist jedoch hier nicht zu finden!

Innerhalb der Familie der Rosaceae gibt es 2830 Spezies und mehr als 5000 Varianten von nur einer dieser Spezies – der Rose. Man kennt 7200 verschiedene Arten von Äpfeln. Es gibt 40 000 Spezies von Spinnen. Selbstverständlich ist es vor diesem Hintergrund denkbar, dass es mehr als nur eine Ursache für einen wunden Hals gibt. Im Repertorium finden sich 339 Arzneimittel in der Rubrik „Halsschmerzen" – das bedeutet, dass es 339 bekannte homöopathische Symbole gibt, die auf das Symbol des schmerzenden Halses treffen. Ich vermute, dass diese Zahl noch nicht einmal ausreicht. Bei jedem einzelnen Menschen ist der Halsschmerz als ein Symbol für ihn als Individuum zu verstehen; die Bedeutung dieses Schmerzes kann uns nur der Patient vermitteln. Eines der im Stil eines Kochbuchs verfassten Bücher trägt den Titel *Die heilende Kraft der Krankheit: Die Bedeutung von Symptomen und wie man sie interpretieren kann,* und es hat einen Umfang von 270 Seiten. So etwas kann ich einfach nicht verstehen. Wieviel Zeit braucht man denn, um zu sagen: „Frage einfach den Patienten?"

Dies bringt uns zurück zum Kernthema, der Essenz von Symbolen – der Individualität. Die Essenz eines menschlichen Wesens ist seine Individualität, von den Fingerabdrücken zur DNA, unserem Gesicht, unseren Gedanken, unseren Symbolen bis hin zur Quelle, die wir zum Ausdruck bringen. Die Essenz der Homöopathie ist der Respekt vor dieser Individualität, besser noch: ihre Verherrlichung. Gehen Sie in die Welt ihres Patienten hinein und Sie werden durch das Erreichen der Quelle erfahren, wer dieses Individuum wirklich ist. Die Symbole, die eigentümlichen Symptome und die Begriffe der Quelle, sind zusammengenommen der Pass, den wir für diese Reise benötigen.

Fallbeispiel 6: Die Nennung der Quelle

Dieser Fall, von Dr. Sunil Anand vorgestellt und hier mit seiner freundlichen Erlaubnis veröffentlicht, ist ein Beispiel für eine Situation, in der der Patient den Namen seiner Quelle nennt.
Wie schon zuvor erwähnt, kann dies aber nicht als der einzige Hinweis auf das Arzneimittel gewertet werden. Alle anderen Empfindungen, Gefühle und Wesensäußerungen des Patienten bilden, zusammen mit der explizit benannten Quelle, die Totalität. Dr. Sunil Anands Fall verdeutlicht auch die positive Rolle, welche die Homöopathie bei genetisch bedingten Erkrankungen und metabolischen Störungen spielen kann.

Der Patient

Der Patient ist ein 14 Jahre alter Junge. Es handelt sich um einen sehr interessanten Fall, weil der Junge unter einer schweren angeborenen Stoffwechselstörung, dem Morbus Wilson, leidet. Die Pathologie beruht auf einer Störung des Kupfer-Stoffwechsels, die zunächst zu einer Akkumulation von Kupfer in der Leber führt, sich im Verlauf dann auch auf andere Organe ausdehnen kann, insbesondere auf das Gehirn, die Augen und die Nieren. Der exzessive Kupferspiegel in der Leber verursacht akute oder chronische Hepatitiden, andere schwere Lebererkrankungen, einen zunehmenden Verlust ihrer Funktionen und Leberzirrhose, die sich durch den Anstieg der Leberenzyme und Ikterus zeigt. Häufig entwickelt sich auch eine Vielzahl neurologischer Symptome. Der initiale Behandlungsansatz bei Morbus Wilson besteht im Versuch der Entfernung des überschüssigen Kupfers mithilfe von Chelaten. Selbstverständlich ist eine kupferarme Ernährung unverzichtbar. Nahrungsmittel wie Kokosnuss, Schokolade, Leber, Pilze, Nüsse und Schellfisch sind zu meiden.

▼

▼

Bericht des Patienten

A: Kannst du mir genau sagen, was dein Problem ist?

P: Ich fühle mich sehr müde. Ich bin sehr schläfrig. Ich bin auch sehr angespannt wegen meines Lernens.

A: Erzähle mir mehr über jeden dieser Punkte.

P: Außer dem, was ich eben schon gesagt habe, führt die innere Anspannung auch noch zu Kopfschmerzen.

A: Kannst du mir dazu noch mehr erzählen?

Beobachtung: *Vor jeder Antwort macht er lange Pausen.*

P: Ich habe immer das Gefühl, ich hätte Fieber.

A: Erzähle mir mehr über dieses fiebrige Gefühl.

P: Es ist so, als wäre eine Menge Hitze in mir, aber dabei fühlt sich mein Körper von außen kalt an.

A: Kannst du mir noch mehr darüber erzählen?

P: Nein.

A: Erzähle mir noch ein bisschen über die Müdigkeit.

P: Ich möchte gar nichts tun. Ich will einfach nur irgendwo sitzen, ohne irgendetwas zu tun.

A: Was kannst du mir zur Schläfrigkeit sagen?

P: Die ist immer da. Sogar jetzt, während wir miteinander reden, fühle ich mich, als würde ich schlafen.

A: Dann erzähle mir noch ein bisschen mehr über die Kopfschmerzen.

P: Sie sind oben auf dem Kopf und über den Augen.

A: Wie fühlt sich der Schmerz an?

P: Er ist wie ein Klopfen.

A: Beschreibe mir das Klopfen noch ein bisschen genauer.

P: Ich kann nur sagen, dass es kommt, wenn ich angespannt bin.

A: Was heißt Spannung? Wie erlebst du sie? Wann spürst du die Spannung?

P: Sie ist hauptsächlich mit dem Lernen verbunden.

A: Erzähle mir mehr über die Spannung, die mit dem Lernen zusammenhängt.

P: Wenn ich viele Hausaufgaben erledigen muss und sie nicht alle geschafft habe. Solche Dinge sorgen bei mir für Anspannung.

A: Wie denn?

P: Dann habe ich das Gefühl, gar nicht in der Schule zu sein.

▼

▼

A: Was meinst du damit?

P: Der Lehrer könnte mich vielleicht schlagen oder bestrafen.

A: Ist das schon einmal vorgekommen?

P: Noch nie.

A: Wie bestrafen sie dich denn?

P: Sie schicken dich aus dem Klassenraum.

A: Welches Gefühl würde das denn in dir machen?

P: Es wäre sehr verletzend.

A: Was könnte dich denn sonst noch verletzen?

P: Wenn meine Freunde sich über mich lustig machen.

A: Wie machen sie sich denn über dich lustig?

P: Zum Beispiel, wenn sie sagen, dass ich nicht gut hüpfen kann, obwohl ich doch schon in der 9. Klasse bin.

A: Wie fühlt sich das an, wenn sie das sagen?

P: Ich gehe dann sofort weg und will nie mehr mit ihnen spielen. Aber schon nach kurzer Zeit sind wir wieder Freunde.

A: Was erlebst und empfindest du, während man dich so lächerlich macht?

P: Ich fühle mich innerlich sehr unwohl.

A: Was meinst du damit?

P: Ich kann dann nicht auf einer Stelle sitzen bleiben.

A: Warum?

P: Das Gefühl wechselt zwischen Hitze und Frieren. Und mein Körper fühlt sich sogar dann kalt an, wenn mir heiß ist.

A: Erzähle mir mehr darüber.

P: Es fühlt sich so an wie während einer Prüfung.

A: Erzähle mir mehr.

P: Das fiebrige Gefühl wird begleitet von Kopfschmerzen.

A: Was genau macht dich so angespannt bei Prüfungen?

P: Werde ich eine gute Note bekommen?

A: Was ist denn, wenn du keine gute Note bekommst?

P: Dann fühle ich mich sehr schlecht. Im nächsten Jahr arbeite ich dann sehr hart, um gute Noten zu bekommen.

A: Wo liegen deine Interessen?

P: Maschinenbau.

A: Was interessiert dich am Maschinenbau?

P: Ich repariere gerne Sachen und baue auch verschiedene Dinge mit meinem Mechano-Set.

A: Hast du noch andere Interessen?

▼

▼

P: Ich mag Mathematik und Spielen am Computer. Ich schaue auch gerne Fernsehen und Musikshows.
A: Was sonst noch?
P: Wenn ich groß bin, möchte ich Indien von all seiner Armut befreien.
A: Erzähle mir mehr darüber.
P: Ich möchte, dass Indien ein reiches Land ist.
A: Erzähle mir mehr.
P: Ich will, dass der Koh-i-Noor-Diamant, den die Briten von uns gestohlen haben, zurück nach Indien kommt.
A: Erzähle mir mehr darüber.
P: Sie haben uns beraubt und sehr gequält.
A: Was haben sie sonst noch gemacht?
P: Sie haben eine Teilung herbeigeführt. Sie wollten dann auch Kaschmir noch Pakistan zuschlagen.
A: Wie sind deine Gefühle dazu?
P: Wenn sie es nicht geteilt hätten, wäre unser Land heute das viertgrößte der Welt. Wegen dieser Aufspaltung sind wir nur das siebtgrößte.
A: Welches ist das größte Land der Erde?
P: Russland.
A: Das zweitgrößte?
P: Amerika.
A: Dritter?
P: China, danach Kanada, Brasilien, Australien, und dann kommen wir.
A: Was ist mit Afrika?
P: Das ist ein Kontinent.
A: Deine Geografiekenntnisse sind sehr gut. Wie sind deine Noten im Vergleich zu deinen Klassenkameraden?
P: In der 9. Klasse war ich der Drittbeste. Aber in den letzten Tests war ich im Durchschnitt der Zweite.
A: Bist du damit zufrieden?
P: Nein, ich will der Erste sein.
A: Erzähle mir mehr darüber.
P: Es ist schwierig zu beschreiben. Ich will einfach nur der Erste sein und bin bereit, dafür sehr hart zu arbeiten.
A: Was könnte man deiner Meinung nach tun, um die Armut in Indien zu beseitigen?
P: Es sollte Arbeit für alle geben und wir sollten unser Bevölkerungswachstum kontrollieren.
A: Kannst du mir beschreiben, was du für ein Mensch bist?
P: Ich bin schnell gereizt.

▼

▼

A: Wie muss ich mir das vorstellen?
P: Wenn andere mir nicht zuhören, werde ich sehr böse.
A: Kannst du mir ein Beispiel dafür geben?
P: Wenn ich Fernsehen schauen möchte und meine Mutter erlaubt es mir nicht. Das macht mich sauer.
A: Was machst du, wenn du böse wirst?
P: Ich werfe mit Bettdecken und Kopfkissen um mich.
A: Und was ist dann?
P: Dann fühle ich mich wieder ruhig.
Beobachtung: *Ich bemerke, dass der Junge an dieser Stelle tief seufzt.*
A: Was ist gerade jetzt passiert? Warum hast du geseufzt?
P: Die Anspannung, die bis jetzt in mir war, hat sich gelöst.
A: Was genau hat sich gelöst?
P: Die Unsicherheit, ob unser Gespräch gut laufen würde oder nicht.
A: Warum dann der Seufzer?
P: Das Gespräch läuft gut.
A: Was passiert denn bis zu diesem Punkt?
P: Es ist wie bei einer Prüfung. Bis ich das Aufgabenblatt lese, fühle ich, dass meine Kehle ganz trocken ist.
A: Was ist mit diesem Trockenheitsgefühl?
P: Solange, wie ich das Blatt nicht ganz gelesen habe und weiß, dass ich alle Fragen beantworten kann, spüre ich diese Trockenheit.
A: Erzähle mir mehr.
P: In dem Moment, in dem ich merke, dass ich wirklich jede einzelne Frage beantworten kann, fühle ich mich entspannt und dann geht die Trockenheit weg.
Kommentar: *Ein Abschnitt des Auskunftsbogens, den ich den Patienten vor einer Konsultation zum Ausfüllen gebe, ist eine sogenannte „kreative Seite“; hier können sie Kritzeleien oder Zeichnungen nach ihrem Geschmack einfügen. An irgendeinem Punkt der gesamten Behandlung wird dann das, was sie kreiert haben, näher untersucht. Der Junge hatte die Zeichnung eines Tempels angefertigt. Der nun folgende Teil der Unterhaltung drehte sich um die nähere Beschäftigung mit seiner Zeichnung.*
A: Erzählst du mir etwas über deine Zeichnung?
Beobachtung: *Die Zeichnung zeigt ein Dorf mit Häusern. Ein Fluss entspringt einer Quelle. Auch ein Tempel ist zu sehen; er liegt hoch auf einem Hügel*

▼

▼

und Stufen führen zu ihm hinauf. Vögel fliegen im Himmel umher.
P: Der Tempel auf dem Hügel ist der Ganpati-Tempel.
Beobachtung: *Das Bild zeigt einen Fluss, der den Berg hinabfließt, auf dessen Spitze der Tempel liegt. Der Fluss, der einer Quelle entspringt, hat eine Bedeutung. Im weiteren Verlauf benutzt der Patient die Begriffe „Quelle" und „Ursprung" und spricht über Dinge, die an ihre Quelle oder ihren Ursprungsort zurückkehren müssten, wie zum Beispiel der vorhin erwähnte Diamant.*
A: Erzähle mir etwas über den Ganpati-Tempel.
P: Jeden Mittwoch besuche ich auf Anraten meines Gurus den Ganpati-Tempel. Ich ziehe es vor, dorthin zu gehen, wenn noch nicht zu viele Menschen da sind. Wenn viele Menschen an einem Ort sind und sich gegenseitig anrempeln, bin ich gereizt und bekomme Erstickungsgefühle. Ich mag keine übervölkerten Plätze.
A: Welche Träume hast du?
P: Im Traum spiele ich mit meinen Freunden oder wir feiern ein Fest miteinander. Wenn ich einen Horrorfilm gesehen habe, träume ich von Gespenstern. Ich träume von meinen Prüfungsergebnissen. Ich habe auch schon geträumt, dass ich in ein tiefes Tal falle.

Bericht der Mutter

A: Beschreiben Sie mir seine Persönlichkeit.
M: Er ist gegenüber seinen Freunden sehr hilfsbereit. Sie bedeuten ihm sehr viel. Er ist auch sehr aufmerksam gegenüber behinderten Kindern. In Bezug auf seine Ansichten ist er sehr rigide. Eigene Fehler gibt er niemals zu, seine Krankheit aber akzeptiert er.
A: Wie muss ich das verstehen?
M: Er verlangt nie nach Nahrungsmitteln wie zum Beispiel Schokolade, die er zwar sehr mag, aber wegen ihres hohen Kupferanteils nicht essen darf. Er fühlt sich schlecht, da auch ich es aufgegeben habe, solche Dinge zu essen, weil er sie nicht haben darf. Er ist sehr auf mich fixiert.
A: In welcher Weise?
M: Als vor vier Jahren die Diagnose gestellt wurde, habe ich mich auf unbestimmte Zeit von meiner Arbeitsstelle beurlauben lassen. In sechs Monaten werde ich jetzt aber in meinen Beruf zurückkehren müssen. Er fühlt sich sehr

▼

▼

beschützt, wenn ich bei ihm bin. Er macht sich Sorgen, wie er wohl zurechtkommen wird, wenn ich wieder arbeiten werde. Mit der Zeit beginnt er, es etwas besser zu akzeptieren. Er sagt mir, ich solle mir keine Sorgen wegen seiner Krankheit machen. Als er zehn Jahre alt war und die Diagnose des Morbus Wilson erhielt, sagte er, „Du bist bei mir und ich bin bei dir und deswegen müssen wir uns auch keine Sorgen machen". Wenn es um sein Lernen geht, ist er sehr angespannt. Er hat Schwierigkeiten mit dem Schreiben und ist darin sehr lanqsam. Vor seinen Prüfungen wird er häufig krank. Er paukt und wühlt sich solange in die Dinge hinein, bis er alles verstanden hat und hat trotzdem das Gefühl, alles wieder zu vergessen. Das ist aber noch nie vorgekommen. Am Tag einer Prüfung wacht er sehr früh auf und lernt und bereitet sich vor. In Mathematik ist er sehr gut, aber Sprachen sind ein Problem für ihn. Seit der 7. Klasse wählt er, wenn er einen Aufsatz schreiben muss, immer das gleiche Thema, nämlich „Meine Mutter".
„Sie ist alles für mich,
sie arbeitet sehr hart für mich,
gäbe es sie nicht, wäre ich nicht da."
Er erträgt es nicht, alleine zu sein, sogar heute noch nicht. Irgendjemand muss die ganze Zeit bei ihm sein. Er sagt oft, dass er, wenn er beginnt, Geld zu verdienen, einen Diamanten wie den im Film „Titanic" kaufen wird. Er muss alles gut machen. Wenn er etwas geschrieben hat und es nicht zu seiner Zufriedenheit ausgefallen ist, dann wird er böse, zerreißt es und schreibt es noch einmal neu.
Kommentar: *Das Thema eines Diamanten hat er bereits zweimal erwähnt; beim ersten Mal ging es um den Koh-i-Noor, beim zweiten Mal ist es der Diamant aus dem „Titanic"-Film. Das ist auffällig und markant und deshalb einer genaueren Untersuchung wert.*
An diesem Punkt wird der Junge wieder ins Sprechzimmer geholt.
A: Was kannst du mir über Diamanten erzählen?
P: Ich mag sie sehr.
A: Was heißt das?
Beobachtung: *Er beginnt, seine Füße heftig zu bewegen.*
P: Diamanten glitzern. Ein Diamant ist unzerbrechlich. In Indien werden sie nicht sehr häufig

▼

▼

gefunden. Er ist ein Nichtmetall, aber hat Feuer. Der Koh-i-Noor ist der Diamant Nummer eins der ganzen Welt. Er ist so groß und unbezahlbar. Viele Diamanten werden in Afrika gefunden, tief unter Kohleschichten in der Erde.
A: Was kannst du mir denn noch über Diamanten und ihre Struktur erzählen?
P: Soll ich Ihnen einen Diamanten zeichnen, um seine Strukturen klarer zu machen?
Kommentar: *Ich ermutige ihn, das zu tun und das ist der Moment, in dem er die vorher erwähnte Zeichnung des Diamanten anfertigt.*

Dr. Sunil Anands Analyse
Gemessen an seinem Alter war er sehr präzise in der Schilderung seiner Symptome. Es war ihm sehr wichtig, dass ich ganz genau verstehe, was er versuchte auszudrücken und dass er darum jeden einzelnen Punkt so klar darstellte wie nur irgend möglich. Er legte Wert darauf, vollständige Klarheit herzustellen und erwähnte dies sogar seiner Mutter gegenüber. Diese Eigenschaft zeigte sich auch darin, dass er sehr transparent in seinen Ansichten war. Sein Drang nach Perfektion schien auch in der Gewissenhaftigkeit auf, in der er seine Schularbeiten erledigt, wo er jeden einzelnen Fehler aufspürt und beseitigt. Manchmal war er sehr scharf in der Wahl seiner Worte. Er konnte mitunter hart und sehr schwierig zu überzeugen sein, wenn er der Auffassung ist, im Recht zu sein.
Seine Pläne und seinen Lebensweg hat er schon jetzt klar definiert. Er will gute Leistungen erbringen. Und obwohl er zumeist recht selbstsicher ist, hinterfragt und zweifelt er immer dann an sich, wenn es um seine Leistung geht – als sei alles eine Prüfung. Er arbeitet sehr hart, um seine Behinderung zu kompensieren. Er zeigt auch große Sensibilität gegenüber anderen Kindern, die behindert sind. Er mag Zahlenspiele. Er bricht nicht zusammen, wenn seine Freunde gemein zu ihm sind. Er will deren Freundschaft dann zurückgewinnen und tut alles ihm Mögliche, um ihnen zu helfen. Er braucht die Unterstützung seiner Mutter und ist ihr sehr nahe.
Alle diese Details deuten auf eine mineralische Quelle hin. Ein Mensch, der sich im Zustand eines Minerals befindet, betrachtet seine gesundheitliche Störung als Ausdruck von Unzulänglichkeit, genau wie es dieser Patient tut. Der Zwang, trotz seines Handicaps perfekt zu sein, ist eine weitere Bestätigung des Mineralreichs. Das spezifische Mineral wird durch den Drang, von seinen Freunden, seiner Familie und seinen Lehrern geschätzt zu werden und auch durch seine hohen Ambitionen hervorgehoben. Seine Ziele sind hoch gesteckt, er will die Nummer eins sein.
Er ist bereit, so viel Arbeit wie notwendig aufzuwenden, um dieses Ziel zu erreichen. Er ist sehr hart zu sich selbst und verlangt von sich, dass alles perfekt sein soll. Er reagiert sehr empfindlich auf Ausbeutung und ist der Auffassung, dass Dinge an ihren angestammten Ort zurückgebracht werden sollen, wie der Koh-i-Noor-Diamant. Er will den alten Ruhm Indiens neu auferstehen lassen. Diese Einzelheiten deuten in ihrer Gesamtheit auf die Quelle eines wertvollen Minerals hin, von denen einige in diesem Reich zu finden sind. Einige Hinweise zeigen an, welches es genau ist.
Deutlich zeigen sich Kohlenstoff-Themen und Themen der zweiten Reihe des Periodensystems. Er hat eine enge Bindung an seine Mutter. Er ist sich nicht allzu sicher, ob er auch ohne sie existieren könnte. Er macht die starke Abhängigkeit von ihr und die Bindung an die Mutter deutlich, indem er wiederholt ein Gedicht verfasst, das beschreibt, dass es ihn ohne sie nicht gäbe. Er will unabhängig sein, braucht aber dennoch Unterstützung. Wenn es ihn manchmal danach drängt, sich selbst zu bestärken, widersetzt er sich seiner Mutter. Er träumt, aus großer Höhe zu fallen. Stark belebte Plätze rufen ein Gefühl der Erstickung in ihm hervor. Welche wertvollen Mineralien finden sich in der zweiten Reihe? Durch sein wiederholtes, lebhaftes Reden über Diamanten, und dies in verschiedenen Zusammenhängen, werden wir Zeugen seiner Verbindung mit dieser Quelle.
Er erklärt sich freiwillig dazu bereit, einen Diamanten zu zeichnen und tut dies mit großer Freude. Seine Mutter liefert die Bestätigung für diesen Zusammenhang, indem sie berichtet, dass Diamanten eine große Rolle in seiner häuslichen Konversation spielen. Er will viel und hart lernen, sodass er genug Geld verdient, um ihr einen Diamanten wie den aus dem Film „Titanic“ zu kaufen. Seine Bindung an sie wird

▼

▼

durch seinen Wunsch symbolisiert, ihr einen sehr großen Diamanten zu schenken.

Die Wahl des Arzneimittels

In diesem Fallbeispiel finden sich viele Aspekte, die auf den Diamanten verweisen, abgesehen davon, dass er ihn beim Namen nennt. Dazu können wir uns auch auf Ergebnisse der Prüfung stützen. Ein Thema, das sowohl in seinen Kommentaren wie auch in seinen Zeichnungen von ihm immer hervorgehoben wurde, war die Vorstellung von Dingen, die ihrer Quelle entspringen. Der Fluss, den er zeichnete, floss von seiner Quelle aus den Hügel hinunter. Der Diamant muss ebenfalls an den Ort seiner Herkunft zurückgegeben werden, nach Indien. Die Briten nahmen ihn weg und jetzt sollte er zurückkehren. Er beschreibt die Handlungsweise der Briten als Diebstahl, Folterung und insgesamt als ungerecht – zusammengenommen als Akte der Ausbeutung. Neid und Ausbeutung sind zwei prominente Themen. Obwohl es noch nie vorgekommen ist, hat er Angst davor, in der Schule bestraft und geschlagen zu werden. Allerdings fühlt er sich von seinen Freunden gehänselt und beleidigt. Diese Bemerkungen schaffen eine Verbindung zu seinen Ansichten hinsichtlich der Ausbeutung Indiens durch die Briten in der Vergangenheit.

Diamanten sind klare Steine und umso wertvoller und teurer, je reiner und makelloser sie sind. Er hat wiederholt zum Ausdruck gebracht, dass kein Fehler oder Makel erlaubt sei. Absolute Präzision und Klarheit ist zu jedem Zeitpunkt gefordert. Er arbeitet hart an der Aufrechterhaltung seiner persönlichen Präzision; er will ein Diamant von großer Reinheit und hohem Wert sein, will die Nummer eins sein, der Beste und Größte. Trotz seiner schwerwiegenden Pathologie schafft er es, gute Noten zu erzielen. Es ist wichtig für ihn, dass sein Wert von anderen anerkannt wird. Er will leuchten, will trotz seiner Erkrankung hervorstechen, nicht wegen ihr.

Er erhält Adamas in einer LM-Potenz. Die LM 1 wurde nach zwei Monaten graduell ansteigender Potenzierung von der LM 2 abgelöst. Nach Ablauf von vier Monaten war er bei der LM 4 angelangt. Die Reihe der LM-Potenzen ist in Fällen schwerer Pathologien und geschwächter Lebenskraft die favorisierte Potenzskala.

▼

▼

Follow-up – vier Monate später

Es haben sich signifikante Veränderungen eingestellt. Der Junge zeigt mehr Enthusiasmus und fühlt sich nicht mehr so schläfrig. Auf Fragen antwortet er jetzt flüssiger – im Gegensatz zur Erstanamnese, in der es lange Pausen zwischen den Antworten gab. Beim Spielen gerät er nicht mehr so sehr außer Atem. Seine Konzentration und Merkfähigkeit haben sich verbessert. Er ist hungriger und kann inzwischen alle Nahrungsmittel vertragen; deshalb ist er gewachsen und hat an Gewicht zugelegt. Seine Azidose hat sich signifikant verringert. Angesichts dieser erfreulichen Resultate konnte die Dosierung der schulmedizinischen Medikamente um die Hälfte reduziert werden.

Follow-up – ein Jahr später

Die allgemeine Verbesserung des Zustands hält an. Der Junge lernt sehr intensiv, um sich auf die Prüfungen der 10. Klasse vorzubereiten. Inzwischen kann er auch alleine sein, eine Situation, die zuvor undenkbar erschien. Ganz allgemein fühlt er sich innerlich nicht mehr so angespannt. Er zeigt ein hohes Durchhaltevermögen. Mit dem Wachstum stellen sich auch pubertätsbedingte Veränderungen ein. Er ist nicht mehr verstopft und hat täglich Stuhlgang. Zusätzlich zu den klinischen und symptomatischen Verbesserungen hat sich auch der Zustand seiner Erkrankung zum Positiven verändert.

Die Werte der Leberenzyme befinden sich auf normalem Niveau. Die Kupferwerte im Urin sind im normalen Bereich. Der Augenarzt war nach einer Spaltlampen-Untersuchung, bei der er im Gegensatz zu einer früheren Untersuchung keine Präsenz des Kayser-Fleischer-Kornealrings mehr nachweisen konnte, sehr optimistisch bezüglich des weiteren Verlaufs. Die Dosis der schulmedizinischen Medikation konnte weiter reduziert werden.

Weitere Anmerkungen zur Quelle

Dieser Patient demonstrierte alle der relevanten Themen von Adamas: die Reinheit, das Leuchten und Funkeln, das Bedürfnis nach frischer Luft und Erstickungsgefühle an stark bevölkerten Plätzen, Ordnung und Präzision, Härte, Eile, Ungeduld, Ausbeutung und Themen, die mit Trennung zusammenhängen.

▼

▼

Die Quelle und der vorliegende Fall werden im Folgenden nun eingehender untersucht: Ein Diamant besteht aus Kohlenstoff, weshalb die Substanz, trotz ihres Bildes als glamouröser, wertvoller und teurer Stoff, immer noch die Themen der Reihe zwei des Periodensystems verkörpert, in erster Linie derjenigen ihres Mitglieds Kohlenstoff. Dieser Themenbereich umfasst die Begriffe Trennung, Abhängigkeit, Bindung und plötzliche Gefahr. Die Frage, die sich hier stellt, ist: „Kann ich alleine, auf mich gestellt und getrennt von den anderen, existieren?" Obwohl alle Arzneien dieser Reihe mit dieser Frage ringen, entwickelt doch jedes eine eigene Antwort. Geht man von der linken zur rechten Seite, kann man die Reihe als Entwicklung einer Geschichte begreifen, die von der absoluten Nicht-Trennung zur völligen Trennung führt. Viele Homöopathen, darunter Sankaran, Jayesh Shah, Bhawisha Joshi und Harry van der Zee, konnten bereits beobachten, dass diese Progression symbolhaft für die Stadien der Geburt steht. Hier entwickeln sich aus einem stabilen, sich nicht verändernden intrauterinen Milieu zunächst die dramatischen Prozesse des Geburtsvorgangs, bis es schließlich zur endgültigen Trennung durch das Kappen der Nabelschnur kommt. Jeder dieser erwähnten Kollegen hat seine Gedanken in aller Ausführlichkeit in nützlichen und informativen Büchern vorgestellt.

Kohlenstoff ist das Arzneimittel, das in der Mitte dieser Reihe steht und sich damit am Umschlagpunkt zwischen dem Verharren in der inneren, abhängigen Welt und der Zuwendung zur äußeren, unabhängigen Welt befindet. Werden wir über die Fähigkeiten verfügen, mit der Unabhängigkeit umzugehen, die in der Welt gefordert ist? Im Besitz dieser vitalen Reaktion zu sein oder nicht, ist das zentrale Thema aller Kohlenstoff-Arzneimittel. Es gibt eine ganze Reihe von Kohlenstoff-Arzneien in unserer Materia medica: Carbonicum-Salze, Carbo vegetabilis, Petroleum, Adamas, Kohlenstoffdioxid, Graphites, Saccharum, Kreosot und Carboneum-Salze, um nur einige zu nennen. Ohne Ansehen ihrer individuell unterscheidenden Qualitäten teilen sie alle die Themen der Reihe zwei bzw. der Kohlenstoff-Reihe.

Adamas ist ein besonders interessantes Mittel, weil so viele Fakten bezüglich seiner chemischen Zusammensetzung, Geschichte, Eigenschaften und Verwendung so weit von der fötalen Abhängigkeit und des Trennungsthemas der Reihe zwei entfernt liegend erscheinen.

Vom Kohlenstoff zum Diamant, von der Mine eines Bleistiftes zu dem auf der ganzen Welt gepriesenen, ausgezeichneten und begehrten, neidisch betrachteten, königlich gekrönten, wertvollen Edelstein ist es ein ziemlich langer Weg. Er entsteht im Schmelztiegel aus Hitze und Druck, ähnlich wie dieser Patient immer dann Hitze und Anspannung erlebte, wenn er versuchte, die Höhen makelloser Leistungen zu erklimmen. Aber auch wenn er seine höchste und wertvollste Reifestufe erlangt hat, bleibt der Diamant im Kern doch einfacher Kohlenstoff. In der Prüfung tauchen Themen von Babys auf, die Schutz brauchen; dies beleuchtet die Themen der zweiten Reihe, die Themen von Trennung und Gefahr.

Was ist das niemals endende, zwickmühlenhafte Dilemma dieses Jungen? In welchem Stadium seiner Entwicklung steckt er fest? In welcher Weise verkörpert seine physische Pathologie seinen inneren Zustand? Er fühlt sich abhängig und unfähig, ohne seine Mutter zu existieren. Und doch ist er gleichermaßen auch schon in dem Stadium, in dem er den Drang nach Unabhängigkeit in sich verspürt. Um wirklich unabhängig zu werden, setzt er sich unter großen Druck, hervorragende Leistungen beim Lernen und makellose Resultate bei allen Prüfungen zu erbringen, sodass er am Ende die Spitze erreichen und der Beste sein wird, die Nummer eins, und aufgrund seines hohen Wertes aus dem Kreis aller anderen herausragen wird. Aber wenn ihm dies gelingt, wird er so wertvoll sein, dass er von neidischen Mitmenschen ausgenutzt werden wird: Sie werden gemein zu ihm sein, ihn schlagen oder sogar quälen, während sie versuchen, ihm seinen Wert zu nehmen. Er wird dann ganz alleine sein, getrennt von allen anderen, er ist in dieser gefährlichen Situation und unfähig, zu überleben. Und dann wird er sich danach sehnen, zu seinem Ursprung zurückzukehren, zu seiner Mutter. Sie wird ihn beschützen und seine Existenz sichern, sie wird ihm Sicherheit vor der gefährlichen Welt verschaffen. Aber das bedeutet, dass er erneut abhängig sein wird

▼

▼

und er nicht in der Lage ist, alleine und getrennt von ihr zu existieren.
Seine körperliche Pathologie spielt in diesem Dilemma auch eine Rolle. So schwerwiegend der Morbus Wilson auch ist, so sind es doch in diesem Fall das Fieber und die innere Anspannung, die am interessantesten und eigentümlichsten sind. Immer, wenn er hart arbeitet, um seine Ziele zu erreichen, bekommt er diese Symptome, die verhindern, dass er seine volle Leistungsfähigkeit und sein gesamtes Potenzial entfalten kann. Es liegt in der Natur von Adamas, seiner Natur, dass er trotz seiner Hypotheken alles ihm Mögliche einsetzt, um an sein hochgestecktes Ziel zu gelangen. Die Krankheit und ihre Symptome dienen dazu, zu verhindern, dass er zu viel erreicht und zu unabhängig wird – da aufgrund seines inneren Zustands der Angst vor Trennung und Ausnutzung genau dies geschehen würde.
Adamas hat das für ihn geändert. Er ist ruhiger, entwickelt sich normal und wird zu einem unabhängigen jungen Mann. Er braucht seine Krankheit nicht länger und diese hat sich, wie die Untersuchungsbefunde belegen, auch wesentlich zum Positiven verändert.

Auch im folgenden Beispiel benennt die Patientin wieder ihre Quelle.

Fallbeispiel 7: Von der Quelle träumen

Die Patientin

Die weibliche Patientin leidet seit dem Alter von sechs Jahren unter häufig auftretenden, schweren Kopfschmerzen. Die erste Konsultation in meiner Praxis fand statt, als sie acht Jahre alt war. Magnesium phosphoricum eliminierte den Schmerz über drei Jahre hinweg. Danach jedoch wirkte das Mittel nicht mehr so gut wie zuvor. Die Kopfschmerzen kehrten in schwächerer Form zurück und reagierten weder auf zusätzliche Arzneimittelgaben noch auf eine Veränderung der Potenz. Die Mutter berichtete, dass ihre Tochter jetzt in höchstem Maße reizbar sei und das Mittel nicht geholfen habe. Deshalb nahm ich, als die Patientin elf Jahre alt war, den Fall neu auf; die hervorstechenden Punkte sind im Folgenden dokumentiert.

▼

▼

Die Anamnese

P: Die Kopfschmerzen sind zurückgekehrt und sie tun wirklich weh. Ich bin mürrisch. Vor zwei Jahren habe ich mir das Handgelenk verstaucht und es tut mir immer noch weh. Im Handgelenk ist ein scharfer Schmerz, als wenn ein Messer hindurchginge, durchgestochen würde. Jemand sticht ein Messer in die Haut und zieht es dann wieder heraus.
Meine Nase stört mich am meisten. Sie ist verstopft und ich habe Niesanfälle, die sehr peinlich sind. Ich mag es nicht, wenn ich mich schäme, weil Menschen über einen lachen, weil man etwas Seltsames gesagt hat. Sie lachen über einen und das ist gemein und grausam und sozial nicht akzeptabel. Es ist, als hätte jemand eine Krankheit, die seine Haare ausfallen lässt und andere denken, das sei lustig und lachen ihn deshalb aus. Es ist gemein, vor deinen Freunden lächerlich gemacht zu werden.

Der Traum

P: Wir waren in einem viktorianischen Haus. Mein Bruder war mit mir zusammen da und wir waren beide entsprechend dieser Epoche gekleidet. Mein Bruder und sein Freund verkleideten sich als Skelette, sie trugen Masken. Wir versuchten dann, die Masken wieder abzunehmen. Als wir bei der letzten Maske angelangt waren, konnten wir sie nicht entfernen. Jeder der beiden trug fünf Masken. Es waren gruselige, furchteinflößende Masken mit einer gruseligen Haut und einem Totenschädel darunter. Es war gruselig, gruselig, gruselig! Ich zog die Masken immer weiter ab, aber unter jeder abgezogenen war noch eine weitere, bis ich endlich am Schädel angelangt war. Es war, als wenn ich eine Artischocke äße. Ihr Herz ist klein. Es war das gleiche wie das Essen einer Artischocke bis zu ihrem Herzen, das Borsten hat wie eine Zahnbürste. Als ich den Schädel erreichte, sah er genauso aus wie dieses Ding, weil auch der Schädel solche Borsten hatte. Das obere Ende der Maske war spitz wie ein Berggipfel. Das untere Ende war auch schmal. Sie trugen diese letzte Maske und als ich sie abnahm, hatte der Kopf zwar die gleiche Größe wie gewohnt, aber er war völlig zerknüllt und als dieses Schrumpelige dann wieder raus kam, waren sie wieder so, wie ich sie kenne. Zuerst

▼

▼

war der Kopf klein, dann nahm ich die Maske ab und er wurde wieder groß. Klein und groß. Die Spitze der Maske war wie die Spitze eines Stiftes oder einer Schere.
Die letzte Maske war spitz und gerade nach oben ausgerichtet. Es war das Herz der Artischocke. Wenn du das Herz herausnimmst, dann geht es zurück zu einer Artischocke. Du arbeitest dich durch die Schichten hindurch. Sie sind klein und dann werden sie größer. Erst kleiner, dann größer. Wie ein Teleskop. Wenn man von der falschen Seite aus hineinschaut, wird das Andere größer. Das Kleine wird größer. Bei Blumen ist das auch so. Sie gehen vom Kleinen zum Großen und dann wieder zurück: von der Blüte zur Blume und wieder zurück zur Blüte. Sie müssen einen Zyklus durchlaufen.

Analyse
Der Traum war ein Schlüsselelement zur Bestimmung eines guten Arzneimittels. Würden wir versuchen, ihren Traum logisch verstehen zu wollen, kämen wir nicht zum Erfolg. Er macht einfach keinen Sinn. So sind beispielsweise in Wirklichkeit die äußeren blattähnlichen Schalen die schärfsten Anteile der Artischocke. In ihrem Traum aber sind es die Borsten des Herzens, die scharf sind. Wir müssen unsere logischen Gedankengänge und Vermutungen hinter uns lassen und der Patientin folgen, während sie sich auf die Quelle zubewegt. Sie liefert uns eine sehr gute Beschreibung der Erfahrung ihres Traums. Das Abschälen der Schichten im Traum führte zu einem der Kernthemen der Artischocke, dem Abschälen aufeinanderfolgender Schichten, um zum Herzen zu gelangen, welches borstig ist. Weitere, auf die Quelle hindeutende Worte sind der scharfe, obere Teil der Maske, eine leicht erkennbare Parallele zu den oberen Anteilen der Artischockenblätter. Die Worte „Schichten, Borsten, abschälen, Spitze, Blüte und Herz" sind alle mit der Quelle verbunden. Das andere Schlüsselelement ist die Spontaneität, mit der die Patientin vom Bild des Schädels zu einer Artischocke springt. Die Verbindung zwischen diesen beiden Bildern ist für sie sehr lebendig. Für uns klingt dieses Springen zunächst recht seltsam und eigentümlich, aber genau das ist es, was den Vorgang für uns so fruchtbar macht.

▼

▼

Von gleichermaßen großer Bedeutung ist, dass die Quellenbegriffe mit ihrer körperlichen Pathologie in Verbindung stehen. Es ist auffällig, dass sie die Kopfschmerzen und die Reizbarkeit kaum erwähnt, obwohl sie doch die Hauptbeschwerden darstellen. Was dagegen ihre Aufmerksamkeit sehr in Beschlag nimmt, ist ihr schmerzendes Handgelenk. Der Schmerz ist scharf und stechend, eine weitere Analogie zu den scharfen Spitzen der Artischocke, die an die Spitzen einer Schere erinnern – und diese Scherenspitze trat sehr deutlich in ihrem Traum zutage. Die Verbindung zwischen der Quelle und den körperlichen Symptomen erfüllt mich hinsichtlich der Verschreibung mit Vertrauen.

Die Wahl des Arzneimittels
In dem vor drei Jahren geführten Erstgespräch hatte sie eine Vorliebe für Artischocken erwähnt, zusammen mit Nudeln, Fisch, Süßigkeiten und Schinken. Das ist zwar eine eher unübliche Palette von Nahrungsmittelvorlieben für ein achtjähriges Mädchen, war für sich genommen aber nicht ausreichend als Basis für eine Verschreibung der Artischocke. Jetzt aber dienen diese Angaben als interessante Bestätigung. Ich gab ihr Cynara scolymus C 200 (Artischocke).

Follow-up – drei Wochen später
Bericht der Mutter
M: Sie hatte in der ersten Woche nach der Einnahme des Mittels zweimal hintereinander Kopfschmerzen, ein weiteres Mal dann erst vor wenigen Tagen; beide Male waren sie aber nicht allzu schlimm. Im Allgemeinen ist sie recht entspannt. Zuvor war sie ja in dieser fürchterlichen Stimmung gewesen.

Bericht der Patientin
P: Ich fühle mich gut. Ich habe besser geschlafen. Ich habe länger geschlafen und bin auch nicht so spät ins Bett gegangen. Das Einschlafen fällt mir leichter. Ich schreie auch meinen Bruder nicht mehr so schnell an, wenn er mich ärgert. Die Kopfschmerzen sind nicht mehr so häufig gekommen. Mein Handgelenk ist wieder in Ordnung. Ich habe es sogar völlig vergessen.

▼

▼

Zusammenfassung der nächsten Follow-ups
Im Verlauf der folgenden 20 Monate benötigte sie insgesamt noch acht Dosen von Cynara scolymus, entweder in C 200 oder M; auf jede dieser Gaben reagierte sie extrem gut. Ihre Kopfschmerzen sind praktisch nicht mehr aufgetaucht. Sie ist allgemein wesentlich umgänglicher und ruhiger, viel seltener wütend und explodiert überhaupt nicht mehr.
Die Notwendigkeit einer Wiederholung von Cynara scolymus zeigt sich jeweils durch zunehmende Übellaunigkeit, Reizbarkeit und Stimmungsschwankungen, begleitet von der Tendenz, ihre Geschwister zu necken und absichtlich zu ärgern. In diesem Zusammenhang treten dann auch wieder ihre Kopfschmerzen mit den üblichen Modalitäten auf, nämlich einer Besserung durch festen Druck und heißes Duschen. In den folgenden Monaten hatte sie häufiger Träume mit irgendwelchen Peinlichkeiten, bei denen sie von jedem beobachtet wurde. Die Präsenz von Gewalt und Furcht in ihren Träumen nahm über die Zeit ab. Im Rahmen eines Follow-ups erwähnte sie, dass sie Furcht vor Masken habe, weil sie das Gesicht bedecken und sie dann von anderen Menschen nicht erkannt werde. Böse Menschen benutzen Masken, damit sie unsichtbar bleiben und nicht erkannt werden können.

Weitere Anmerkungen zur Quelle
Cynara scolymus ist ein Mitglied der Familie der Asteraceae bzw. der Compositae. Die Familie der Asteraceae ist enorm ausgedehnt; sie umfasst drei bedeutende Unterfamilien, davon eine sehr kleine, die Barnadesioideae, und zwei große, die Asteroideae und die Cichoriodeae. Die Familie der Asteroideae enthält jene Mitglieder dieser Gesamtfamilie, die uns am besten bekannt sind: Arnica, Calendula, Eupatorium und Bellis perennis. Die Familie der Cichoriodeae enthält unter anderem die Disteln und Löwenzahngewächse. Zu diesem Zweig gehört auch Cynara scolymus, gemeinsam mit Carduus marianus, Taraxacum und Onopordon.
Im Fundus unserer Materia medica zu Cynara scolymus finden wir Ärger und Gewalt ebenso wie die Sykose, ansonsten ist recht wenig zu ihr bekannt. Der sykotische Einschlag dieses Falles ist ziemlich deutlich: Er zeigt sich in den

▼

▼

Träumen zum Thema der Peinlichkeit und den Bildern von Masken, hinter denen man das Gesicht verbergen kann. Masken waren ein großes Thema, sogar über die charakteristische Neigung der Sykose hinaus, Dinge zu verbergen. Die Schichten einer Maske abzuschälen war ein eigentümliches Symptom innerhalb des ersten Traums und führte schließlich zur Identifikation der Artischocke.
Die Borsten bzw. scharfen, stechenden Anteile der Frucht befinden sich nahe dem Herzen und liegen im Verborgenen. Im Verlaufe eines Follow-ups beschreibt sie die zusätzliche Bedeutung der Maske: Sie erlaubt es den bösen Menschen, unerkannt zu bleiben. Der Schichtenaufbau der Artischocke, also ihre mehrfache Maskierung, dient dazu, das borstige, scharfkantige Herz zu verbergen; es verbirgt die Gewalttätigkeit und die Verletzung.

Fallbeispiel 8: Die Quelle leben
Nicht alle Patienten werden ihre Quelle unmittelbar beim Namen nennen. Das Mädchen aus dem Fallbeispiel in Kapitel 5 tat dies nicht und der Junge im nun folgenden Fall hat das auch nicht getan. Aber unabhängig davon, ob ein Patient seine Quelle nennt oder nicht, lebt er sie in jedem Moment. Der Erscheinungsformen der Quelle im Leben des Patienten, in seinen Träumen, Handlungen, Gedanken und Empfindungen sind es, die uns in die Lage versetzen, sie zu identifizieren. Der folgende Fall macht dies anschaulich.

Der Patient
Es handelt sich um einen 14-jährigen Jungen, der unter Kopfschmerzen und allergischer Rhinitis leidet.

Die Anamnese
Bericht der Mutter
M: Mein Sohn ist ein überschwänglicher und intensiver Mensch. Wenn er irgendeine Idee hat, dann verfolgt er sie konsequent, unerbittlich und bestimmt. Ich würde sagen, er ist ein eigenbestimmter Mensch. Manchmal kann er sehr eigensinnig und herrisch sein. Er will der Chef sein und bestimmen, was gemacht wird.

▼

▼

Andererseits kann er aber körperliche Auseinandersetzungen nicht ertragen. Er macht einen Bogen um andere Jungen, die übermäßiges Machoverhalten zeigen oder aggressiv sind. Als er noch kleiner war, wurde er von anderen drangsaliert. Vielleicht ist das der Grund, warum er sich mitunter so ausweichend verhält. Er musste einen cleveren Weg finden, um Drangsalierungen zu vermeiden.
In Bezug auf seine Ernährung ist er sehr eigen. Er isst jeden Tag das Gleiche zum Mittagessen. Er lebt im Chaos, sein Raum ist eine komplette Katastrophe. Er hat furchtbaren Mundgeruch und scheint sich keinerlei Gedanken über seine Hygiene zu machen.
Er mag es, im Rampenlicht zu stehen. Er will der Beste und der Erste sein. Dieser Drang macht ihn zu einem sehr wettbewerbsorientierten Menschen. Es macht ihm sehr zu schaffen, dass das Leben unfair ist. Bei jeder Gelegenheit fordert er Fairness ein. Er ist auch neidisch auf andere, besonders dann, wenn sie bessere Leistungen bringen als er. Ich konnte schon beobachten, dass er nachtragend ist. Tiere liebt er sehr und zeigt ihnen gegenüber viel Mitgefühl, besonders für kleine Tiere.

Bericht des Patienten

P: Ich bekomme oft Kopfschmerzen. Ich habe auch Allergien, bei denen meine Nase verstopft ist und läuft. Ich muss unentwegt niesen. Meine Augen tränen und sind immer blutunterlaufen. Sogar in meinen Ohren juckt es. Am stärksten sind diese Symptome im Frühjahr, wenn ich unter Pollen und Hausstaub leide. Auch mein Rücken macht mir Probleme. Ich denke, er ist nicht gerade. Meine Wirbelsäule ist wie ein „S" und das hat zur Folge, dass mein ganzer Körper schief ist. Veränderungen bekommen mir nicht. Ich will, dass alles immer so bleibt, wie es ist. Ich esse jeden Mittag das Gleiche.
Ich gebe gerne Befehle, mag es aber nicht, welche zu befolgen. Es verärgert mich, wenn jemand nicht das macht, was ich sage. Meine Meinung sage ich recht schnell, das fällt mir nicht schwer. Wenn ich etwas sage und damit unrecht hatte, halte ich trotzdem daran fest. Ich nehme an, das hat etwas mit meinem Stolz zu tun. Ich lasse mich nicht schnell in Dinge hineinpressen, die ich nicht tun will. Von den Dingen,

▼

▼

an die ich glaube, bin ich sehr überzeugt. Ich bin gegen das liberale Denken. Wenn jemand verheiratet ist, dann muss er es auch bleiben und darf nie seinen Schwur brechen. Man darf auch nicht heuchlerisch sein. Eigentlich ist es ganz einfach: Mache das, von dem du gesagt hast, dass du es tun würdest. Wenn du etwas versprichst, dann betrüge die Menschen nicht. Wenn jemand betrügt, hat er keine Integrität und Ehre. Solche Menschen sind nicht anständig. Wenn ich irgendein Versprechen abgebe, dann muss ich es halten. Ich bin nicht der Meinung, dass Menschen Leistungen ohne eine Gegenleistung erhalten sollten. Wenn sie gesund sind und arbeiten können, es aber nicht tun, dann sind sie einfach faul. Ich habe für alles, was ich besitze und bin, gearbeitet. Die anderen haben nicht gearbeitet und bekommen etwas für nichts. Das stört mich wirklich. Es ist nicht fair.
Ich bin nachtragend. Noch in 20 Jahren wirst du dein Fett abbekommen. Ich mag Rache. Wenn sich jemand über mich lustig machen würde, dann würde ich ihn vor aller Augen demütigen. Dann würde ich mich gut fühlen, aber nur solange, bis ich ihren Gesichtsausdruck sehe. Denn dann würde ich mich schlecht fühlen, weil ich nämlich genauso mies bin wie sie. Ich will zwar Rache nehmen, aber wenn ich das mache, fühlt sich das nicht gut an. Die anderen denken dann, ich wäre genauso einer wie einige dieser Leute. Normalerweise bin ich nicht neidisch, aber ich kann schon eifersüchtig werden. Ich bin aber eifersüchtig auf jeden, der etwas Besseres bekommt als ich oder der mehr kann als ich. Beim Sport ist es so, dass ich richtig böse und neidisch werde, wenn ein anderer bessere Leistungen bringt und eine bessere Note bekommt als ich. Ich sollte sie haben. Ich habe die Fähigkeiten dazu. Wenn ich denjenigen oder diejenigen nicht mag, dann ist es erst recht schwer auszuhalten. Ich werde sauer. Dann will ich jemanden erwürgen oder schlagen bzw. etwas kaputt machen.
Ich glaube, dass ich immer zu spät dran bin, möchte aber gerne der Erste sein, der bei einem Treffen dort ankommt. Meine Angst davor, zu spät zu kommen, führt dazu, dass ich immer das Gefühl habe, in Eile zu sein. Ich werde sehr ärgerlich, wenn ich wirklich zu spät bin.

▼

▼

Ich mag alle Tiere. Meine Lieblinge sind Katzen und Hunde, obwohl ich eine Allergie gegen Katzen habe. Die Hautschuppen von Tieren rufen bei mir Niesen hervor. Ich habe Angst vor großen Katzen wie Berglöwen oder Rotluchsen. Ich habe auch eine Furcht vor dem Fallen, vor Höhen und Insekten. Ich hasse Insekten wirklich, besonders Wespen, Spinnen und Ohrenkriecher. Sie verursachen bei mir ein Krabbelgefühl auf der Haut.
Ich träume von Dingen, die während des Tages passiert sind. Ich träume auch von Luchsen oder Berglöwen, die Menschen anfallen. Manchmal greifen sie auch mich an. Ich träume auch davon, Geld zu bekommen. Ich mag Geld. Ich muss Geld haben.
Ich mag es, wenn es nach mir geht. Ich verabscheue es, wenn andere mir sagen, was ich zu tun habe – dann werde ich richtig sauer. Ich kriege dann das Gefühl, sie denken, ich sei ein Idiot, der unfähig ist, die Aufgabe zu erledigen. Ich kann alles in Eigenregie machen. Ich komme von selbst auf die Lösungen. Ich muss ihnen beweisen, dass ich es kann, dass ich ein besserer Mensch bin als sie. Wenn ich mit meinem Bruder in Streit gerate, mache ich ihn mit Worten fertig. Ich habe dann wirklich das Gefühl, sehr aggressiv zu sein und ihn zu treffen.
Ich bin sehr wettbewerbsorientiert. Es reizt mich, wenn Leute denken, sie seien besser als andere. Es macht mich wirklich böse, wenn sie es in Wirklichkeit nicht sind, das aber von sich denken. Das Gleiche ist es, wenn sie herumlaufen und denken, sie seien cool. Dann würde ich am liebsten zu denen hingehen und sagen: „Du bist ein Idiot und jeder weiß das auch." Es geht mir immer schlechter, wenn sie trotzdem permanent von sich denken, sie seien cool. Sie sollten nicht durch die Gegend stolzieren und ihre Sonnenbrillen tragen. Sie sollten etwas dezenter sein. Tu' nicht so, als wüsstest du alles. Ich glaube, sie haben eigentlich keine Veranlassung, sich so cool zu gebärden, weil ich denke, dass sie das Gefühl haben, sie müssten etwas beweisen.
A: Kannst du mir etwas über deine Angst vor Insekten erzählen?
P: Ich hasse Insekten. Ich hasse Spinnen und alle Spinnentiere. Ich hasse auch Skorpione. Sie machen mir ein Krabbelgefühl auf der Haut.

▼

▼

Sie sind eklig. Ich bekomme ein Krabbelgefühl und ein Jucken auf der Haut.
Ich mache gerne mein eigenes Ding. Ich will nicht gesagt bekommen, was ich zu tun habe. Es macht mich sehr ärgerlich. Du musst mir nicht sagen, was ich tun soll. Sie wissen noch nicht mal, wovon sie eigentlich reden. Ich könnte ihnen geradewegs ins Gesicht schlagen. Warum machst du dich lustig über mich?
Ich mag es nicht, ungepflegt oder schmutzig zu sein. Ich hasse Dreck. Ich muss immer sauber sein. Ich fühle mich abscheulich, wenn ich schmutzig werde. Dann muss ich sofort duschen. Wenn ich in der Öffentlichkeit schmutzig wäre, wäre mir das richtig peinlich. Ich muss sauber sein. Ich denke, die anderen würden mich anschauen und denken „dieser Typ ist dreckig". So bin ich aber nicht.
Ich mag die Routine. Ich bestelle immer das gleiche Essen. Es fällt mir schwer, mich zu verändern oder anders zu verhalten. Ich habe die Schulen gewechselt und mochte es nicht. Vorher kannte ich jeden und dann plötzlich kannte ich niemanden mehr. Ich musste neue Freunde finden und mir einen Ruf aufbauen. Wenn ich mir noch unbekannte Menschen treffe, bin ich nervös, weil du ja die richtigen Dinge sagen musst. Man könnte aus Versehen einen falschen Eindruck machen. Ich bin kein Idiot. Ich bin auch nicht minderwertig.
A: Erzähle mir etwas über das Aufbauen eines Rufes.
P: Der Ruf ist das, was die Menschen über dich denken. Wenn du einen schlechten Ruf hast, wollen die Leute nichts mit dir zu tun haben. Mein Ruf ist gut, er ist angenehm. Ich setze niemanden herab oder kritisiere ihn. Wenn ich kritisiert werde, ist mir das peinlich. Ich ticke dann aus und kritisiere zurück. Wenn sie auf mich losgehen, werde ich böse und versuche, die Scharte auszuwetzen.
A: Was lässt bei dir das Gefühl der Peinlichkeit entstehen?
P: Wenn jemand ein Geheimnis über mich kennen würde, von dem ich nicht will, dass die Leute darüber Bescheid wissen und es dann jemand doch erzählt. Dann wäre ich sehr verlegen. Sie würden mich damit aus dem Gleichgewicht bringen. Ich würde mich klein fühlen und mich dafür rächen. Ich würde ihre schwachen Punkte

▼

finden und die aus Rache für alle Welt sichtbar machen.
A: Erzähle mir noch etwas zu dem Traum von den großen Katzen.
P: Es war ein schnell vorüberziehender Traum, er dauerte nur ein paar Sekunden. Ich fütterte die Hunde und hörte ein Geräusch. Ich schaute hoch und sah einen Berglöwen, der sich auf mich herabstürzte. Plötzlich war er über mir. Ich war sehr aufgeregt, aber nicht auf eine gute Art. Da war große Furcht in mir. Er fraß mir das Gesicht weg.
A: Wie hast du das erlebt?
P: Sofortige Panik; ich fürchtete mich sehr, weil er direkt auf mich sprang, bevor ich mich auch nur bewegen konnte.
A: Kannst du dir andere Situationen vorstellen, in denen man derart viel Angst empfinden könnte?
P: Vielleicht in einem Atomkrieg, in dem Atombomben gezündet werden. Ich kann die Atompilze vor mir sehen.
A: Was genau an dieser Situation verursacht die stärkste Furcht?
P: Weil sie so schnell fallen.
A: Hast du in deinem Leben schon jemals eine solche Furcht verspürt?
P: Einmal, während ich auf der Autobahn fuhr. Wir wechselten gerade an einer Stelle die Spur, an der sich zwei Fahrspuren vereinten. Wir hätten fast einen Unfall gehabt und ich hatte riesige Angst. Mein Herz klopfte bis zum Hals. Ich hatte das Gefühl, gleich einen Herzinfarkt zu bekommen.

Analyse
In diesem Fallbeispiel hat der Patient die Quelle nicht beim Namen genannt. Dennoch haben wir eine Reihe von Worten vernommen, die zur Quelle gehören, sodass wir über eine gute Vorstellung von der Art und Weise verfügen, in der er die Energie dieser Quelle lebt. Wird die Quelle nicht namentlich erwähnt, dienen uns solche Worte als Wegweiser. Was bedeutet das Leben für ihn? Was erlebt er jeden Tag? Wie ist sein innerer Zustand? Wie sieht er die Welt und reagiert auf sie?
Die Crux dieser Geschichte liegt darin, dass der Patient in permanenter Furcht davor lebt, der Tod könne ihn plötzlich ereilen. Auf dem Schulweg, beim Sport, beim Autofahren – in jeder Situation, jedem Moment seines Lebens fühlt er sich so. Wie kommen wir zu dieser Erkenntnis? In seinen Träumen ängstigt ihn ein Berglöwe zu Tode, der ihn ohne Vorwarnung anfällt. Ein Nuklearkrieg, der Löwe, im Auto auf der Autobahn – jede Situation ist durch das Merkmal der plötzlichen Attacke gekennzeichnet, das plötzliche Herabstürzen, der Tod kommt schnell und unerwartet. Ihm bleibt keine Zeit für eine Reaktion, bevor alles vorüber ist. Das Herz schlägt ihm bis zum Hals. Die Möglichkeit, einer plötzlichen tödlichen Attacke augeliefert zu sein, versetzt ihn in Panik – und dies in jedem Moment und auch in einer Erwartungshaltung. Das Symbol für seine Furcht vor einem plötzlichen Tod ist der Gedanke, eine Herzattacke zu erleiden; auch darin zeigen sich die Themen des Plötzlichen, Unerwarteten und Tödlichen.
Sein Leben ist auch geprägt von Wettbewerb und Vergleich. Er will der Chef sein, will bestimmen und der Erste und Beste sein. Wenn ihm jemand sagt, was er zu tun habe, fühlt er sich herabgesetzt, sehr klein und wie ein Idiot. Er will der große Mann sein, obwohl er sich doch so klein fühlt. Er erzählt bereitwillig von seiner Eifersucht gegenüber jedem, der besser ist oder mehr hat als er. Anderen gegenüber fühlt er sich minderwertig, hat das Gefühl, sie würden über ihn lachen und ihn klein machen. Er wurde von Mitschülern, die größer waren als er, drangsaliert und gedemütigt. Er hasst Heuchler, Betrüger und Unfairness. Das wiederum zeigt uns, dass er selbst solche Tendenzen in sich trägt. Seine Mutter hat erwähnt, dass er auch unaufrichtig sein kann.
Wenn er Menschen sieht, die so tun, als seien sie besser als andere, reagiert er mit Ärger und Vergeltungsgedanken. Er möchte jemanden schlagen oder ohrfeigen. Er genießt Rache und will sich an denjenigen gütlich tun, die ihm Böses zugefügt haben. Aber schlägt er dann auch tatsächlich, nimmt er Rache? Nein, er tut es nicht. Er fürchtet sich vor Auseinandersetzungen. An Ärger und Hass hält er in Form von Neid lange fest, sogar über Jahre. Er wartet auf den richtigen Moment – vielleicht den Moment, in dem er einen Plan für die Realisierung seiner Rache entwickelt hat, möglicherweise ist es ein hinterhältiger Plan oder einer, zu dessen

▼

Verwirklichung er betrügen oder ein Heuchler sein muss. Auf jeden Fall findet er genau die geeignete Stelle für seine Attacke und führt sie in dem Moment, in dem sie am wenigsten erwartet wird. Wir wissen, dass dies seine Denkweise ist, weil er Angst vor plötzlichen Angriffen hat und sie deshalb selbst genauso führt. Er muss daher hinterhältig sein, seine Aktionen exakt planen und überraschend dann zuschlagen, wenn es am stärksten wehtut, weil er sich so klein fühlt, so dumm und so sehr von jenen dominiert, die besser sind als er.

Und dann gibt es da noch das Thema von schmutzig und sauber. Es ekelt ihn an, wenn er schmutzig ist. Aus seiner Sicht ist er penibel darauf bedacht, sauber zu sein. Dies unterscheidet sich fundamental von den Angaben seiner Mutter, die berichtet hat, dass er sich noch nicht einmal regelmäßig wäscht.

Er hat uns alles berichtet, was wir wissen müssen. Die Eigenschaften des Tierreiches liegen sehr klar zutage: Eifersucht, Wettbewerb, ich gegen sie, Verlangen nach Aufmerksamkeit und dem Stehen auf einer Bühne, Themen der Unterdrückung wie zum Beispiel, drangsaliert zu werden, und dem Verlangen, andere zu dominieren – in seinem Fall zum Ausdruck gebracht durch den Wunsch, der Boss zu sein. Er wehrt sich dagegen, dass man ihm sagt, was zu tun ist; dies stellt ein Symbolismus für das den Tieren eigene Gefühl, zu etwas gezwungen zu werden, dar. Dieses Königreich wird weiterhin bestätigt durch seine Verbindung mit Tieren und das schmutzige Gefühl, das zu einem permanenten Drang nach Sauberkeit führt.

Die Wahl des Arzneimittels

Zu welcher Gruppe im Königreich der Tiere gehört er? Er hasst Insekten und Spinnen; sie sind so sehr ein Symbol für seine Hassgefühle und seinen Ekel, dass seine Haut schon beim bloßen Denken an sie zu kribbeln beginnt. Sich klein zu fühlen, Angst vor plötzlichen Angriffen zu empfinden, Rache und Vergeltung zu planen, dabei aber Furcht vor ihrer Umsetzung zu haben, sind allesamt Merkmale der Familie der Arachniden, der Spinnen. Auch ist sehr interessant zu sehen, dass er von großen Katzen wie Berglöwen träumt und Furcht vor ihnen hat. Spinnen haben im Allgemeinen eine Verbindung zu Katzen. Katzen stehen für alles, was die Spinnen nicht sind: Sie sind groß, kräftig, sie sind Raubtiere, sind Könige des Dschungels, sie schleichen, stürzen sich hinab, sie sind anmutig und gefürchtet. Der Berglöwe stürzt sich ganz plötzlich auf ihn, analog wie der Patient, der seine sorgfältig geplante Rache auch sehr unvermittelt gegen den richtet, der ihn beleidigt hat.

Welche spezifische Spinne ist es, die am besten zu seinem Leben passt? Auf der körperlichen Ebene ist als Symbol seiner Furcht sicherlich seine Angst vor einer Herzattacke zu werten. Sie stellt sich plötzlich ein und wird als tödlich empfunden. Die Spinne, bei der dieses Symptom am besten bekannt ist, heißt Latrodectus mactans; ich habe ihm das Mittel in der Potenz C 200 verschrieben.

Follow-up – vier Wochen später

P: Ich bin viel ruhiger jetzt. Ich bin nicht mehr so schnell gereizt wie zuvor. Ich habe mehr Energie. Vorher war ich immer müde. Die Allergien haben sich abgeschwächt und die Nase läuft nicht mehr so stark. Die Akne ist zurückgegangen. Beim Gewichtheben fühle ich mich stärker. Bisher konnten mich schon kleine Anlässe irritieren, jetzt bin ich viel gelassener. Ganz allgemein kann mich nichts mehr so aufregen wie bislang. Morgens wache ich jetzt früher auf. Bisher hatte ich morgens mit dem Aufstehen zu kämpfen. Spinnen und Insekten nerven mich immer noch, aber weniger als zuvor. Bisher war ich immer gezwungen, Schuhe zu tragen, weil ich Angst hatte, auf sie zu treten. Ich lege immer noch Wert darauf, dass meine Kleidung sauber ist. Meine Kopfschmerzen sind zurückgegangen. Ich habe sie nur noch gelegentlich, sie sind dann aber nach zehn Minuten wieder weg. Früher gingen sie erst durch eine Nacht voller Schlaf weg. Ich bin freundlicher geworden. Vorher habe ich es vermieden, andere Menschen zu treffen. Ich mochte Menschen nicht.

In einem Traum spielte ich Fußball und wurde wiederholt von einem Ball getroffen. Es sah aus, als käme der Ball wie in Zeitlupe geflogen und würde mich dann treffen. Ich konnte mich nicht bewegen. Ich fürchtete mich zu Tode und war vor Angst wie erstarrt.

Es gab jemanden, auf den ich schon seit langer Zeit sauer war, und dann war dieses Gefühl ganz

▼

plötzlich weg. Vorher wollte ich noch nicht einmal mit ihm reden, dann tat ich es. Ich gab ihm noch eine Chance. Vorher wäre ich richtig böse geworden und hätte ihn würgen wollen. Tagelang hätte ich früher diesen Wunsch gehabt. Jetzt verschwindet dieses Gefühl innerhalb von Stunden. Ich bin auch nicht mehr auf andere eifersüchtig.

Zusammenfassung der Follow-ups

Ich habe diesen Patienten über weitere acht Jahre hinweg behandelt. Währenddessen zeigten sich bemerkenswerte Verbesserungen auf jeder Ebene. Seine körperlichen Beschwerden sind gelöst. Er hat nie mehr Kopfschmerzen gehabt. Gelegentlich hat er noch erneute Anflüge von allergischer Rhinitis, wenn die Zeit einer erneuten Wiederholung des Arzneimittels gekommen ist. Auch seine Stimmungslage hat sich wesentlich verbessert. Er hat mehr Selbstvertrauen, ist weniger ärgerlich und kommt mit den Menschen besser aus. Ein Zeichen dafür, dass er eine Wiederholung von Latrodectus benötigt, ist, dass er reizbarer und eifersüchtiger wird. Ansonsten hat er diese Gefühle nicht mehr.

Weitere Bemerkungen zur Quelle

Wie so oft ist auch in diesem Fall der Name des Wesens sehr bezeichnend für seine Natur. Der Name „Latrodectus" entstammt dem Griechischen. Latro ist eine Figur aus der griechischen Mythologie, der seines Gedächtnisses beraubt wurde. Dectus ist jemand, der beißt. Fügt man diese beiden zusammen, entsteht ein Begriff wie „Beißen im Verborgenen" oder „Räuber-Beißer". Bewegt man sich von Griechenland nach Rom, so heißt „mactans" soviel wie „töten" oder „tödlich". Alles zusammengenommen bedeutet der Name „geheimer tödlicher Biss" oder „mörderischer, beißender Räuber". Wie passend! Das rasche, tödliche Hinabstürzen aus einem unbeobachteten Winkel, wenn man es überhaupt nicht erwartet, im Geheimen ausgedacht, geplant und vorbereitet, der plötzliche Tod.

Ein Herzanfall verkörpert mehr als jedes andere Ereignis diese Situation des plötzlichen Todes. Wir haben alle schon Filme gesehen oder Geschichten von jemandem gehört, der sich scheinbar bester Gesundheit erfreute und im nächsten Bruchteil einer Sekunde tot am Boden liegt – weil er einen verheerenden Herzinfarkt erlitten hat. Keine Warnung, keine Chance zur Gegenwehr. Logischerweise muss sich ein 14-Jähriger keine Sorgen um einen Herzinfarkt machen. Ist sein Mittel jedoch Latrodectus mactans, so wird er es tun.

Das Element der Plötzlichkeit bringt die Notwendigkeit von Vorbereitungen mit sich, das abwartende Liegen auf der Lauer, das Nachstellen und eine hinterhältige Falle, samt und sonders Qualitäten, für welche die Arachniden bekannt sind. Hinterlistig zu sein, durchtrieben, verschlagen, feige, bedrohlich, missbrauchend und gewalttätig sind sämtlich Anteile von Latrodectus mactans. Der Drang, bereits für die geringste Beleidigung mit massiver Vergeltung zu reagieren, seien sie eingebildet oder real, ist charakteristisch für das Mittel.

Andere Symptome von Latrodectus, die auch in diesem Fall zu beobachten sind, berühren die Tendenz, feindlich und gewalttätig gegenüber ihrer Familie zu sein. Das Extrem davon ist die wohlbekannte Eigenschaft der Schwarzen Witwe, das Männchen zu fressen. Im vorliegenden Fall erwähnte der Patient sogar explizit das Verlangen, aggressiv zu sein und seinen Bruder zu schlagen oder zu verletzen. Für jemanden, der sich klein, dumm und bedrängt fühlt, gleichzeitig aber Angst vor Konfrontationen hat, könnte die Bedrohung und das Schlagen seiner Familienmitglieder die einfachste Möglichkeit sein, die ganze angestaute Wut, den Hass und die Ängste loszuwerden.

Die drei Fallbeispiele dieses Kapitels haben drei verschiedene Möglichkeiten demonstriert, in denen Patienten ihre Quelle präsentieren können – sie können sie beim Namen nennen, von ihr träumen oder ihren Lebensstil führen. Das verbindende Element ist die Verwendung von Worten der Quelle als dem Schlüssel, der notwendig ist, um dem Patienten in seiner inneren Erfahrungswelt zu begegnen. Jeder Patient hat eine innere Geschichte, eine fremdartige Energie, die sein nicht zu ihm gehörendes Verhalten hervorruft, seine Gedanken, Träume und Symptome. Jeder Patient wird uns am Ende diese

Energie, die Quelle, enthüllen. Es ist ein erregender und faszinierender Prozess, dem beizuwohnen.

Literatur

[1] **Korzybski AA.** Non-Aristotelian System and its Necessity for Rigour in Mathematics and Physics; a paper presented before the American Mathematical Society at a meeting of the American Society for the Advancement of Science in New Orleans (Louisiana) on December 28, 1931. Reprinted in Science and Sanity 1933 (S3): 747–761

[2] **Dethlefsen T, Dahlke R.** The Healing Power of Illness. Boston: Element Books Ltd.; 1990 (deutsche Ausgabe: Dethlefsen T, Dahlke R. Krankheit als Weg. München: Goldmann; 1990)

7 Mutter und Kind

Fallbeispiele:

Über Jahrzehnte hinweg haben Homöopathen bei der Behandlung von Kindern standardmäßig die Mütter auch zum Verlauf der Schwangerschaft befragt, um damit mögliche traumatische Ereignisse oder eigentümliche Symptome zu erfassen, die während dieser Phase einen Einfluss auf das Kind genommen haben könnten. Solche Informationen wurden dann zwar gesammelt, wobei aber nie so richtig klar war, welcher Stellenwert ihnen zugemessen werden kann oder ob sie zur Bestimmung des Arzneimittels überhaupt von Nutzen sind.

Die enge Verbindung von Mutter und Kind während der Schwangerschaft, die de facto eine Symbiose ist, hat tief greifende Einflüsse auf den Zustand und das Sein dieser beiden Individuen. Die Quellen-basierte Verschreibung bedient sich der Informationen, die von der Mutter beigesteuert werden und die ihr Wesen sowie den Verlauf der Schwangerschaft betreffen, einschließlich aller Veränderungen, herausragender Ereignisse, Traumata, emotional belasteter oder anderweitig bedeutsamer Situationen. Die energetische Verfassung der Mutter beeinflusst das heranwachsende Kind; dies kann so weit gehen, dass sich der Zustand der Mutter als Muster im Kind einprägt. Umgekehrt kann es auch geschehen, dass sich der Zustand des Kindes auf die Mutter überträgt. In diesem Fall zeigen sich während der Schwangerschaft vorübergehende und für die Mutter uncharakteristische Symptome, Träume und Vorlieben. Entwickelt eine Mutter für sie neue, ungewöhnliche oder deutlich von ihrem bisherigen Zustand abweichende Charakteristika, sind sie als wichtige Hinweise auf den Zustand des Kindes zu werten. Die Erklärung für den stereotypen Kommentar zu einer Schwangeren, die plötzlich ein starkes Verlangen nach sauren Gurken zeigt, könnte demnach auch lauten, dass das Kind danach verlangt!

Aber auch wenn sich die Verfassung der Mutter während der Schwangerschaft nicht sichtbar verändert hat, kann dennoch eine Verbindung zwischen ihrem Zustand und dem ihres Kindes bestehen. Es ist nämlich nicht so, dass alle Kinder den energetischen Zustand ihrer Mutter annehmen. Die Verfassung der Mutter, so wie sie sich während der Dauer der Schwangerschaft präsentiert, kann in jenen Fällen die gleiche sein wie diejenige ihres Kindes, in denen eine klare Verbindung zwischen den Symptomen des Kindes und einigen Aspekten der Symptome der Mutter auszumachen ist. Die in der Folge vorgestellten Fälle veranschaulichen diesen sehr wichtigen Punkt.

Die Hervorhebung der mütterlichen Seite soll aber nicht bedeuten, dass ich damit den Anteil der Väter schmälern will. Beide Eltern sind wichtig, jeder auf seine Weise. Der Trend, Väter stärker in die Betreuung und Erziehung der Kinder einzubeziehen, ist nur zum Besten für alle. Daher können sich auch die Verfassung des Vaters und/oder der Mutter gleichermaßen im Kind niederschlagen.

Es kann sehr fruchtbar sein, die Eltern zu fragen, wem das Kind stärker ähnelt und in welcher Hinsicht es dies tut. Um Symptome eines der Elternteile für das Kind zu verwenden, muss hinsichtlich der Symptome oder Empfindungen eine deutliche Verbindung zwischen diesem Elternteil und dem Kind erkennbar sein.

Obwohl der Anteil der Väter an der Betreuung und Erziehung gewachsen ist, bleibt die Tatsache bestehen, dass unabhängig vom Grad der väterlichen Beteiligung die Beziehung zwischen Mutter und Kind immer noch eine spezielle Verbindung darstellt – dies schon alleine aus dem biologischen Faktum heraus, dass es die Frauen sind, die Kinder zur Welt bringen und sie stillen. Die körperliche Struktur einer Frau, ihr hormonelles System, ihre physiologischen und psychologischen Mechanismen befähigen sie dazu. Das Kind profitiert in großem Ausmaß von dieser engen mütterlichen Anbindung. Ist die Mutter vollständig gesund, kommt dies umso mehr zum Tragen. Im umgekehrten Fall kann das Kind in Mitleidenschaft gezogen werden, wenn die Gesundheit der Mutter gestört ist oder sie ein Trauma oder einen Schock erlebt hat. Diese Einflüsse spielen eine Rolle hinsichtlich der Frage, welche Verfassung beim Kind zu erwarten ist und welches Arzneimittel es dann benötigt. Die folgenden Fälle werden diese Aspekte verdeutlichen und zeigen, wie man mit ihnen praktisch verfährt.

Fallbeispiel 9: Die Schwangerschaft verweist auf die Quelle

Im folgenden, von Dr. Sunil Anand vorgestellten Fall wird erkennbar, auf welche Weise der Zustand der Mutter mit dem des Kindes, und damit auch des passenden Arzneimittels, verknüpft ist.

Der Patient

Es handelt sich um einen 18 Monate alten Jungen, der unter Zöliakie und Reflux leidet und einen Monat vor dem Geburtstermin zur Welt kam. Er ist immer noch sehr zierlich, dabei aber recht aktiv. Die Kleidung, die er trägt, würde auch einem sechs bis neun Monate alten Kind passen. Hinter beiden Ohren hat er Runzeln. Sein Kopf ist auf einer Seite vom Hinterkopf her abgeflacht. Die Schwangerschaft war kompliziert, weil die Lungen des Fötus nicht vollständig ausgebildet wurden. Die entsprechenden Details werden an passender Stelle in der Schilderung des Falles geschildert. Wie bei einem Kind dieses Alters nicht anders zu erwarten, liegt die gesamte Schilderung in den Händen der Mutter. Das Kind betritt das Sprechzimmer und trägt eine Jacke.

Anamnese

Die Fallaufnahme beginnt spontan in dem Moment, als ich seine Mutter bitte, ihm die Jacke auszuziehen.

M: Er ist häufig erkältet. Er hat Reflux und will deshalb nicht essen.

A: Erzählen Sie mir etwas über den Reflux.

M: Wenn wir die Menge von Ranitidin verringern, rülpst er Flüssigkeit oder Nahrung hoch.

Kommentar: *Ranitidin ist ein Medikament gegen Reflux. Der Junge läuft währenddessen durch das gesamte Sprechzimmer. Er wollte nicht an seinem Platz bleiben. Er läuft auch kreisförmig um den Schreibtisch herum.*

A: Können Sie zeigen, wie er aufstößt?

Kommentar: *Die Mutter führt vor, wie der Junge aufstößt. Ich halte eine Vorführung der Handlungen und Eigenarten eines präverbalen Kindes für sehr nützlich. Häufig reicht die einfache Beobachtung des Kindes während der Fallaufnahme aus, um zu sehen, was es genau macht – ist dies aber nicht der Fall, sollten die Eltern das Verhalten demonstrieren.*

M: Er hustet das Essen wieder hoch oder stößt auf oder er bekommt Schluckauf nach dem Essen. Deshalb interessiert ihn das Essen nicht sehr. Er isst und trinkt nur sehr geringe Mengen und nimmt darum auch nicht viel zu. Er hat auch viele Blähungen.

A: Wie zeigt sich das?

M: Die meiste Luft ist im oberen Teil des Bauchs. Gelegentlich hat er auch stinkende Blähungen. Sein Stuhlgang riecht generell sehr stark. Er riecht nach verrotteten Rüben, manchmal hat er auch einen fischigen Geruch. Durch feste Nahrung bekommt er Reflux und zieht daher Flüssigkeiten vor.

Beobachtung: *Das Kind isst gerade Crisps, eine Form von Chips.*

M: Das Anti-Emetikum hilft ihm, Essen bei sich zu behalten. Aber auch damit hat er kein

▼

Gewicht zugelegt. Weil er so viele Nahrungsmittel nicht vertragen konnte, wurde schließlich ein Zöliakietest durchgeführt. Obwohl der Test negativ ausgefallen ist, hat der Kinderarzt aufgrund des Mangels an Enzymen, die für die Glutenverdauung notwendig sind, und der Präsenz entsprechender klinischer Symptome den Verdacht, dass es sich dennoch um eine Zöliakie handeln könne. Er meinte, wir sollten den Konsum von Weizen möglichst meiden. In Bezug auf Laktose gälte dasselbe.

A: Kommt es bei der Zahnung zu irgendwelchen speziellen Symptomen?

M: Er entwickelt dann einen sehr schlimmen, hellroten Ausschlag unter der Windel; die Haut sieht dort dann aus, als sei sie verbrüht. Es kommt fast zur Blasenbildung. Es kommt auch immer mehr als ein Zahn gleichzeitig. Der Speichelfluss ist verstärkt und die Wangen sind rot. Er ist dann sehr reizbar und will die ganze Zeit gehalten und bemuttert werden.

Kommentar: *Symptome, die mit der Hauptbeschwerde nichts zu tun haben, sind ebenso wertvoll wie Informationen, die mit diesen Beschwerden in Verbindung stehen.*

A: Wie will er denn gehalten und beruhigt werden?

M: Er will so ruhig gehalten werden (sie demonstriert es).

Beobachtung: *Die Mutter hält das Kind in einer Stellung, die an eine Cina-Position erinnert. Das Gesicht der Mutter zugewandt, befindet es sich an und halb über ihrer Schulter. Die Mutter kann seinen Rücken streicheln und dies ist, was sie mir demonstrierte.*

M: Er will, dass sein Rücken gestreichelt wird. Sein Appetit nimmt noch weiter ab, wenn sein Zahnfleisch sehr gereizt und wund ist. Und weil er weiche Nahrung ebenfalls verabscheut, ist es sehr schwierig, ihn zum Essen zu bewegen. Er hat häufig Wutausbrüche und kann sich nur relativ kurz konzentrieren. Wenn er in solchen Momenten ein Spielzeug nicht zum Funktionieren bringt, wirft er sich auf den Boden.

Beobachtung: *Das Kind klettert auf den Tisch.*

A: Es scheint, als liebe er es zu klettern?

M: Ja, er liebt es zu klettern und dann aus dem Fenster zu schauen.

Beobachtung: *Das Kind bekommt einen Reiscracker aus der rückwärtigen Tasche des Kinderwagens. Es wusste, dass die Cracker dort drin waren. Es ist sehr aufmerksam und verfügt über ein gutes Gedächtnis. Das Kind klettert unterdessen erneut auf den Tisch.*

A: Er hat keine Angst davor zu fallen?

M: Nein. Und das ist ein Problem. Wir müssen permanent bei ihm sein.

A: Ist er darüber hinaus noch anfällig gegenüber anderen Dingen?

M: Nein.

A: Erzählen Sie mir noch ein bisschen mehr über ihn.

M: Er liebt es, zur Musik zu tanzen. Er geht zur Musikbox, sucht die Musik aus, die ihm gefällt und bewegt sich dann kreisförmig dazu. Er benutzt die Zeichensprache und zeigt auf die Musikbox, wenn er Musik hören möchte. Wir brachten ihm Zeichensprache bei, nachdem wir für unser älteres Kind Unterricht in Zeichensprache für Babys genommen hatten.

Beobachtung: *Der Junge demonstriert, wie er die Zeichensprache benutzt. Auch dies folgt einem Muster: Wann immer er uns etwas sagen hört, imitiert er es.*

A: Wie versteht er sich mit seiner Schwester?

M: Ziemlich gut.

Beobachtung: *Der Junge tanzt in Kreisen. Dies ist eine für ihn charakteristische Bewegung und wert, aufgezeichnet zu werden.*

A: Es macht den Eindruck, als bewege er sich häufiger kreisförmig.

M: Eigentlich nicht. Vielleicht nur, wenn er tanzt.

A: Was gibt es ansonsten noch Bemerkenswertes über ihn zu sagen?

M: Er strahlt eine solch liebenswerte Energie aus. Er lächelt die ganze Zeit und ist sehr zärtlich. Er liebt es, liebkost zu werden und spielt und beschäftigt sich gerne mit den Menschen, die zu uns nach Hause kommen.

Beobachtung: *Das Kind bewegt sich auch kreisförmig, während es auf dem Tisch sitzt. Er tanzt nicht nur in Kreisen, sondern macht das auch im Sitzen. Diese spontan ausgeführte und eigentümliche Bewegungsform ist ein wichtiges Element des Falles.*

A: Wie stark schwitzt er?

M: Seine Hände und Füße werden klamm durch das Schwitzen.

A: Gibt es Ängste?

M: Noch nicht.

▼

▼

A: Wie war die Schwangerschaft?
M: Die Werte für α- und β-Proteine waren erhöht, weshalb die Ärzte eine kongenitale Störung, wie zum Beispiel eine Spina bifida vermuteten. Sie überwachten das Kind sehr engmaschig. Die Sonografie ergab keine Hinweise auf irgendeine Abnormalität, aber es war sehr klein. Eine Reihe genetischer Tests wurde durchgeführt, ebenso wie eine Fruchtwasseruntersuchung – alles ohne Befund. Es blieb einfach klein. Schließlich stellten sie fest, dass die arterielle Durchblutung des Uterus aufgrund von Gefäßkompressionen vermindert war; die Gefäße waren durch das Gewicht des Kindes verengt, sodass Blut und Nährstoffe nur in begrenztem Umfang zum Kind gelangen konnten, was sein geringes Gewicht erklärte. Nach diesem Befund intensivierte sich die ärztliche Überwachung nochmals. In der 30. Woche erhielt ich eine Steroidinjektion, um die Entwicklung und Reifung seiner Lungen zu stimulieren. Für mich bestand aufgrund meines hohen Blutdrucks auch noch das Risiko einer Eklampsie. In der 37. Schwangerschaftswoche erhielt ich Natriumsulfat, um einem Abort vorzubeugen. Man empfahl mir einen Kaiserschnitt, aber ich entschied mich dagegen. Schließlich kam der Junge auf natürlichem Weg zur Welt; sein Geburtsgewicht betrug nur 1840 Gramm. Er war sehr, sehr zierlich. Er wurde auf der Neonatalogie-Station intensiv überwacht, um seine Körpertemperatur stabil zu halten. An dem Tag, als wir eigentlich das Krankenhaus verlassen wollten, untersuchten die Ärzte ihn noch einmal; die Untersuchung wurde durchgeführt, während er angekleidet im Kindersitz des Autos lag. Es ging ihm gut, aber plötzlich fiel die Sauerstoffsättigung seines Blutes rapide ab, bis er schließlich aufhörte zu atmen. Er wurde dann wieder in die Kinder-Intensivstation zurückgebracht. Der Sauerstoffspiegel blieb weiterhin instabil.
A: Welche Symptome zeigte er, wenn die Sauerstoffwerte fielen?
M: Er wurde sehr lethargisch und müde und seine Lippen färbten sich blau. Als er dann schließlich doch nach Hause entlassen wurde, hatte er während der ersten Wochen häufig Koliken und weinte viel. Im ersten Monat war sein Stuhl sehr dünn.

▼

▼

Beobachtung: *Der Junge legt seinen Kopf auf die Tischplatte.*
A: Macht er das häufig?
M: Er legt seinen Kopf gerne auf kühle Oberflächen. Er mag es auch, in das Innere von Dingen hineinzugehen. Er klettert in den Küchenschrank, steigt in einen großen, leeren Eimer, eine Spielzeugkiste oder in den Zwischenraum der Beine eines Stuhls, der umgedreht wurde. Er liebt das Wasser und mag es, beim Baden Wasser auf den Kopf zu bekommen. Er taucht sein Gesicht ins Wasser und trinkt dann am Ende sogar sein Badewasser.
A: Gibt es sonst noch etwas, das Sie mir über ihn sagen könnten?
M: Er ist gerne draußen und macht kleine Spaziergänge und geht auf Rutschen.
A: Können Sie mir noch mehr über die Schwangerschaft berichten?
M: In der 32. Woche konnte ich nicht schlafen. Ich erlitt Panikanfälle in der Nacht.
A: Können Sie mir das Gefühl der Panik näher erläutern?
M: Ich musste draußen sein. Ich konnte nicht drinnen bleiben. Ich brauchte frische Luft. Ich war auch immer sehr unruhig, wenn es dunkel wurde. Ich fürchtete mich davor, einzuschlafen.
A: Warum?
M: Ich hätte ja zu diesen Zeiten niemanden anrufen können. Trotz der Kälte habe ich die Matratze draußen gelassen und habe dort geschlafen. Wenn ich im Haus war, verspürte ich ein starkes Angstgefühl in meiner Brust.
A: Beschreiben Sie mir dieses Gefühl ein wenig genauer; Sie können auch gerne Ihre Hände dabei zu Hilfe nehmen.
M: Ich fühlte mich sehr angespannt (sie gestikuliert mit den Händen). Es war ein Gefühl, als bekäme ich nicht genügend Sauerstoff.
Beobachtung: *Ihre Gestik beschrieb eine Zusammenschnürung und Kompression, bei der sie all ihre Finger benutzte. Später werden wir noch sehen, dass die von ihr angefertigte Zeichnung dasselbe Bild zeigt.*
A: Erzählen Sie mir mehr über dieses Gefühl der Enge und die Geste, die Sie eben gemacht haben.
M: Er war wie ein Klotz, der in meiner Brust sitzt. Deshalb musste ich schneller atmen, um auf diese Weise mehr Luft oder Sauerstoff in

▼

▼

die Lungen zu bekommen. Ich musste aus dem Haus gehen.
A: Beschreiben Sie mir diese Empfindung ein bisschen näher und gebrauchen Sie Ihre Hände dazu, wenn es nötig ist.
M: Ich fühlte mich sehr beengt (macht die gleichen Gesten mit den Händen wie zuvor). Es war ein Gefühl, als bekäme ich nicht genügend Sauerstoff.
A: Können Sie das Gefühl des Verlangens nach mehr Luft in seinem gesamten Ablauf beschreiben, vom Beginn bis zu seinem Ende?
Kommentar: *Dies ist ein sehr wichtiger Markstein des Falles; wir befinden uns am Punkt der lebendigen Empfindung (Vital Sensation), der Quelle. Die Mutter drückt ein Gefühl mit Worten, Gesten und als Symptom aus, und dieses Gefühl ist mit der Symptomatik des Kindes verbunden. Ich habe sie gebeten, die gesamte Sequenz aus Ereignissen und Empfindungen zu schildern, um dadurch so viele Details wie möglich zu sammeln. Berichtet sie aus dieser Ebene, so wird jedes ihrer Worte wichtig sein und den Fall erhellen. Ihr gesamtes Sein ist ein Ausdruck ihres inneren Zustands. Ist sie an diesem Punkt angelangt, wird es sehr hilfreich sein, sie sehr bald zu bitten, eine Zeichnung oder eine kleine Skizze anzufertigen.*
M: Zuerst wurde ich ziemlich unruhig. Ich konnte nicht mehr ruhig an einem Ort sitzen. Ich musste umhergehen. Als Nächstes verspürte ich einen Drang nach mehr frischer Luft. Und aus diesem Drang heraus ballte ich aus Angst meine Fäuste zusammen.
A: Was haben Sie dann noch gemacht?
M: Manchmal bin ich ein wenig vor und zurück geschaukelt, aber nach draußen zu gehen war besser. Ich habe keinen sehr guten Schlaf gehabt.
A: Erzählen Sie mir noch etwas über ihre emotionale Verfassung?
M: Ich habe mir Sorgen gemacht, ob mein Kind in mir überhaupt wächst. In der Nacht ist das alles noch irrationaler geworden. Mein Mund wurde durch die Anstrengung des Atmens sehr, sehr trocken. Das Trinken von natürlichem Quellwasser aus dem Bioladen hat ein wenig geholfen.
Beobachtung: *Das Kind versucht, aus dem Zimmer zu gehen, indem es an die Türe klopft.*

▼

▼

M: Ich konnte nicht schlucken. Es war, als ob der Schluckreflex blockiert wäre.
A: Können Sie mir eine einfache Zeichnung machen, um für mich dieses Gefühl ein bisschen bildhafter zu machen?
Kommentar: *Die Skizze zeigt etwas, das fest umklammert wird, ähnlich dem Quetschen der Luftröhre. Dies ähnelt sehr der Geste, die sie Momente zuvor mit ihren Händen angezeigt hatte.*
A: Was können Sie mir zu den Gefühlen und den dahinter stehenden Erfahrungen dieser Skizze sagen?
M: Es ist ein Gefühl wie ein Klotz. Es ist keine Luft da. Es bringt mich dazu, hochzuschauen. Ich will mich strecken und atmen, sodass ich mehr Luft bekomme (sie demonstriert es).
A: Und weiter?
M: Vielleicht habe ich mich eingeengt gefühlt? Nachts kam es dann richtig zum Ausbruch.
A: Schauen Sie sich die Zeichnung noch einmal an und erzählen Sie mir noch mehr darüber.
M: Es war das Gefühl von Klaustrophobie (sie gestikuliert). Die Dinge waren zu klein. Der Raum war zu klein.
A: Können Sie mir Ihre Handbewegung beschreiben?
M: Als seien die Wände zu nah. Ich hatte das Gefühl, ich benötige mehr Raum. Ich wollte aus meinem kleinen Haus hinaus. Unser Haus ist zwar klein, aber in diesem Moment erschien es mir noch kleiner.
A: Gehen Sie mal zurück zum Geburtsprozess und erzählen mir etwas darüber?
M: Die Geburt musste eingeleitet werden, weil die Dilatation nur sehr langsam voranschritt. Aufgrund meines Schlafdefizits war ich sehr müde. Bei jeder Wehe hatte ich das Gefühl, mich erbrechen zu müssen, aber es war eher wie ein leeres Würgen, weil ich nicht viel im Magen hatte. Während der Geburt war ich auch sehr verstopft. Sie mussten mir ein Abführmittel verabreichen, weil ich mich so unwohl fühlte.
A: Beschreiben Sie mir dieses Gefühl des Unwohlseins?
M: Ich fühlte mich sehr blockiert und hart. Die Wehen waren wegen der Verstopfung noch viel schmerzhafter, als sie es normalerweise gewesen wären. Die Wehen waren scharf und fühlten sich an wie ein Krampf.

▼

▼

A: Was können Sie mir über diesen scharfen Krampf sagen?
M: Es war fast so etwas wie ein scharfes Messer, verbunden mit einem Quetschen. Nach dem Abführmittel fühlte ich mich besser.
Beobachtung: *Das Kind läuft in Kreisen auf dem Teppich herum. Dann geht es in seinen Kinderwagen und verlässt ihn wieder. Das Kreisen geht weiter.*
A: Was gibt es noch über das Kind zu sagen?
M: Im Krankenhaus wurde seine Hypospadia erkannt. Auch ist sein Kopf auf einer Seite abgeflacht. Einer seiner Tränenkanäle ist verengt, sodass dieses Auge tränt und auch kleiner ist als das andere.
A: Welche Kleidung trägt er am liebsten zu Hause?
M: Er will keine Socken tragen.
Kommentar: *An diesem Punkt des Gesprächs wollte ich herausfinden, wie es dem Jungen geht, wenn er seine Mutter nicht sehen kann. Deshalb bat ich sie, den Raum unauffällig zu verlassen, ohne dass er davon etwas mitbekommt. Sofort ging das Kind auf die Suche nach ihr. Dieses Bedürfnis und die enge Bindung aneinander bestätigte das Arzneimittel ein weiteres Mal. Die Mutter kehrte mit dem Kind in den Raum zurück.*
A: Welche Nahrungsmittelvorlieben hat er?
M: Er mag nichts Weiches. Er liebt Fleisch und Fisch. Süßigkeiten verabscheut er.
A: Was haben Sie während der Schwangerschaft besonders gern gegessen?
M: Ich hatte ein Verlangen nach Tomaten, aber der Geruch von kochendem Fleisch hat mir Übelkeit verursacht. Meine Verlangen waren weniger stark ausgeprägt als die Abneigungen, vor allem gegen fette und cremige Speisen und jede Form von Protein.
A: Welche Träume hatten Sie?
M: Dass er auf natürlichem Weg zur Welt kommt, ohne jeden Druck und Schmerz. Ich habe ein helles goldenes Licht um seinen Kopf gesehen, wie einen Heiligenschein.
Kommentar: *Der hier geschilderte Traum ist das Gegenteil dessen, was sie unter der Geburt tatsächlich erlebte.*
M: In der Realität war der Muttermund sechs Zentimeter offen und ich hörte die Ärzte über seinen abnehmenden Herzschlag sprechen. Ich war so sehr erschöpft – aber als ich das hörte,

▼

▼

war ich plötzlich bereit zu pressen. Ich presste so stark, dass ich einen Riss erlitt. Ich wurde durch künstliche Befruchtung schwanger. Der Spender kommt aus einer Klinik und ist mir unbekannt. Ich lebe mit einer Frau zusammen.
A: Wann verspürten Sie das Bedürfnis, ein Kind zu haben?
M: Ich wusste schon immer, dass ich ein Kind haben würde. Ich wollte es so sehr. Ich bin fasziniert von der Vorstellung, ein menschliches Wesen aufzuziehen. Die gesamte Schwangerschaft ist ein unglaublicher und erstaunlicher Vorgang für mich. Es ist ein Wunder und ein Zauber. Ich könnte es wieder tun.
A: Was macht er jetzt?
M: Er macht Blasen. Manchmal zwickt und beißt er auch.
Beobachtung: *In dem Moment, in dem der Junge dies hört, beißt er die Mutter sehr fest in die Schulter. Er liegt immer noch halb über ihrer Schulter und ist daher in der perfekten Position, sie zu beißen. Dieses Verhalten bestätigt erneut, was wir vorher bereits beobachten konnten – er neigt dazu, das zu tun, was er zuvor gehört oder gesehen hat. Diese Beobachtung ist, wie später noch deutlich werden wird, signifikant. Die Fallaufnahme ist damit abgeschlossen und ich bin zuversichtlich hinsichtlich meiner Verschreibung.*

Anmerkungen zu Dr. Anands Fallaufnahme

Bevor Dr. Anand mit der Fallanalyse fortfährt, gilt es einige interessante Punkte der Fallaufnahme hervorzuheben. Dr. Anand vertraut sich der Führung des Kindes an, indem er auf die Bewegungsmuster des Jungen eingeht. Er nimmt das Unterscheidende wahr und bittet die Mutter, die Handlungen ihres Kindes zu erläutern, um damit mehr Klarheit zu gewinnen. Es ist bezeichnend, dass Dr. Anand die Mutter *nicht* fragt, „warum" das Kind sich so bewegt; täte er dies, bestünde das Risiko, dass er von den Spekulationen oder Theorien der Mutter abgelenkt wird. Er interpretiert die Bewegungen als eine direkte Kommunikation vonseiten des Kindes.
Dr. Anand stellt Fragen zur Zahnung, um damit zusätzliche Hinweise auf die Konstellation des Falles zu gewinnen. Haben Sie bemerkt, dass Dr. Anand bereits Informationen zum Kind, dessen Hauptbeschwerde und den bekanntermaßen

▼

eigentümlichen Bewegungen zusammengetragen hat, bevor er die Mutter zum Verlauf ihrer Schwangerschaft befragt hat? Diese Diskussion führt dann zurück zu den postnatalen Symptomen des Kindes. Bemerken Sie, wie Dr. Anand den Ausführungen der Mutter folgt und dabei aufs Neue nach dem Kind fragt. Erst später nimmt er diesen Faden auf und kehrt zur Schwangerschaft zurück. Und dieses Mal zeigt sich eine Parallele. Die Sauerstoffsättigung des Blutes des Kindes war ja nach der Geburt unzureichend gewesen und jetzt berichtet die Mutter, dass sie selbst das Gefühl hatte, nicht ausreichend Luft zu bekommen. Diese wichtige Verbindung zwischen einem körperlichen Symptom des Kindes und einer Empfindung der Mutter während der Schwangerschaft ist einer der bedeutsamsten Aspekte des Falles. Er verdeutlicht uns, dass die Verfassung der Mutter während der Schwangerschaft das Arzneimittel enthüllen wird, welches das Kind benötigt. Und genau solche Empfindungen gilt es vollständig zu erkunden.

Die spontane Handbewegung des Kindes während der Schilderung der Mutter ist eine weitere Bestätigung dafür, dass Dr. Anand auf der richtigen Spur ist und sich bereits in der Nähe der Quelle befindet. Deshalb fokussiert er seine Fragen nunmehr vollständig auf dieses Gebiet und erfragt die Details zu dieser Erfahrung, von deren Beginn bis zum Ende. Jede Einzelheit dieser Empfindung wird für die Klärung fruchtbar sein. Die Mutter verbleibt in diesem Zustand und erlebt ihn zusehends intensiver. Ihr ganzes Sein ist Ausdruck ihrer inneren Verfassung. Ist sie an diesem Punkt, wird es für die Lösung des Falles sehr hilfreich sein, eine Skizze oder Zeichnung von ihr zu erbitten, eine nonverbale Präsentation ihres Zustands. Die Worte, die von jetzt an von ihr gewählt werden, stehen sämtlich in Verbindung mit der Quellenergie.

Zu einem wohlgewählten Zeitpunkt innerhalb der Anamnese fragt Dr. Anand nach dem Verlauf der Geburt. Als Quintessenz aller bislang erhobenen Informationen hat sich für ihn ergeben, dass das Arzneimittel in der zweiten Reihe des Periodensystems zu finden ist. Er wird in der nachfolgenden Fallanalyse selbst erläutern, wie er zu dieser Schlussfolgerung kam. Aktuell beschäftigen wir uns jedoch lediglich damit, die Methodik der Fallaufnahme näher zu betrachten, um den gesamten Prozess verstehen zu können. Die Frage nach der Geburt, in diesem Moment gestellt, dient der Identifizierung und Bestätigung des Arzneimittels dieser Gruppe. Alle folgenden Fragen haben nur noch bestätigenden Charakter.

Analyse: Dr. Anands Kommentare

Die Problemliste des Kindes und seine Charakteristika beinhalten Reflux, stinkenden Stuhl, der nach verrottenden Rüben oder Fisch riecht, die Unfähigkeit zu wachsen und zu gedeihen, frühzeitige Karies der Zähne, Gluten- und Laktose-Intoleranz, Erkältungsneigung, Hypospadia und die Blockade eines Tränengangs. Im Verlaufe der Konsultation kamen noch weitere wertvolle Charakteristika zum Vorschein. Es gibt ein sehr festes Band zwischen der Mutter und dem Kind. Einer scheint ohne den anderen nicht vollständig zu sein. Er verlangt nach Aufmerksamkeit, insbesondere nach ihrer Aufmerksamkeit. Er hat einen starken körperlichen Bezug zu ihr, er will gehalten werden, beißt sie dann aber auch. Er liebt es zu imitieren und wiederholt bestimmte strukturierte Verhaltensmuster. Er zeigte Hyperaktivität und konnte nicht im Zaum gehalten werden. Er war unablässig aktiv, kletterte und bewegte sich kreisförmig. Andererseits mag er es, im Zaum gehalten zu werden, wenn er gehalten wird oder in seinem Kinderwagen ist. Er schließt das Dach seines Wagens, um so den Raum zu verkleinern. Er zeigt keine Angst vor Höhe und liebt Wasser.

Die Charakteristika des Reichs der Mineralien zeigen sich in seinem Verlangen nach einem unterstützenden System und nach Vertrautheit; beides kommt durch seine enge Bindung an seine Mutter zum Ausdruck. Er folgt festen Abläufen, wiederholt Dinge und imitiert sie.

Die Indikationen für Mineralien aus der zweiten Reihe des Periodensystems treten noch deutlicher hervor und dienen der Bestätigung dieses Reiches. Wie ich schon im vorherigen Adamas-Fall (► s. S. 88 ff.) ausgeführt habe, ist das primäre Thema der zweiten Reihe die Trennung bzw. Angst vor der Trennung von der eigenen Quelle. Hinweise auf Fragen der Identität, die uns auf die dritte Reihe verweisen würden, finden sich nicht. Mit den Atmungsproblemen, der

Erstickung und dem starken Drang nach Luft befinden wir uns immer noch auf der Ebene des Überlebens, die der zweiten Reihe angehört. Im Verlauf der Geburt kam es zu einer Krise – und das Kind zeigt später dann das Verlangen nach Luft. Auch die Liebe zum Wasser, ein Rückverweis auf das Fruchtwasser und den Mutterbauch, deutet auf die zweite Reihe hin.
Unterscheidend und eigentümlich ist es, dass das Kind keinerlei Angst vor Höhe hat; dies sind Eigenheiten, die bei zwei Elementen dieser Reihe häufig und ausgeprägt zutage treten, nämlich Borax und Nitrogen. In diesem Fall deuten noch weitere Quellworte auf ein mineralisches Element hin, das gasförmig ist und die Symptome des Luftmangels, der Erstickung und Zyanose in sich vereint. Eingeschlossen sind hier noch das Bedürfnis nach kalter Luft und kalten Oberflächen, der Unmöglichkeit, im Zaum gehalten werden zu können, der raschen Kollision, der Eigenschaft, leicht und klein zu sein sowie dem Bedürfnis zu flüchten. Der Junge klettert, so oft er nur kann – ebenso, wie ein Gas aufsteigt. Das Element Oxygen aus der zweiten Reihe repräsentiert alle Quellworte und Symptome des Falles.
Die Worte der Quelle und die Themen von Oxygen beinhalten Luft, Plötzlichkeit, Panik, Zyanose, Erschöpfung, Kreis, rasche Ermüdung, plötzliche Krise, Begrenzung, hohe Energie, ruhelose Bewegung, Betäubung und starke Bindung im Wechsel mit dem Drang, frei zu sein. Die Qualitäten des Elements beinhalten die Liebe zu offenen Räumen; Freiheit und Bewegung verbessern die Symptome. Sowohl die Mutter wie auch das Kind verspüren ein Bedürfnis nach frischer Luft und beide wollen draußen sein. Das Kind bewegte sich ohne Unterlass. Die Quelle ist ebenfalls dafür bekannt, ein Gefühl des Feststeckens zu haben; der Junge zeigte dies, als sein Schluckreflex ausfiel. Dehydrierung und Trockenheit sind weitere Charakteristika. Die Mutter berichtete, dass sie sich besser fühlt, wenn sie natürliches Quellwasser aus dem örtlichen Bioladen trinkt. Wie leicht ist solch ein kleines und scheinbar unbedeutendes Detail zu übersehen! Und dennoch ist es wichtig. Quellwasser, das in Flaschen abgefüllt ist, hat nämlich einen höheren Sauerstoffgehalt als normales Wasser aus der Leitung. Hier präsentiert sich die Quelle ein weiteres Mal, wenn auch in einer Form, die als ein äußerst kleines Detail betrachtet werden könnte.

Die Wahl des Arzneimittels

Swan führte eine Prüfung mit potenziertem Oxygen durch, in der drei Symptome hervorstachen: Flatulenz, Schleim in der Nase und Husten. Wird das Gas heruntergekühlt, so bewegen sich seine Partikel langsamer. Die Kühlung kann so weit fortgesetzt werden, bis das Gas flüssig oder sogar fest wird. Wird es hingegen erhitzt, bewegen sich die Partikel so schnell, dass Flüssigsauerstoff als Antrieb für Raketenmotoren benutzt werden kann.
Aber noch ein weiteres Mineral käme in Frage: Kohlenstoff. Die Unterscheidung zwischen beiden kann mitunter schwerfallen, da Carbon viele Eigenschaften mit Oxygen teilt, wie zum Beispiel das Bedürfnis nach Luft sowie das Gefühl, die Dinge würden kleiner oder der zu klein erscheinende Raum – ebenso wie der Wunsch, in einem umgrenzten Raum zu sein. Das hervorstechendste Symptom ist der Wechsel zwischen Abhängigkeit und dem Verlangen, auszubrechen. Das Kind zeigt genau dieses Symptom, indem es von der Mutter eng gehalten werden will und sie dann aus dieser Position heraus aggressiv beißt.
Beide Elemente, sowohl Kohlenstoff wie auch Oxygen, und die Gas-Qualitäten müssen in die Überlegungen zur Mittelwahl einbezogen werden. Ich habe in diesem Fall Carboneum oxygenisatum verschrieben, besser bekannt unter dem Namen Kohlenmonoxid. Das Mittel wurde zwei Wochen lang einmal täglich in der Potenz LM 3 verabreicht. Die Wahl einer LM-Potenz wurde aufgrund der vorangegangenen akuten Krisen und des Umstands, dass das Kind Arzneimittel einnehmen musste, getroffen.
Im Kreis der bekannten Symptome von Carboneum oxygenisatum finden sich Betäubungsgefühle, Gleichgültigkeit, Zyanose und Trockenheit von inneren Regionen, die für gewöhnlich feucht sind – wie zum Beispiel des Mundes.
Am interessantesten ist, dass eine markante Eigenheit des Kindes, nämlich sein Hang, sich im Kreis zu bewegen, sich durch die gesamte Anamnese hindurch beobachten lässt. Diese Eigenheit ist, aus der Position des Beobachters

▼

heraus und auch in Bezug auf die Energie des Falles, der Dreh- und Angelpunkt. – Carboneum oxygenisatum ist das einzige Mittel in der Rubrik „Allgemeines: Neigung, sich im Kreis zu bewegen".

Obwohl ich mich in der Fallaufnahme der neuen Methoden bediente und damit auch zum Arzneimittel fand, hebt dieser Fall mit dieser einen bestimmenden Rubrik auf besondere Weise die Notwendigkeit der ungebrochenen Notwendigkeit eines intelligenten Umgangs mit dem Repertorium hervor – was tragischerweise selbst von erfahrenen Praktikern oft sträflich ignoriert wird und sich zu ihrem Nachteil auswirkt. Arzneimittelprüfungen und das Repertorium sind immer noch herausragende Wissensquellen, um uns durch den Fall zu führen, und wir müssen uns ihrer weiterhin bedienen.

Follow-up – ein Monat später

M: Der Reflux hat sich gebessert. Er sagt, dass sein Magen manchmal schmerzt, vielleicht ist er ja dann hungrig. Wenn ich ihm zu essen gebe, dann isst er ein wenig. Er zeigt nicht mehr auf seine Kehle, wenn sein Bauch weh tut. Außerdem gebe ich ihm kein PediaSure® mehr (Aufbaunahrung für Kinder). Nachts wacht er nicht mehr so häufig auf. Er beginnt zu weinen, aber wenn wir ihn dann allein lassen, schläft er wieder ein.

A: Was ist mit dem Kreisen?

M: Hin und wieder macht er es noch, aber längst nicht mehr so viel wie früher. Er legt seinen Kopf auf den Boden, ist dabei auf den Knien und schiebt sich entweder gerade oder im Kreis vorwärts. Dadurch holt er sich raue und wunde Stellen auf der Stirn. Seitdem er das Mittel genommen hat, schläft er mehr und sagt, dass er hungrig ist. Das ist anders als vorher. Er ist im vergangenen Monat einen Zentimeter gewachsen und hat begonnen, an Gewicht zuzulegen. Wir haben bemerkt, dass sein Wortschatz seit unserem letzten Besuch hier gewaltig zugenommen hat. Er sieht gut aus, ist glücklich und rundum bezaubernd. Er hat all unsere Herzen im Sturm erobert! Wir haben den Eindruck, dass das Arzneimittel ihn wirklich berührt hat.

Kommentar: *Das war auch das erste Mal, dass ich das Kind ohne jedes Überbleibsel einer Erkältung gesehen hatte. Recht bald nach der LM-Potenz*

▼

▼

konnte die Mutter die Verabreichung der Anti-Emetika einstellen.

M: Sein Stuhlgang ist fester geworden und riecht weniger unangenehm. Seine zuvor häufigen Erkältungen sind seltener aufgetreten und vergehen inzwischen, ohne dass es dazu einer Medikation bedarf. Die Bandbreite der Nahrungsmittel, die er verträgt, ist größer geworden. Wir haben uns entschieden, die Operation der Hypospadias aufzuschieben. Phimosen und andere Abnormalitäten der Genitalorgane sind häufig auftretende Symptome von Kohlenstoff-Arzneien. Ich reduzierte die Frequenz der Einnahme der LM-Potenz auf einmal alle vier Tage. Der Rückgang der Symptome setzte sich trotz dieser Entwöhnung fort.

Follow-up – sechs Monate später

Die Reaktion auf die LM-Potenz ist nicht mehr so gut wie zu Beginn. Seine Symptome reagieren zwar noch auf die Gabe, dies aber nur noch zögerlich. Seine Vitalität hat im Laufe der Zeit zugenommen. Er hat an Gewicht und Körpergröße zugelegt. Er toleriert eine zunehmende Zahl von Nahrungsmitteln. An diesem Punkt wurde die Einnahme der LM gestoppt und eine einzelne Dosis der C 200 gegeben, auf die er sofort reagierte.

Weitere Anmerkungen zur Quelle

Carboneum oxygenisatum bzw. Kohlenmonoxid ist für seine anästhetischen und toxischen Eigenschaften bekannt. Kohlenmonoxid ist einer der hauptsächlichen Verursacher der Luftverschmutzung und außerdem hoch toxisch; es führt zum Verlust des Bewusstseins, Stupor und Gefühllosigkeit. Kohlenmonoxid ist eine der wenigen Substanzen, die sich, wie Sauerstoff, an die Erythrozyten anlagern bzw. sich mit ihnen verbinden können. Seine Giftwirkung beruht von daher prinzipiell auf der Verdrängung des Sauerstoffs, mit der Folge von Erstickungszuständen. Natürlich führt der Mangel an Sauerstoff in tierischem Gewebe unausweichlich zu generalisierten Störungen, deren zentrale Phänomene sich im Bereich der Atmung, kardialen und anderen Symptomen zeigen. Das klinische Bild imponiert als Asphyxie.

Die Essenz von Carboneum oxygenisatum verfügt über mehrere Aspekte. Einerseits ist

▼

die Existenz im Bauch der Mutter zwar sehr beruhigend, andererseits aber muss zu einem bestimmten Zeitpunkt eine Trennung einsetzen, um am Leben zu bleiben. Es ist essenziell, diesen ersten Schritt zu machen, bevor man das Gefühl von Freiheit und die Fähigkeit, zu überleben, entwickeln kann. Aber hat es den Bauch erst einmal verlassen, sehnt sich das Kind von Zeit zu Zeit wieder nach dem mütterlichen Frieden zurück. Das Grundgefühl des Kindes wird bestimmt von der Unsicherheit, ob es wirklich in der Lage sein wird, in dieser gefährlichen, giftigen Welt ohne die Präsenz der Mutter oder einer sicheren Umgebung zu überleben. Das Kind sucht, verkörpert durch die Mutterfigur, immer ein beschütztes und reines Umfeld; dieser Figur gilt seine ganze Leidenschaft. Aber so nah es ihr auch sein mag, verspürt es doch immer auch den Drang, sich von ihr zu trennen. Daher zeigt es Widerstand, der sich hauptsächlich gegen die Mutter richtet und so weit gehen kann, dass es zur Aggression mit dem Ziel der Trennung kommt.
Der Aspekt der Imitation und Wiederholung wird bei den meisten Kohlenstoff-Verbindungen beobachtet und daher im Englischen oft auch als das „Carbon Copy-Syndrome" bezeichnet. Wir sehen den Drang, zu klettern, ohne dabei die geringste Angst vor der Höhe zu zeigen, und kreisförmige Bewegungen. Natürlich erwarten wir auch, ein Verlangen nach mehr Sauerstoff beobachten zu können. Interessant dabei ist, dass dieses Bedürfnis ein Verlangen nach Quellwasser oder kohlensäurehaltigem Wasser auslösen kann – beide enthalten große Mengen an Sauerstoff!
Als Abschlussbemerkung zu diesem Fall ist anzumerken, dass der Zustand jedes der beiden Elternteile eine signifikante Verbindung zur Verfassung des Kindes aufweisen kann. Der vorliegende Fall hebt deutlich die Bedeutsamkeit des während der Schwangerschaft bei der Mutter dominierenden Zustands hervor. Wichtig für die Verbindung der Zustände von Mutter und Kind ist es, dass sie wahrgenommen werden, ohne aufgezwungen oder von einer vorgefassten Meinung diktiert worden zu sein. Nur wenn die Verbindung eine natürliche ist, kann von einer Relevanz des mütterlichen Zustands in der Schwangerschaft ausgegangen werden. Ebenfalls könnten wir auch die Betonung auf die Analyse des Geburtsprozesses und die Betrachtung aller bemerkenswerten Träume der Mutter legen. Der Fall verdeutlicht auch den Stellenwert von Skizzen und Beobachtungen, dies gilt in besonderer Weise für präverbale Kinder. Beides trug dazu dabei, auf einem direkterem Wege zum Kern des Falles und zur „vital sensation" vorzudringen. Diese Hilfsmittel können auch bei älteren Kindern oder Erwachsenen zu Hilfe genommen werden, wenn sie blockiert sind oder der Fall tief greifend kompensiert ist. In vielen Fällen erweisen sie sich als extrem wertvolle Werkzeuge.

Dr. Sunil Anands Fall zeigt sehr deutlich, welch nützliche und sogar unabdingbare Informationen gewonnen werden, wenn die Verfassung der Mutter – vor und während der Schwangerschaft – sorgfältig, umsichtig und handwerklich sauber untersucht wird. Sehr erhellend ist die Hervorhebung, wie wichtig es ist, die Verbindung zwischen dem Zustand der Mutter und dem des Kindes anhand gemeinsamer Gefühle, Empfindungen und Erfahrungen herzustellen.

Fallbeispiel 10: Ein Traum enthüllt die Quelle

Was können wir tun, wenn eine Verbindung nicht erkennbar ist, wenn keine offensichtliche Verbindung zwischen der Verfassung der Mutter und derjenigen des Kindes besteht?
Die erste Option ist, die Untersuchung fortzuführen – geduldig alle uns zur Verfügung stehenden Werkzeuge einzusetzen: die Befragung zu den Träumen, die persönliche Geschichte, Hobbys, Skizzen, wiederkehrende Worte, eigentümliche Symptome oder Äußerungen. Manchmal ist dennoch all das nicht genug, um die Verbindung, nach der wir suchen, sichtbar zu machen. Für den Fall, dass keine Verbindung gefunden wird, sind wir gezwungen, zunächst Vermutungen hierzu zu formulieren. Selbstverständlich ist das nicht die beste Voraussetzung und man sollte nur dann so vorgehen, wenn es nicht anders geht. Im nächsten, kurzen Fall werden wir einer solchen Situation begegnen. Der Zustand der Mutter ist klar erkennbar, aber

▼

es gibt nur eine spekulative Verbindung zum Kind.

Die Patientin

Es handelt sich um ein drei Monate altes Mädchen, dessen gesamter Körper von einem nässenden, wunden Ekzem bedeckt ist. Bei solch einer ausgedehnten Dermatitis bei einem nonverbalen Patienten ist es unwahrscheinlich, dass ich ein eigentümliches Charakteristikum finden werde, mit dem ich den Fall beginnen kann. Ich bin deshalb innerlich schon darauf vorbereitet, dass die Mutter den Schlüssel in der Hand hält, mit dem ich dem Kind werde helfen können. Beide Elternteile sind in die Praxis gekommen und steuern Informationen bei.

Bericht der Mutter und des Vaters

M/V: Sie hat noch keine Impfungen erhalten. Wir halten nichts davon. Das erste Zeichen, dass etwas nicht stimmte, war der von den Ärzten so bezeichnete Milchschorf. Sie hatte diesen Ausschlag auf dem Scheitel und ein paar rote Flecken auf der Stirn. Dann entwickelte sie einen Ausschlag auf der Rückseite der Beine und der Stirn. Als nächstes dehnte er sich auf die rechte Gesichtshälfte aus. Er ist rot und rau. Dann ergriff er die Vorderseite ihrer Arme sowie die Unter- und Oberschenkel. Jetzt ist er überall auf ihrem Körper. In der vorigen Woche hat er sich massiv verschlechtert. Sie kratzt sich permanent und wir können sie nicht daran hindern. Sie kratzt, bis es blutet und die Haut roh ist. Der Ausschlag findet sich auch in ihren Ohren und überall auf dem Kopf.

A: Was ist sie für ein Kind?

M/V: Sie ist ein wundervolles Kind. Sie ist entspannt und sehr freundlich. Sie verlangt nach Zuwendung und will auf dem Arm gehalten werden, wir können sie aber auch absetzen, ohne sie zu beschäftigen. Sie schläft in unserem Bett und ist ruhig und entspannt, ihr Schlaf ist gut.

Kommentar: *Für ein Kind, das unter einem derartig stark juckenden Ausschlag leidet, ist sie sehr ruhig und freundlich. Sie ist nicht gereizt oder heikel. In Bezug auf den Ausschlag gibt es keine weiteren Informationen, abgesehen von den Symptomen, die bei einem so rasch sich ausbreitenden Ekzem ohnehin zu erwarten sind. Sogar die Angabe, dass das Problem in den Kniekehlen begann, ist nicht als so eigentümlich zu werten, dass es sonderlich hilfreich wäre. Ich setze die Befragung fort, indem ich direkt zur Schwangerschaft überleite.*

A: Erzählen Sie mir etwas über den Verlauf der Schwangerschaft.

M: Sie war schön. Ich litt zwar hin und wieder unter morgendlicher Übelkeit, aber das war nicht so schlimm. Gegen Ende der Schwangerschaft wurde ich etwas reizbar, weil ich mich nicht mehr so gut bewegen konnte. Ich hatte dann einen Kaiserschnitt unter Vollnarkose.

A: Was passierte während der Schwangerschaft in ihrer beider Leben?

M: Wir hatten eine Menge Stress, weil wir eine Wohnung für uns finden mussten. Wir waren zuvor bei meinen Eltern eingezogen. Dort war das Leben recht stressreich und sie übten eine Menge Druck aus, damit wir wieder auszögen. Ich hatte wirklich das Gefühl, sie wollten uns aus dem Haus werfen. Sie waren sehr unglücklich und enttäuscht, weil ich schwanger war. Für uns war diese Zeit deshalb eine sehr traurige Episode. Wir erzählten meinen Eltern lange Zeit nicht, dass ich schwanger sei. Wäre es nach mir gegangen, hätte ich es niemandem erzählt. Mein Vater dachte einfach nur, ich würde fett. Meine Mutter weinte häufig, nachdem wir es ihnen erzählt hatten. Wir wollten beide nur noch so schnell wie möglich aus diesem Haus heraus, konnten aber nirgends hin.

A: Erzählen Sie mir mehr darüber.

M: Meine Kindheit und Jugend waren einfach nur furchtbar. Ich fühlte mich nie akzeptiert. Ich neigte dazu, gegen meine Eltern zu rebellieren. Sie dachten, ich sei kratzbürstig und rebellisch. Meine Eltern sagten immer, ich würde eines Tages zum Teufel gehen. Sie schickten mich fort. Ich nahm an, dass wir in die Ferien gingen, aber sie ließen mich hier an dieser Schule zurück, ohne mir zu sagen, was wirklich vor sich ging. Ich hatte das Gefühl, dass sie mich aufgegeben haben – als sei ich ein wirklich böses Kind. Jetzt, da ich wieder in ihrem Haus bin, vermitteln sie mir wieder das gleiche Gefühl. Mein Vater hatte immer gesagt, mit mir könne man sich nicht sehen lassen. Meine Eltern haben mich nie ihre Liebe spüren lassen. Sie haben mich nie gestützt, so wie Eltern das normalerweise bei ihren Kindern machen. Ich wurde von

▼

▼
meinem Vater nicht geliebt. Ich kann es bis heute nicht in Worte fassen.
A: Können Sie mir etwas über Ihr Wesen erzählen?
M: Von manchen Sachen bin ich wie besessen. Ich überprüfe Dinge immer und immer wieder. Vom Thema Sauberkeit bin ich auch besessen. Ich bin loyal und eine gute Freundin.
V: Sie neigt dazu, sehr hart gegen sich selbst zu sein. Sie mag es nicht, kritisiert zu werden, kritisiert sich selbst aber die ganze Zeit. Sie macht sich selbst fertig.
M: Mein Selbstvertrauen ist gering. Ich bin nicht glücklich mit mir. Von dünnen Frauen fühle ich mich bedroht, ich bin extrem eifersüchtig auf dünnere Frauen. Wenn ich an solche Frauen denke, gerate ich in Wut und Zorn. Es ist eine unkontrollierbare Wut. Ich bin so sauer auf mich, weil ich kein Gewicht verliere. Es erscheint mir, als legte ich immer nur Gewicht zu und werde dicker und dicker. Ich bin überzeugt, dass mein Mann mich eines Tages wegen einer dünneren Frau verlassen wird. Diese Gedanken kommen, wenn ich mit meinen dünneren Freunden zusammen bin. Ich bin eifersüchtig und neidisch, weil ich einen besseren Körper haben will. Das ist vielleicht so, weil mein Vater immer böse Kommentare zu meinem Körper gemacht hat. Er sagte immer, ich böte einen ekelhaften Anblick. Das macht er bis zum heutigen Tag. Er fragt: „Wer ist hübscher und wer ist fetter?“ Ich habe eine Wut auf meinen Körper und bin zornig über magere Mädchen.
Beobachtung: *Beim Sprechen lispelt sie leicht; es verstärkt sich, wenn sie über dünne Mädchen oder ihre Wut spricht.*
A: Erzählen Sie mir noch mehr darüber.
M: Ich habe es als so verletzend und schmerzhaft erlebt. Ich habe mich dann immer in mein Zimmer eingeschlossen. Wenn ich mit meinen Freundinnen reden konnte, habe ich mich besser gefühlt. Bei ihnen war ich offen und extrovertiert.
A: Was können Sie mir noch über Ihr Wesen erzählen?
M: Ich werde richtig böse, wenn mein Mann die Dinge nicht sauber hält. Je nachdem, wer mit mir zusammen in einem Raum ist, bin ich ängstlich. Meine Erscheinung ist mir sehr peinlich. Ich weiß, dass ich dünn sein und kein Gewicht zulegen sollte. Dann ist es mir auch peinlich, wenn Kommentare vor anderen Menschen gemacht werden. Ich fühle mich noch mieser, wenn sie mich anschauen. Warum sehen sie mich immer an? Ich weiß, dass sie das tun, weil ich so dick bin. Dann steigt eine solche Wut und ein Zorn in mir hoch, dass ich dort rausgehen muss und den ganzen Tag alleine bleibe und weine. Ich will dann einfach weglaufen und mich für immer verstecken.
A: Welche Träume haben Sie?
M: Ich träume vom Fliegen. Ich fühle mich großartig und kontrolliere mein Leben ganz und gar. In einem furchtbaren Traum krabbelten Ameisen über meinen ganzen Körper. Es war ekelhaft und ich fühlte mich im Traum dreckig, es krabbelte und juckte überall. Ich wollte, dass sie wieder weg sind. Den anderen Traum zu erzählen ist sehr peinlich für mich. Ich hatte ihn vor langer Zeit.
A: Erzählen Sie mir nur die Dinge, die Sie erzählen wollen.
M: Ich sollte es Ihnen sagen. Ich hatte einen Traum, in dem ich mit einer Gruppe von Mädchen, die alle Freundinnen von mir waren, Sportunterricht hatte. Wir alle zogen unsere Unterwäsche aus und unsere Genitalien waren sichtbar. Meine Klitoris wurde sehr groß und lang, sie sah aus wie das Geschlechtsteil eines Mannes. Es war extrem peinlich. Noch peinlicher ist es aber, es Ihnen zu erzählen.
Kommentar: *Obwohl dieser Traum schon lange zurückliegt, erinnert sie sich noch an jedes Detail. Bemerkenswert ist auch die intensive emotionale Reaktion, die der Traum hervorruft, damals wie heute. Diese beiden Faktoren zusammengenommen machen den Traum für den Fall wichtig.*
M: Ich hatte während der Schwangerschaft und nach der Geburt furchterregende Träume. Ich träumte, dass ich meine Tochter im Autositz und im Badezimmer zurückgelassen habe. Ich bin nur für eine Sekunde aus dem Raum gegangen und fand sie nach meiner Rückkehr unter Wasser und nicht mehr atmend vor.
A: Wie fühlten Sie sich in diesen Träumen?
M: Voller Panik und zu Tode erschrocken. Ich hatte schon wieder alles falsch gemacht und dabei mein Kind umgebracht. Ich bin das Allerletzte. Ich verabscheue solche Träume. Sie machen mir Angst.
▼

▼

A: Kann mir jeder von Ihnen beiden noch mehr zu seinem Wesen erzählen?
V: Ich habe ein starkes Bewusstsein dafür, was richtig und was falsch ist. Für Prinzipien stehe ich mit aller Macht ein. Ich denke, dass ich intelligent bin und hart arbeite. Ich habe ziemlich hohe Erwartungen an mich selbst. Es macht mir nichts aus, klar und deutlich meine Meinung zu sagen. Ich bin nicht schüchtern. Früher schon, als ich jünger war, weil ich gestottert habe. Sprachtherapie hat mir geholfen und das Stottern ist jetzt ganz verschwunden.
M: Wie ich schon sagte, habe ich gegen meine Eltern rebelliert. Eine Methode dabei war, Rockmusik zu hören. Ich war glücklich, weil meine Eltern meine Musik hassten. Seit ich zwölf Jahre alt war, habe ich seltsame Gedichte und auch über Sex geschrieben, auch wenn ich bis zum 16. Lebensjahr noch keinen Sex hatte. Alles in allem war ich einfach nur traurig und einsam; gleichzeitig war ich verliebt in den Gedanken, in jemanden verliebt zu sein. Das begann so richtig, nachdem meine Eltern mich in dieser Schule zurückgelassen hatten. Wie konnten sie mir das nur antun? Wie können Eltern überhaupt ihr Kind so einfach weggeben? Ich war völlig alleine und schrieb permanent in meinen Tagebüchern. Meistens habe ich über Jungs geschrieben, die mir gefielen. Das habe ich gemacht, seit ich sechs Jahre alt war.
A: Haben Sie Ängste?
M: Vor Hunden habe ich richtige Angst. Ich bin überzeugt, dass sie mich anfallen werden. Ich weiß, dass es verrückt ist, aber ich denke, sie werden es tun.
A: Gibt es noch etwas, das Sie hinzufügen möchten?
V: Wir haben vergessen zu erwähnen, dass sie (die Mutter) während der Schwangerschaft geimpft wurde und am Tag nach der Geburt noch eine Impfung gegen Röteln bekommen hat. Wir sind dagegen, aber die Ärzte haben ihr Angst eingejagt und das dann einfach gemacht.

Analyse

Das Kind kann, außer über seine Symptome, noch nicht für sich selbst sprechen. Unglücklicherweise sind alle seine Symptome allgemeiner Natur, sie treten häufig auf und keines zeigt unterscheidende oder eigentümliche Merkmale,

▼

▼

die hilfreich wären. Über den Weg der Fokussierung auf die Mutter werde ich Verbindungen zwischen der Mutter und dem Kind nachspüren. Das Wesen der Mutter zeigt einige Eigenschaften des Tierreichs. Sie ist eifersüchtig, neidisch, fühlt sich zurückgesetzt und legt übermäßigen Wert auf ihre äußere Erscheinung. Schon in jungen Jahren zeigte sich ein starkes sexuelles Element in ihrer Gesamtpersönlichkeit. Dies manifestiert sich zwar nicht in übertriebenen Aktivitäten, wohl aber in ihren von sexuellen Inhalten bestimmten Gedanken und ihrem Schreiben. All dies sind Hinweise auf das Tierreich, insbesondere auf ein Schlangenmittel. Sie fühlt sich verfolgt, beobachtet und verachtet. Träume vom Fliegen deuten ebenfalls auf Schlangen hin, aber auch auf einige andere Tiere. Das Lispeln ist gleichfalls ein Merkmal der Schlangen. Ihr Lispeln wurde besonders dann bemerkbar, wenn sie über die Themen sprach, die ihren Zustand verschlimmerten. Insgesamt gesehen zeigten sich nicht viele Symptome, die ein Schlangenmittel gerechtfertigt hätten. Sie war nicht geschwätzig, hatte keine Angst vor oder Träume von Schlangen, litt nicht unter Hitzewallungen, Würgegefühlen und verspürte keine Rachewünsche oder zeigte offene Aggressivität. Trotz der Abwesenheit dieser typischen Schlangenzeichen bietet ihr Fall ausreichend Hinweise, um die Suche nach dem Mittel in der Schlangenfamilie fortzusetzen.

Die Wahl des Arzneimittels

Jetzt ist die Zeit gekommen, das Eigentümliche und Besondere des Falles zu erwägen. Der für die Mutter peinliche Traum stellt hier die ungewöhnlichsten Informationen bereit. Wie schon erwähnt sind die Intensität sowie die Fülle der nach so vielen Jahren erinnerten Details diejenigen Faktoren, die den Traum einer näheren Untersuchung wert machen. In diesem Traum vergrößert sich ein Teil ihres Körpers. Das gleiche Gefühl hat sie in ihrem täglichen Leben, hier aber bezogen auf ihren gesamten Körper. Sie hat das Gefühl, immer dicker und dicker zu werden. Analog zu ihrem Traum ruft auch diese Ausdehnung ihres Körpers das Gefühl der Peinlichkeit hervor. Diese Verbindungslinie zwischen ihrem körperlichen Zustand und dem Traum verstärkt die Bedeutung des Traums.

▼

Welche Schlange ist besonders bekannt für das Phänomen der Vergrößerung? Natürlich haben alle Schlangen ein allgemeines Gefühl der Zusammenschnürung und Vergrößerung, für welche unter ihnen ist das aber eine herausragende Empfindung? Im Repertorium findet sich einzig Cenchris mit der eigentümlichen Empfindung und Wahnidee der Vergrößerung spezifischer Körperteile. Zusätzlich dazu besteht das Gefühl der Vergrößerung des gesamten Körpers bis an den Punkt, dass er zu platzen droht. Ist es zu weit hergeholt zu sagen, dass ihr großer Körper sie in Tränen ausbrechen lässt? Sie platzt ansonsten in keiner Weise: Sie schreit nicht, schlägt nicht oder wirft keine Gegenstände, sondern bricht nur in Tränen aus.
Kann ich diese Wahl bestätigen? Die Prüfung von Cenchris durch Kent im Jahre 1888 erbrachte das Symptom „Jucken des ganzen Körpers, fliegt über den gesamten Körper". Hier findet sich für uns der erste Hinweis auf eine Verbindung zum Symptom des Kindes. Rufen Sie sich den anderen Traum der Mutter ins Gedächtnis zurück, in dem Ameisen über ihren ganzen Körper krabbelten, was starkes Jucken produzierte. Herings Lachesis-Prüfungen aus den Jahren 1828 und 1834 ergaben folgendes Symptom: „Heftiges Jucken auf dem Kopf, wie von Ameisen. Heftiges Jucken auf dem Kopf und dem gesamten Körper". Da keine weiteren bekannten Symptome und Verbindungen vorliegen, reicht mir das verfügbare Material aus und ich verschreibe dem Kind Cenchris C 30.

Follow-up – ein Monat später

M/V: Unmittelbar nach der Gabe schlief die Kleine ein und schlief fünf Stunden ununterbrochen. Das Hautbild der linken Körperhälfte besserte sich fast sofort. Im Ganzen betrachtet nässt der Ausschlag weit weniger stark als bisher. Die Beine und Arme sehen viel besser aus. Es ist noch nicht zu 100 % besser geworden oder vollständig verschwunden, aber es geht ihr insgesamt sehr viel besser. Sie hat immer noch ein paar Krusten vom Kratzen, aber sie heilen sehr schnell ab. Der Milchschorf ist vergangen und sie kratzt sich weit seltener als zuvor. Uns ist aufgefallen, dass sie stellenweise die Haare verliert. Sie will die ganze Zeit auf dem Arm gehalten und getragen werden. Wir können sie nicht mehr so einfach absetzen wie vorher. Sie will die ganze Zeit unsere Aufmerksamkeit haben.

Follow-up – zwei Monate später

M/V: Ihr Rumpf ist vollständig frei von Ausschlägen, ebenso wie ihre Extremitäten. Der Ausschlag hat sich gesamthaft wesentlich verringert. Wir sind glücklich, dass sie sich jetzt auch längere Zeit mit sich selbst beschäftigen kann, ohne getragen werden zu wollen.

Follow-up – drei Monate später

M/V: Sie lacht häufiger. Sie lächelt! Wir hatten überhaupt nicht bemerkt, dass das bisher gefehlt hatte, bis sie neulich anfing zu lächeln und zu lachen. Sie ist so glücklich. Wir können sie noch länger sich selbst überlassen, ohne sie zu tragen. Ihre Wangen und das Gesicht sind inzwischen völlig frei und ihr Haar ist nachgewachsen.

Follow-up – fünf Monate später

M/V: Ihre Kopfhaut ist jetzt ganz glatt und ohne jeden Ausschlag. Sie interessiert sich stärker für die Welt um sie herum. Immerzu lächelt und lacht sie und beteiligt sich an dem, was um sie herum vorgeht.

Follow-up – neun Monate später

M/V: Das Hautbild des gesamten Körpers hat sich wesentlich verbessert. Es finden sich kaum noch Reste des Ausschlags. Lediglich am Hinterkopf und der Rückseite ihrer Beine sind noch dezente Reste des Ausschlags zu sehen. Dort hatte alles angefangen.
Sie schläft die Nächte durch.

Follow-up – ein Jahr später

M/V: Ihre gesamte Haut ist gesund. Nur sehr selten sieht man sie sich kratzen. Alle Haare sind nachgewachsen.

Zusammenfassung aller Follow-ups

Ich habe die Behandlung des Kindes fortgeführt. Sie hat extrem gut auf Cenchris reagiert und das Mittel vier Jahre lang immer wieder bekommen. Während dieser ganzen Zeit hatte sie keinerlei Hautausschläge mehr entwickelt. Mit dem Wachstum zeigten sich andere Charakteristika.

▼

Sie war ein überaus schüchternes Kind und war unfähig, die Hand ihrer Eltern loszulassen oder von ihrem Schoß zu klettern. Eher vergrub sie ihren Kopf in deren Schulter oder Wange, als zuzulassen, angesehen zu werden. Ihre Halslymphknoten waren vergrößert, insbesondere dann, wenn sie erkältet war. Mit der Zeit begann sie zu stottern; das Stottern wurde intensiver, wenn man sie ansah. Erinnern Sie sich daran, dass auch ihr Vater als Jugendlicher stotterte. Aus diesem und anderen Gründen erfolgte ein Mittelwechsel zu Baryta carbonica. Sie hat dieses Mittel während der vergangenen acht Jahre immer wieder mit Erfolg eingenommen und ist mittlerweile ein lebendiges, sozial aktives, erfreuliches und bezauberndes Mädchen von zwölf Jahren.

Fallbeispiel 11: Die Mutter enthüllt die Quelle

Der folgende Fall wurde ebenfalls von Dr. Sunil Anand zur Verfügung gestellt. Er führt vor Augen, wie sehr der Zustand der Mutter mit dem des Kindes verknüpft ist und wie das Kind dies zum Ausdruck bringt. Die die Konsultation begleitenden Kommentare und Beobachtungen stammen von Dr. Anand.

Der Patient

Der Patient ist ein neun Monate alter Säugling, der unter rekurrierenden Infektionen der oberen Atemwege leidet, die jeweils von einer Otitis media begleitet werden. Direkt zu Beginn mache ich die Beobachtung, dass das Kind außerordentlich schüchtern ist, weshalb ich mir besonders viel Zeit nehme, um zunächst einmal das Vertrauen des Kindes zu gewinnen und ihm Sicherheit zu vermitteln.

Die Anamnese

A: Was können Sie mir über Ihr Kind erzählen?
M: Er ist ein glücklicher, entspannter Junge. Er lernt gerade neue Worte. Er liebt es, seine Hand in das Fischglas zu stecken. Er schreit nicht, sondern wimmert höchstens manchmal ein bisschen. Er macht seine Spielchen mit mir. Zum Beispiel krabbelt er auf dem Boden und erwartet dann, dass ich auch krabbele und ihn fange,

▼

▼

um dann mit ihm einen kleinen Ringkampf zu machen. Er gibt mir Hunderte von Küssen, will aber selbst nicht auf den Mund geküsst werden. Er sabbert. Wenn er von seinem Baby-Dreirad absteigt, passt er sehr auf, nicht zu stürzen.
A: Was können Sie mir zu seiner Persönlichkeit sagen?
M: Die Betreuerinnen sagen, dass er kein sehr körperliches Kind sein. Ich hingegen beobachte, dass er, während er badet, sehr gern mit dem Wasser spielt.
A: Wasser bedeutet ihm also scheinbar recht viel, denkt man an das Baden und das Strecken seiner Hand in das Fischglas.
M: Ja, andererseits mag er es aber gar nicht, wenn man ihm die Haare wäscht oder schneidet.
A: Beschreiben Sie mir das etwas näher.
M: Er hat viel Energie. Er spielt häufig mit seinen Haaren.
Beobachtung: *Ziemlich spontan macht die Mutter einige Gesten und beginnt, sachte ihre Finger aneinanderzureiben, einen gegen den anderen, wobei sie ihre Haare damit einrollt. Während sie das macht, entspannt sie sich deutlich sichtbar, ihr Gesichtsausdruck wird weich, ihr Blick richtet sich nach oben und sie gelangt in die Ruhe und den Frieden, fast sogar in die Ekstase.*
A: Was macht er mit seinem Haar?
M: Es beruhigt ihn. Er spielt viel mit den Haaren auf seinem Scheitel.
A: Erzählen Sie mir mehr darüber.
M: Er spielt auch mit meinen Haaren. In der Betreuungseinrichtung gibt es eine Frau mit lockigen Haaren. Er weiß nicht, was er damit anfangen soll! Ich mache das Gleiche auch mit meinen Haaren. Ich liebe dieses glatte, seidige Gefühl. Er liebt dieses glatte, seidige Gefühl genauso. Jedesmal, wenn ich ihn von der Betreuung abhole, hält er meine Hand mit seiner freien Hand.
A: Abgesehen von den Haaren, gibt es irgendetwas mit derselben Textur, dessen Berührung er genauso liebt?
M: Er liebt die Katze, ausgestopfte Spielzeuge und Fingerpuppen.
A: Was können Sie mir zu Ihren Angewohnheiten erzählen?
M: Auch ich finde es sehr beruhigend, mein Haar zu berühren.

▼

▼

A: Wann machen Sie das vorzugsweise?
M: Ich mache das, wenn ich müde bin. Ich mache das von Kindesbeinen an.
A: Was empfinden Sie, wenn Sie das tun?
M: Glatt und weich. Ich mag es, wenn es nass und in der Berührung kalt ist, so wie jetzt gerade.
Beobachtung: *Die Mutter demonstriert es.*
A: Erzählen Sie mir noch mehr über dieses Gefühl.
M: Es ist, als stecke man seine Hand in einen flachen Bach, in dem Moos ist, während das Wasser zwischen den Fingern hindurchfließt.
A: Können Sie mir etwas über das Gefühl der Berührung des Mooses oder des Wassers sagen?
M: Das Gefühl von Moos und Wasser ist, dass das Moos nicht zwischen den Fingern hindurchkann.
A: Beschreiben Sie das Moos-Gefühl.
M: Weich, schleimig und kalt.
A: Erzählen Sie mir mehr über das Weiche, Schleimige und Kalte.
M: Es ist wie ein Eiswürfel, aber nicht so rau.
Kommentar: *Hier ist offensichtlich eine Blockade. Sie geht nicht tiefer. Damit ist der passende Zeitpunkt gekommen, die Mutter um eine Skizze zu bitten.*
A: Können Sie mir eine kleine Skizze machen, während Sie dieses Gefühl erleben?
Beobachtung (Skizze 1): *Zunächst malt sie eine Pflanze, deren erste Blätter nach oben gerichtet sind und die tief reichende Wurzeln hat. Sie grübelt, was sie da wohl gezeichnet hat und es scheint ihr etwas zu fehlen. Dann malt sie Wellen über die Blätter, was dem Ganzen den Eindruck vermittelt, dass sich die Blätter teilweise in einem fließenden Strom unter Wasser befinden.*
A: Beschreiben Sie es mir?
M: Es ist eine Pflanze, die unter Wasser ist. Es ist weich, als wenn es vor und zurück fließt und dort ist viel Energie.
Beobachtung: *Erneut macht sie Gesten. Ihre Hände führen langsame und anmutig fächelnde, seitlich vor und zurück laufende Bewegungen aus, während sie das Gefühl einer Unterwasserpflanze beschreibt, über die das Wasser in Wellenbewegungen vor und zurück fließt. Ihr Gesichtsausdruck ist nach wie vor entspannt und ruhig und zeigt damit an, dass sie sich sehr wohl fühlt.*
A: Führen Sie doch einmal die Bewegung des Nach-vorne-und-hinten-Strömens aus.

▼

▼

Beobachtung: *Sie demonstriert diese Bewegung aufs Neue.*
A: Würden Sie mir etwas über Ihre Geste und das damit verbundene Gefühl erzählen?
M: Es ist eine Pflanze, die sich in fließendem Wasser befindet. Sie ist verwurzelt, bewegt sich aber mit der Strömung nach vorne und nach hinten.
A: Wie stark ist sie verwurzelt?
M: Nicht extrem stark, aber fest genug, um nicht vom Wasser fortgerissen zu werden. Wenn man an ihr ziehen würde, käme sie leicht heraus. Sie hat eine Art von Wurzelsystem.
A: Was ist das für ein Wurzelsystem?
M: Sie ist in etwas verankert, das so nachgiebig ist wie Asche oder ein Flussbett. Es ist irgendwie buschig. Ich stelle mir vor, dass es so etwas wie Asche ist, in der sie Wurzeln schlagen kann, die tief genug reichen.
Beobachtung: *Sie deutet mit ihren Fingern nach unten, um anzuzeigen, dass die Wurzeln der Pflanze in weichem Boden verankert sind.*
A: Beschreiben Sie mir die Beziehung zu Ihrem Kind.
M: Wir sind gut miteinander verbunden. Nachdem ich zweimal geraten habe, weiß ich in der Regel, warum er schlecht gelaunt ist. Da gibt es Ebbe und Flut. Einerseits sind da seine Bedürfnisse und andererseits meine Reaktionen darauf.
Beobachtung: *Sie beschreibt Ebbe und Flut mit Gesten, die sehr ähnlich zu der Gestik sind, mit der sie die Bewegung des Vor-und-Zurückfließens demonstriert hatte.*
A: Erzählen Sie mir noch etwas mehr zu Ebbe und Flut und dieser Handbewegung.
M: Es ist wie eine Unterhaltung ohne Worte. Es ist, als sprächen unsere Seelen zueinander.
Kommentar: *Ebbe und Flut kommen sowohl in der Skizze wie auch in unserer Unterhaltung vor, weshalb ich auf dieses Thema tiefer eingehen werde.*
A: Stellen Sie sich Ebbe und Flut vor und sagen Sie mir noch mehr dazu. Könnten Sie, während Sie dieses Bild in sich haben, mir noch eine Skizze anfertigen?
Beobachtung (Skizze 2): *Sie zeichnet eine Person, die in einem Schaukelstuhl sitzt, die Bewegung dieses Schaukelstuhls erfolgt aber seitwärts. Ein Halbkreis ist erkennbar, der die Seitwärtsbewegung verdeutlicht.*

▼

▼

M: Es ist, als wenn man in einem Schaukelstuhl sitzt, ein seitwärts sich bewegender Stuhl, so wie ich es gerade mache. Ich spüre, dass ich mich zur Seite hin bewege.
Beobachtung: *Sie schaukelt seitlich in einer propellerartigen Bewegung. Die Bewegung ist die gleiche wie das vorherige Vor und Zurück und ihre Gesten zu Ebbe und Flut. Die Bewegungen sind immer die gleichen, nur die Bezeichnungen sind andere.*
Kommentar: *Dies ist eine interessante, eigentümliche Empfindung, die ich untersuchen muss.*
A: Erzählen Sie mir mehr zu dem, was Sie gerade empfinden.
M: Es ist beruhigend und entspannend und erinnert mich an das Schlafen.
A: In welcher Art?
M: Es ist eine schöne Art, zu Bett zu gehen – wie in einer Hängematte. Es ist warm und bequem. Man ist warm und in seinem Kern angekommen.
A: Erzählen Sie mir mehr.
M: Es strahlt vom Kern aus. Es strahlt heraus, wie die Sonne. Es ist, wie wenn man Farbe in ein Glas Wasser gibt und zuschaut, wie sie sich verteilt.
A: Hatten Sie das gleiche Gefühl der guten Verbindung, als das Kind noch in Ihrem Bauch war?
M: Nein. Es war das genaue Gegenteil davon.
A: Beschreiben Sie mir dieses Gegenteil.
Kommentar: *Eine Empfindung und ihr Gegenteil sind zwei Seiten der gleichen Medaille. Häufig ist es so, dass durch die nähere Beschäftigung mit ihrer Kehrseite die innere Empfindung leichter erschlossen werden kann.*
M: Mein Mann verließ mich, als ich im fünften Monat schwanger war. Unsere Verbindung brach völlig zusammen. Ich wollte nicht mehr in meiner Haut stecken. Sogar als das Kind auf die Welt gekommen war, konnte ich es nicht anschauen. Er machte mein Leben noch komplizierter. Ich fühlte mich gefangen. Du fühlst dich mit maximaler Energie gefangen.
Beobachtung: *Sie bewegt beide Hände nach oben zu ihrer Brust und ihrer Kehle. Die Hände kommen zwar nahe zusammen, vereinigen sich aber nicht.*
A: Erzählen Sie mir etwas über diese Empfindung.
M: Als wenn man ersticken würde.
A: Sagen Sie mir etwas über dieses Gefangensein und das Ersticken.

▼

▼

M: Es ist, als wäre man unter Wasser und könnte die Oberfläche nicht erreichen. Da ist ein Gefühl, alles sei eingeschlossen und eng. Es war eine totale Abkoppelung von meinem Kind. So fühlte ich mich zu dieser Zeit. Heute liebe ich es sehr. Es war, als sei ich in einem kleinen, eng begrenzten Raum gefangen.
Kommentar: *Wenn die Worte „so wie" bzw. „als ob" zur Beschreibung eines Gefühls fallen, ist der Patient der „lebendigen Empfindung" („vital sensation") sehr nahe. Ich greife oft in Form einer Frage auf diesen Ausdruck zurück, wenn Patienten Schwierigkeiten haben, ihre inneren Empfindungen näher zu erläutern. Ich frage den Patienten dann beispielsweise „Fühlen Sie sich als etwas anderes?"*
M: Ich fühlte mich gefangen, eingegrenzt und erstickt, so als befände ich mich in einer Röhre oder trüge eine Zwangsjacke.
A: Was können Sie mir über Zwangsjacken erzählen?
M: Ihre Arme liegen ungefähr so. Man kann sie nicht bewegen. Der Brustkorb kann sich nicht ausdehnen und man kann nicht tief Luft holen. Man muss kleine, flache Atemzüge machen, um zu überleben. Es ist wie eine schwarze Wolke.
Beobachtung: *Sie legt ihre Arme eng um ihren Körper, und zwar so eng wie nur irgend möglich; sie liegen enger an als bei der vorherigen Schilderung des Gefühls von Gefangensein. Sie demonstriert damit, dass sie nicht atmen kann.*
A: Können Sie mir sagen, wie Sie sich fühlten, als ihr Mann sie verließ?
M: Ich war verzweifelt und bestürzt.
Kommentar: *Das Miasma wird damit bestätigt, weil das Mittel nah bei einem Miasma liegen sollte, das sich verzweifelt fühlt.*
M: Zwei Wochen, bevor der Kleine zur Welt kam, war eine riesige, lähmende Furcht in mir. Sie war wie eine schwarze Wolke, die mir überallhin folgte.
A: Erzählen Sie mir etwas über diese schwarze Wolke.
M: Sie war dunkel und kalt. Es ist, als habe man ein wahrhaft schwarzes Loch in seinem Garten gegraben. Es ist kalt dort unten. Es war ein Gefühl von Schwere. Es war das Gefühl, gefangen und erstickt zu sein. Und doch wollte ich aus diesem Gefühl nicht heraus. Ich hatte keine Kraft. Ich war so weit unten. Ich hatte noch nicht einmal die Energie, zu versuchen, das hinter mir

▼

▼

zu lassen. Vorher wollte ich das noch. An dem Punkt jedoch, an dem ich mittlerweile angekommen war, hatte ich dafür keine Energie mehr.

Kommentar: *Das tuberkuläre Miasma wird damit erneut bestätigt. Die zuvor geäußerte Verzweiflung deutete auf ein Miasma nahe des Krebs-Miasmas hin.*

M: Ich erlebte lähmende Angst. Ich erinnere mich, nicht mehr in der Lage gewesen zu sein, gut zu funktionieren. Ich weinte, konnte aber nicht mehr nachdenken. Ich habe Bekannte angelogen, nur weil ich nicht ausgehen oder irgendjemanden treffen wollte. Ich wollte einfach nur ganz alleine sein. Ich war verzweifelt. Ich hatte mir vorher immer vorgestellt, wie mein Leben mit einem Partner sein würde und jetzt hatte ich das nicht.

Kommentar: *Ich verfüge nun über ein sehr gutes Bild des Zustands der Mutter während der Schwangerschaft sowie ihrer damaligen Gefühle und Empfindungen. Auch das Miasma habe ich identifizieren können. Zwecks Gewinnung weiterer Informationen wende ich mich der Hauptbeschwerde zu. Hinsichtlich der Hauptbeschwerde muss man flexibel sein, insbesondere bei Kindern. Ist die im Patienten lebendige Empfindung und die Verbindung – so sie existiert – erst einmal erkannt, wird die Hauptbeschwerde besser verstanden. Das ist der Grund dafür, dass ich mich erst zu einem fortgeschritteneren Zeitpunkt der Anamnese diesem Punkt widme, so wie im vorliegenden Fall. Es gibt jedoch Situationen, in denen der Schwerpunkt des Falles von vornherein auf dieser Hauptbeschwerde liegt. Dann kann es ratsamer sein, sich diesem Problem tief greifend zu widmen und die anderen Ebenen erst später zu erkunden.*

A: Beschreiben Sie seine Ohrinfektionen.

M: Jede Erkältung schlägt ihm auf die Ohren, er bekommt hohes Fieber und hat starke Schmerzen. Er schreit zwar nicht vor Schmerzen, wird aber in höchstem Maße reizbar. Er will dann getragen und gestreichelt werden. Die Absonderungen aus der Nase sind bei einer Erkältung von grünlicher Farbe, außerdem verliert er seinen Appetit. Er wacht von seinem eigenen Husten auf. Während der vergangenen sechs Monate hat er insgesamt sechsmal Antibiotika einnehmen müssen.

A: Was können Sie mir noch über Ihr Kind erzählen?

▼

▼

M: Er mag es nicht, wenn man seine Oberarme berührt. Es gab einmal eine Situation, in der ihn jemand an den Armen gepackt und hochgehoben hat. Er heulte während des Hochhebens. In Bezug auf seine Umgebung ist er sehr empfindlich. Er spürt schon vorher, wenn sein Vater nach Hause kommen wird. Er bleibt stehen und starrt vor sich hin, wenn er ein Baby schreien oder Menschen miteinander streiten hört.

A: Hatten Sie schon Probleme mit Ihrer Periode?

M: Nein, abgesehen davon, dass sie erst kam, als ich 15 Jahre alt war.

A: Hatten Sie in der Vergangenheit irgendwelche Muskel- oder Gelenkprobleme?

M: Nein – ich treibe sogar relativ viel Sport und meine körperliche Fitness ist deshalb ziemlich gut.

A: Gibt es sonst bei Ihnen Krankheiten, die Schmerzen verursachen?

M: Ich hatte einige Jahre lang einen Reizdarm.

A: Erzählen Sie mir davon und von Ihrer Kindheit.

M: Da kommt in mir Furcht und damit verbunden eine Erwartungsangst hoch. In mir ist die Angst, die Toilette nicht rechtzeitig zu erreichen. Das Reisen war deshalb schwierig und lange in einem Auto zu fahren, war auch ein Problem. Ich sah die Schwierigkeiten kommen. Ansonsten war ich ein glückliches Kind, gut organisiert und perfekt. Zu allen anderen Menschen war ich immer nett. Jetzt, da ich weniger Energie habe, bin ich wählerischer geworden. Ich bin empfindlich. Ich erinnere mich daran, ein Gedicht über einen Wal gelesen zu haben, der harpuniert wurde. Ich begann noch während des Lesens zu weinen. Das war mir sehr peinlich.

A: Erzählen Sie mir etwas über irgendeinen Schmerz und das Reizdarm-Syndrom.

M: Die Schmerzen sind stark. Es ist wie eine Verknotung in den Gedärmen, wie ein Seil mit sehr vielen Knoten darin. Es wird immer enger, und dann lässt es wieder nach. Es ist wie ein altes Seil, dessen Rauigkeit in schmerzhafter Weise auf der Haut prickelt – als stoße man mit der Hand ein Stachelschwein an. Der Schmerz ist so scharf, dass ich mich zusammenkrümmen muss.

Beobachtung: *Die Bestätigung einer Verbindung zwischen Mutter und Kind erscheint in beider Liebe zum Wasser und dem Gefühl, das die Berührung*

▼

▼

weicher Gegenstände bei beiden auslöst. Die Abneigung des Kindes, im Arm gehalten zu werden, korrespondiert mit dem Zwangsjackengefühl der Mutter. Beide sind äußerst feinfühlige Naturen. Von daher befinde ich mich auf sicherem Boden, wenn ich die Symptome und Charakteristika der Mutter zur Verschreibung des Mittels für das Kind nutze.

Analyse

Die extrem ausgeprägte Sensibilität von Mutter und Kind ist offensichtlich und wurde von der Mutter auch von vornherein zu Protokoll gegeben. Ohne jeden Zweifel benötigt das Kind ein Arzneimittel aus dem Pflanzenreich. Dies wird zusätzlich noch durch die Pflanzenskizzen und die Gesten der Mutter bestätigt. Sie stellte bei ihren Schilderungen eher die Wurzeln einer Pflanze in den Vordergrund, nicht die eines Baums. Pflanzen können, ihrer Schilderung zufolge, wesentlich leichter entwurzelt werden als Bäume. Der stärkste Indikator für das Pflanzenreich ist deren immense Sensibilität. Eine weitere bedeutende Eigenschaft des Pflanzenreichs ist die Präsenz einer bestimmten Empfindung **und ihres Gegenteils.** Häufig werden Empfindungen von Patienten geschildert, die ein Arzneimittel aus irgendeinem der „Königreiche" benötigen – allein, nur das Pflanzenreich zeigt dieses Polaritätenpaar aus einer Empfindung und ihrem unmittelbaren Gegenteil.

Die Wahl des Arzneimittels

Die spezifisch wahrgenommene Empfindung führt uns auf direktem Wege zu der einen Pflanzenfamilie, die sich darin von allen anderen unterscheidet. Der scharfe Schmerz und dessen Gegenteil in Gestalt der weichen und seidigen Empfindung in der Berührung des Haares leiten mich zur Familie der Ranunculaceae. Die Gefühle, gefangen, verzweifelt und erstickt zu sein, bestätigen das tuberkuläre Miasma. Ich werde dem Kind daher das tuberkuläre Mittel der Ranunculaceae verschreiben – Sankaran zufolge ist dies Cimicifuga racemosa.

Im Kreis der bestätigenden Symptome von Cimicifuga findet sich ein machtvolles, überwältigendes Gefühl der Depression – als befinde sich der Patient in einer schwarzen Wolke. Die Mutter gibt eine eindrückliche Beschreibung

▼

▼

dieses Gefühls, als sie die Zeit beschreibt, in der sie von ihrem Mann verlassen worden war.

In diesem Fallbeispiel könnte man leicht auf eine falsche Spur geraten, nähme man das Zwangsjackengefühl des Gefangenseins als die bestimmende Empfindung des Falles wahr. Die Mutter stellte eine Menge an Energie und eine lebhafte Gestik zur Schau, während sie über dieses Gefühl sprach. Warum ist dies nicht die Empfindung, die beispielsweise auf die Pflanzenfamilie der Euphorbiaceae mit ihren Gefühlen des Engstirnigen, Gebundenen und Eingekreisten verweist? Ein sehr entscheidender Punkt innerhalb der Differenzierung der Arzneimittel ist es, korrekt zu erkennen, welches die zentrale Empfindung des Falles ist und welche nicht. Im vorliegenden Fall sind „weich" und sein Gegenpol „scharf" das bestimmende Empfindungspaar. Wenn die Mutter die Weichheit spürt, geht sie an einen Ort des Friedens, der Behaglichkeit, des Verbundenseins und der Entspannung. In diesem Zustand sublimen Friedens durfte ich sie während der Anamnese erleben. Erlebt sie dagegen die Schärfe des Nicht-verbunden-Seins, ist sie völlig verzweifelt. Zum Ausdruck kommt dies durch die Bilder und Gefühle, unter Wasser und gefangen zu sein sowie in einer Zwangsjacke zu stecken. Dies ist ihre Reaktion auf den Mangel an Weichheit und sie symbolisiert das Miasma – in diesem Fall das tuberkuläre Miasma.

Zu Cimicifuga racemosa gelangte ich mithilfe der neuen Methoden zur Bestimmung von Miasmen, der Aufnahme von Empfindungen und Kategorisierung der Pflanzenfamilien. Damit verlasse ich jedoch nicht das Fundament der Homöopathie oder wende mich von den Prüfungen und der Arbeit mit den Repertorien ab. Die den vorliegenden Fall bestätigenden Rubriken sind unter anderem:

- Gemüt: Furcht vor dem Tod; sah sich von Drähten umgeben
- Gemüt: Wahnideen; gefangen in Drähten
- Gemüt: Wahnideen; schwere schwarze Wolken umhüllen sie
- Haut: Weiches Gefühl

Cimicifuga racemosa wurde dem Kind in der Potenz C 200 verabreicht.

▼

▼

Follow-up – sechs Wochen später

Nach der Einnahme erlitt das Kind eine akute Infektion der oberen Atemwege. Die Erkrankung verlief jedoch weit milder als in der Vergangenheit. Die Mutter und ich kamen überein, aufgrund der nicht allzu schweren Krankheit zunächst 48 Stunden abzuwarten. Innerhalb von zwei Tagen besserte sich der Zustand ohne erneute Einnahme des Mittels. Seit diesem Zeitpunkt geht es dem Kind dauerhaft gut. Infektionen der Ohren oder hohes Fieber sind nicht wieder aufgetreten.

Ergänzende Anmerkungen

Eine ganze Reihe von Aspekten der Fallaufnahme durch Dr. Sunil Anand sind einer näheren Betrachtung wert. Zu einem sehr frühen Zeitpunkt der Konsultation, im Verlaufe der ersten Fragen, stellt die Mutter die Verbindung zu ihrem Kind heraus, indem sie ihre exakt identischen Vorlieben für das Gefühl der Weichheit und des Seidigen schildert. Natürlich hat ein 19 Monate altes Kind ihr nicht erzählt, dass es glatte und seidige Dinge mag. Sie nimmt es an, da sie selbst es mag und das Verhalten des Kindes dem ihren ähnelt. Auch wir dürfen diese Annahme hegen. Auffällig daran ist, dass solche signifikanten Parallelen zwischen Mutter und Kind bereits zu einem so frühen Zeitpunkt zum Vorschein kommen. Dieser Punkt ist es, der es uns erlaubt, auf dem Umweg über die Mutter belastbare Erkenntnisse zum Kind zu gewinnen, da deren enge Verbindung ja offensichtlich ist.
Die Bedeutung des Gesprächsabschnitts, in dem Dr. Anand die Mutter um eine Zeichnung bittet, möchte ich in besonderer Weise herausstellen. Zuvor hatte sie einige Worte der Quelle in Verbindung mit einem sehr interessanten inneren Bild geäußert. Angefangen bei der Berührung ihres Haares war sie über dessen glatte und seidige Textur schließlich zum Bild von Wasser und Moos gewandert. Ausgehend von der Realität ihrer Angewohnheit, die sie mit ihrem Sohn teilt, wechselt sie in die imaginäre Welt von Wasser, das durch ihre Finger strömt. Hier lag der Wendepunkt des Wechsels von der äußeren, bewussten Welt in die innere Realität. Hat der Patient diesen Wechsel vollzogen, ist es unser Bestreben, dort zu bleiben, weil hier die Quelle zu finden ist. Alle Informationen, die wir

▼

▼

hier sammeln werden, sind wertvolle Hinweise auf die Quelle. Dr. Anand bittet sie freundlich, immer noch mehr zu schildern. Die Patientin antwortet mit demselben Wort wie zuvor, aber auch mit zwei neuen Begriffen, nämlich „schleimig“ und „kalt“. Im nächsten Satz erwähnt sie einen Eiswürfel, der rau ist. Und damit sind wir vom Weg abgekommen.
Warum fahren wir jetzt nicht fort, indem wir auf diese neuen Worte und den Eiswürfel eingehen? Woran ist erkennbar, dass die Mutter den bisherigen Pfad verlassen hat und nicht mehr in der Nähe der Quelle ist? Dies ist eine überaus wichtige Frage und von grundlegender Bedeutung für den Erfolg einer Quellen-basierten Verschreibung. Was ist als Information der Quelle zu werten und was nicht? Einige Aspekte der Antwort auf diese Fragen können in Worte gefasst werden, während andere nur mit dem „Gefühl“ oder der „Energie“ der Interaktion mit dem Patienten während der Anamnese zu tun haben.
In diesem Fall war ein Element der Leichtigkeit oder eines Flusses zu beobachten – vom Haar zum Glatten bis hin zum fließenden Wasser.
All dies war natürlich, spontan und authentisch. Als sie allerdings die Worte schleimig und kalt äußerte, veränderte sich etwas und es schien, dass sie jetzt nicht mehr aus der Perspektive ihrer eigenen Erfahrung berichtete, sondern nun über das Konzept von Moos Auskunft gab. Als sie „Eiswürfel“ sagte, war ich mir sicher, dass sie logischen Gedankengängen zum Thema „kalt“ folgte, also nicht mehr in Kontakt mit der Empfindung war, mit der sie begonnen hatte – dem glatten, seidigen Haar und dem Wasser. Ich bemühe mich gerade, eine sehr subtile, innerhalb des Patienten sich vollziehende Veränderung in Worte zu fassen. Selbstverständlich war sich Dr. Anand dieser Veränderung ebenfalls bewusst und verfolgte diese Richtung nicht weiter, sondern schlug einen anderen Weg ein: Er bat sie um eine Skizze, um sie zurück auf den richtigen Pfad zur Quelle zu leiten.
Als sie diese Zeichnung angefertigt hatte, sprach die Mutter wieder über Wasser, das Weiche und das Vor- und Zurückfließen. Diese Bilder stehen jetzt wieder in Verbindung mit dem zuvor schon beschriebenen Fließen des Wassers und der Weichheit. Sie ist also wieder

▼

▼

auf dem richtigen Weg zur Quelle. Etwaige Reste von Zweifeln werden durch die begleitenden Gesten zerstreut. Sie hat erfolgreich zur Quelle zurückgefunden, an der es um das Strömen von Wasser, um Weiches und Bewegung geht. Unter diesem Blickwinkel wird das jetzt von ihr eingeführte Wort „Wurzel" bedeutsam.
Die Mutter wechselt nun vom bisherigen „vor und zurück" hin zum Bild von Ebbe und Flut, wiederum in Zusammenhang mit der gleichen Gestik. Was bedeuten hier „Ebbe und Flut"? Es ist ein Sinnbild für die Beziehung zu ihrem Kind. Ebbe und Flut stehen für dessen Bedürfnisse und ihre Antwort darauf; Energie und Kommunikation fließen zwischen beiden hin und her. Sie beschreibt diese Empfindung, als sprächen die Seelen beider miteinander. Beginnend mit der Angewohnheit, die sie teilen, dem Spielen mit den Haaren, geht sie auf direktem Weg zu den beiden Seelen, die miteinander sprechen. Für diese Mutter ist die Berührung ihres Haares durch ihr Kind gleichbedeutend mit der Berührung ihrer Seele.
Können Sie den Unterschied ihrer Erscheinung vor und nach der Anfertigung der Skizze anhand dessen, was sie tut und sagt, erkennen? Ich weiß, dass es schwierig ist, dies nur durch das Lesen zu tun, ohne die Mutter zu hören oder zu sehen – aber es ist dennoch möglich, einen Unterschied wahrzunehmen. Aus den Worten „Moos", „schleimig", „kalt" und „Eiswürfel" sprach nur ihr logisches Denken. Ihre Äußerungen waren flach, leblos und theoretischer Natur. Wenn Sie solches bei einem Patienten wahrnehmen, befindet er sich nicht an seiner Quelle. Die Quelle ist die innere Wahrheit des Patienten, die seiner persönlichen Erfahrung entspringt. Hier gibt es keinen Grund oder Rationales: Es ist die reine Erfahrung. Für Logik bleibt hier kein Raum. Wenn Sie in einer Anamnese Logisches und Gedachtes hören, sind Sie nicht dort, wo Sie sein sollten. Gelangt der Patient zu seiner Quelle zurück, spricht er mit einer Authentizität, die unmissverständlich ist. Das Leben ist in den Fall zurückgekehrt.
In der Nähe der Quelle zeigen sich oft Gesten und andere Formen der Körpersprache, weil Worte nicht ausreichen, um diese Erfahrungen auszudrücken. Das ist exakt, was in diesem Fall geschah.

▼

▼

Wenn Sie in ihren eigenen Fällen beginnen, den Unterschied zu erleben zwischen einer logisch bestimmten Sprache und derjenigen der Quelle, werden Sie mühelos in der Lage sein, zu erkennen, wann diese Veränderung erfolgt. Sie werden an den Punkt der Erkenntnis erlangen, an dem Sie anhand der Qualität Ihrer Interaktion mit dem Patienten sehen können, wann er an seiner Quelle ist.
Damit soll aber nicht gesagt werden, dass Dinge, die in der Anamnese an anderer Stelle oder in anderem Zusammenhang geäußert werden, wertlos seien. Jede Information ist wertvoll. Alle Homöopathen müssen die Fähigkeit haben, zu erkennen, in welchem Zustand der Patient war, als er eine bestimmte Information gab. Dieses Wissen ist notwendig, um eine zutreffende Priorisierung der Information zu bewerkstelligen und sie adäquat zu verwenden. Ich möchte noch einmal betonen, was ich bereits in einem der vorangegangenen Kapitel gesagt habe: Der Homöopath hat sich zwar der Führung des Patienten anzuvertrauen, muss dabei aber immer wissen, wo er sich gerade befindet.

Fallbeispiel 12: Das ungeborene Kind enthüllt die Quelle

Die bislang vorgestellten Fälle waren samt und sonders Beispiele dafür, inwieweit der Zustand der Mutter das Kind beeinflusst bzw. dessen Quelle enthüllt hat. Das ist aber nicht immer so. Ebenso gut kann es geschehen, dass der Zustand des Kindes sich dadurch zu erkennen gibt, dass er bei der Mutter Symptome hervorruft, die deutlich von ihrem normalen Zustand abweichen. Der folgende Fall demonstriert diese Konstellation.

Die Patientin

Die Patientin ist ein neugeborenes Mädchen, das in der 38. Schwangerschaftswoche mittels eines geplanten Kaiserschnitts, aber ohne jede Probleme, zur Welt kam. Ihr Geburtsgewicht betrug 2500 Gramm. Sie ist das zweite Kind der Familie und hat einen drei Jahre alten Bruder. Ihre Mutter wurde seit 1996 mit Androctonus behandelt, auch ihr Vater wurde über vier Jahre

▼

▼

hinweg erfolgreich homöopathisch therapiert. Die erste homöopathische Untersuchung des Mädchens erfolgte im Alter von elf Tagen aufgrund von Atmungsproblemen und deshalb fortdauernder Sauerstoffgabe.

Bericht der Mutter

Bei der Geburt gab es keinerlei Probleme. Sie war klein und schläfrig, aber schien in Ordnung zu sein und war aktiv. Am ersten Lebenstag verlor sie 200 Gramm. Ich machte mir Sorgen, dass sie nicht ausreichend ernährt werde und begann daher sofort damit, ihr die Brust zu geben. Ihr Mund war so klein, dass ich eine Spritze nehmen musste, um sie zu füttern. Sie trank eine ganze Menge und dann war alles gut. Am dritten Tag begannen wir damit, ihr die Muttermilch in einer Flasche zu geben, um sie so mit mehr Nahrung zu versorgen. Als wir ihr zum zweiten Mal eine Flasche gaben, wurde sie plötzlich grau im Gesicht, sackte nach vorne über und wurde schlaff. Sie atmete nicht mehr, aber als ich ihr dann auf den Rücken klopfte, kam sie schnell wieder zu sich und alles war wieder normal. Nach diesem Ereignis wurde sie lethargisch und schläfrig. Damit nahm alles seinen Anfang. Die Krankenschwestern nahmen sie mit zurück auf die Wachstation und beobachteten sie permanent. Sie lag dort drei Stunden lang und hatte währenddessen keine Probleme. Dann fütterten wir sie wieder, indem ihr Vater sie aufrecht hielt, während ich die Flasche an ihren Mund hielt. Sie nahm große Schlucke und saugte kraftvoll an der Flasche. Plötzlich hörte sie auf zu trinken und zu atmen. Das war die zweite Episode dieser Art. Irgendetwas stimmte nicht und wir entschieden, dass sie auf die Neugeborenen-Intensivstation verlegt und dort überwacht werden sollte.
Nach einem dieser Ereignisse wurde sie noch schläfriger als üblich. Ich machte mir Sorgen, ob sie genügend Nahrung erhielte, weil sie sogar zu schwach zum Trinken war. Nach dem ersten Ereignis verbrachte sie acht Stunden, ohne eine vollständige Mahlzeit zu sich zu nehmen. Würde ich versuchen, sie zu füttern, hätte sie einen erneuten Anfall und würde einschlafen. Zunächst würde sie die Milch aus der Flasche trinken und alles wäre in Ordnung. An einem bestimmten Punkt aber hört sie auf zu saugen. Sie zuckt und

▼

▼

schürzt die Lippen und verliert all ihre Energie. War sie bis gerade vorhin noch aktiv, ist jetzt alles zum Stillstand gekommen. Im Verlaufe weniger Sekunden fällt der Sauerstoffgehalt ihres Blutes rapide ab. Ihr Gesicht wird erst bleich, dann grau und violett, besonders an den Augen, den Lippen und der Stirn und dann stoppt die Bewegung ihres Brustkorbs. Ich weiß, dass das mit dem Abfallen des Sauerstoffgehalts des Blutes zusammenhängt. Wenn sie ein solches Ereignis hinter sich hat, ist sie oft zu schläfrig, um zu essen. Es ist schwierig, sie dann überhaupt wieder zu wecken. Das ist eine typische „Entsättigungs-Episode“. Sie hatte bisher zwei Anfälle außerhalb des regulären Fütterungszyklus'. Wir überwachen nun ihre Atemfrequenz und dieser Wert kann uns sagen, ob ein Anfall bevorsteht.
Die Ärzte haben es bis jetzt nicht geschafft, eine mögliche Ursache dieser Anfälle zu finden. Keine der Untersuchungen hat irgendeine definitive Auffälligkeit gezeigt. Sie haben ihren Rachen mit einer Kamera untersucht, fanden aber nichts. Der Ultraschallbefund des Gehirns und Herzens war normal. Die Röntgenbefunde des oberen Verdauungstraktes waren unauffällig und der Refluxtest ergab nichts. Sogar die Bronchoskopie, die man im Alter von zwei Wochen durchführte, war normal. Ein Barium-Breischluck ergab, dass sie ein wenig des Materials aspirierte. Der Test wurde ein weiteres Mal, aber mit einer dickeren Mischung, durchgeführt und diesmal geschah das nicht. Ein Anfall stellte sich dadurch nicht ein. Aus diesem Grund haben wir die Muttermilch leicht eingedickt, mit dem Ergebnis, dass die Frequenz der Anfälle etwas abgenommen hat. Daraus wurde die Theorie formuliert, dass sie während des Trinkens aspiriert und dies die Anfälle hervorruft – was die Ärzte seit Neuestem aber wieder bezweifeln.
Die Schwangerschaft verlief unauffällig. Ich hatte keinerlei körperliche Probleme, war aber unendlich müde. Ich musste mich immer wieder zum Schlafen hinlegen, weil ich einfach keine Energie hatte. Ich war gestresst und wesentlich ungeduldiger als gewöhnlich. Gegen Ende der zweiten Hälfte der Schwangerschaft kam in mir eine Menge Ärger gegen meine Eltern hoch, wie früher schon häufiger. Der Ärger kam buchstäblich aus dem Nichts. Er war intensiver und hielt

▼

▼

länger an, als jemals zuvor in den letzten Jahren. Ich fühlte mich hilflos und in der Opferrolle. Ich konnte nichts dagegen unternehmen. Mein gewohntes Arzneimittel half mir, wenn das geschah.
Gegen Ende der Schwangerschaft hatte ich zwei Träume. In jedem hatte ich das Gefühl, den Traum von jemand anderem zu erleben. In einem gab es einen Mann, den ich zur Rede stellte, weil er mich angelogen hatte. Ich konnte ihm nicht vertrauen. In einem anderen Traum hatte ich eine Zeitreise in die Vergangenheit gemacht. Im Central Park in New York gab es ein berühmtes Baseballfeld. Es war eine historische Stätte und ich war mit ihr auf eine machtvolle Art verbunden. Ich spürte eine Menge an Nostalgie in mir. Eine Gruppe von Menschen war dort, die eine Art von Treffen abhielten. Es fühlte sich an, als seien wir Jahre zuvor gemeinsam in einem Krieg oder einer ähnlich intensiven Situation gewesen und es war großartig, jetzt wieder zusammenzukommen. Es war das Gefühl, als hätten wir eine sehr intensive Erfahrung oder eine sehr schwierige Situation miteinander geteilt und hätten diese nur zusammen überleben können. Wir mussten wegen der großen Gefahr, in der wir schwebten, aus dem Land fliehen. Vielleicht sind wir auch zusammen ins Exil gegangen. Ich hatte das Gefühl, dass wir aneinanderhingen, einander festhielten und uns gegenseitig schützten. Es ging um Leben und Tod und wir versuchten zu überleben.
Einige Tage, bevor ich wegen des Kaiserschnitts ins Krankenhaus ging, begann ich erst zu realisieren, was passieren würde. Ich stellte mir vor, wie jemand in meinen Bauch schneidet, während ich wach auf dem OP-Tisch liege. Dieses Bild blieb mir zwei Tage lang im Kopf. Ich hatte vorher gelesen, wie sich diese Erfahrung anfühlt. Man spürt ein Zerren, Ziehen und alles bewegt sich. Der Gedanke, dort zu liegen und zu wissen, dass jemand in meinen Bauch schneidet, machte mich fast wahnsinnig. Wenn ich solche Dinge erlebe, kann es sein, dass ich das Bewusstsein verliere. Das Ganze war aber deshalb seltsam, weil ich ja bei meinem ersten Kind schon einen Kaiserschnitt hatte und damals keine solchen Gedanken oder Sorgen aufgetaucht waren. Diese Bilder haben mich einfach nicht mehr losgelassen, dass ich dort liege und spüre,

▼

▼

wie jemand an meinen Eingeweiden zerrt, mich auseinanderreißt und meinen Körper aufschneidet und ich das bewusst erlebe. Darüber jetzt zu reden, benebelt mich. In meiner Vorstellung spürte ich dieses furchterregende Gefühl des Ziehens und Zerrens. Ich war aufgeschnitten und es gab jemanden, der mir das antat. All das geschah, aber ohne dass ich irgendetwas davon spürte. Ich hatte alle diese Empfindungen, außer dem Schmerz. Mein Gehirn verstand, was vor sich ging, aber ich hatte keine Verbindung damit. Diese Tatsache machte mich schwindlig, verursachte ein flaues Gefühl im Magen und das Geschehen gehörte irgendwie nicht zu mir. Mein Gehirn konnte das alles auf der Empfindungsebene nicht verarbeiten. Es stieß mich ab und machte mir Angst. Ich wollte weglaufen, war aber total hilflos. Es war, als sähe ich einen Horrorfilm. Ich hatte keinerlei Kontrolle über den Ablauf, und das war ein verstörendes Erlebnis.
Sogar jetzt noch, während ich darüber rede, spüre ich, wie mir das Blut ins Gesicht schießt und mir schwindlig wird. Jetzt, in diesem Moment, bin ich in Panik – gerade so, als spürte ich wieder dieses Reißen. Jemand da drinnen zieht an meinen Eingeweiden und ich weiß nicht, was diese Person dort macht. Das Gefühl von Furcht umklammert meinen Magen und mein Herz rast. Ich muss mich hinsetzen und tief durchatmen, weil ich mich gerade so schwach fühle. Mein Körper befindet sich im Alarmzustand und ich fürchte, ich werde ohnmächtig. Alles rauscht aus dem Kopf und den Armen zu meinem Magen. Ich sehe, dass an meinen Gedärmen gezerrt wird. Sie reißen mich auseinander. Jemand reißt kleine Stückchen aus mir heraus. Ich trenne mich von der Szene. Teile meiner Innereien werden aus mir herausgerissen und alles fällt auseinander. Das ist es, was mich zusammenhält. Blut strömt nach unten und hinaus. Sie nehmen sich das, was mich zusammenhält und schmeißen es raus. Ein Teil von mir, der drin bleiben muss, verlässt meinen Körper. Er wird herausgerissen. Jemand reißt ihn auf und alles Blut strömt hinaus. Ich werde austrocknen und sterben. Sie ziehen und ziehen, bis schließlich jemand daran reißt. Ich reiße es auseinander und das Blut fließt hinaus. Einige Organe fallen heraus. Ich habe das Gefühl, ich selbst werde

▼

▼

aus mir herausgezogen. Ein Teil meines Körpers, den ich unbedingt brauche, wird aus mir herausgezogen. Es ist furchterregend und ich bin völlig hilflos. Es gibt nichts, was ich dagegen tun kann. Dann war da dieses Ziehen und Reißen und es war direkt in meinem Zentrum. Alle meine weichen und verletzlichen Dinge sind dort versammelt und diese Leute zerren an mir. Es ist nicht einfach nur ein Teil meines Körpers – das bin ich. Sie ziehen Stücke aus mir heraus. Eines der Teile, an denen sie zerren, ist so etwas wie der Darm, ein anderes Stück gehört zu meiner Bauchwand. Ich habe überhaupt keine Kontrolle mehr. Ich bin nicht in Kontakt. Ich bin nicht mehr ich. Ich fühlte mich, als sei ich halb tot. Ich bin immer noch am Leben und spüre etwas, ein Teil von mir gehört aber nicht zu mir. Es ist, als sei mein Körper in zwei Hälften geschnitten worden. Ich habe die Hälfte meines Körpers verloren. Wenn an mir gezerrt und gezogen wird, spüre ich die dadurch normalerweise verursachten Schmerzen nicht so richtig. Ich bin davon abgespalten. Ich merke nur, dass diese Menschen es tun. Ich bin nicht richtig anwesend. Es ist, als schaue ich jemand anderem zu. Ich bin nicht mehr in meinem Körper. Ich bin von meinem Körper getrennt worden. Es ist, als schwebte ich im Gefühl der Hilflosigkeit. Mein Bewusstsein fließt dort, aber ich bin nicht damit verbunden. Direkt über meinem Körper schwebt eine graue Wolke, und das bin ich. Sie ist alles, was ich bin. Mein Gehirn ist dort und ich bin dort und beobachte alles, kann aber nichts tun. Ich kann meine Beine nicht bewegen. Ich kann gar nichts machen.

Analyse

Das Problem dieses Neugeborenen war der plötzliche Atemstillstand. Eine klare Ätiologie oder ein physiologischer Grund konnte nicht gefunden werden, lediglich das Phänomen der Aspiration wurde beobachtet. Aufgrund der Abwesenheit irgendeiner anderen Ursache wurde dies als der Grund für die Apnoe angenommen. Der eigentümlichste Aspekt dieses Falles war die Veränderung der Symptome der Mutter gegen das Ende der Schwangerschaft – am deutlichsten erkennbar während der zwei Tage vor dem geplanten Kaiserschnitt. Über mehrere Jahre hinweg hatte die Mutter jeweils extrem

▼

▼

gut auf Androctonus reagiert. Im Verlauf der Schwangerschaft traten Situationen auf, in denen sich ihre üblichen Symptome zeigten, worauf eine Gabe von Androctonus diese Probleme dann klärte. Das Spektrum der über die Jahre verabreichten Potenzen reichte von C 200 bis 10 M.

In Anbetracht dieser Umstände könnte man annehmen, dass das Neugeborene das gleiche Mittel benötige. Androctonus vermag, wie die gesamte homöopathische Gruppe der Spinnen, Gefühle von Erstickung und Atemnot zu erzeugen. Was als unterstützendes Element für diesen Gedanken jedoch fehlt, ist irgendeine klare symptomatische Verbindung zwischen dem Zustand der Mutter und demjenigen des Kindes.

Gegen Ende der Schwangerschaft hatte die Mutter zwei Träume, die insofern bedeutsam sind, als sie das Gefühl hatte, sie träumte den Traum von jemand anderem. Sie fühlten sich seltsam und nicht vertraut an, was als erster Hinweis darauf dienen kann, dass sie sich in einem anderen als ihrem eigenen Zustand befand. Zwei Tage vor der Entbindung stellen sich bei ihr furchterregende Gedanken und Vorstellungen ein, die sich sehr von denen unterscheiden, die sie jemals erlebt hatte. Obwohl sie mehrere Jahre zuvor schon einen Kaiserschnitt gehabt hatte, ist ihr Verhalten jetzt so, als kenne sie diese Erfahrung überhaupt nicht. Dies ist ein weiterer Hinweis darauf, dass sie sich nicht in ihrem gewohnten Zustand befindet, sondern sich verhält, als sei sie jemand anderes – jemand, der diese Operation noch nie durchgemacht hat und jemand, der geträumt hat, er habe sich in einer furchteinflößenden und gefährlichen Situation wie beispielsweise einem Krieg befunden. Es tritt insgesamt deutlich zutage, dass sich ihre Symptome aus ihrem gewohnten Muster in ein anderes Muster verschieben.

Woher stammt dieses andere Muster? Entgegen der Annahme, dass der Zustand der Mutter die Verfassung des Kindes beeinflusst, ist es in vorliegendem Fall höchst wahrscheinlich, dass es sich umgekehrt verhält. Die Veränderung von einem Zustand hin zu einem anderen, kenntlich gemacht durch die Verschiebung der Muster, deutet darauf hin, dass ein anderes Mittel benötigt wird. Dies kann bei jedem Patienten

▼

▼

jederzeit passieren. Während der Schwangerschaft ist ein solcher Wechsel typischerweise auf die Einflüsse des Kindes auf die Mutter zurückzuführen.
Der Umstand, dass die Mutter erst in den letzten Tagen der Schwangerschaft neue Symptome präsentierte, lässt die Frage laut werden, welches Arzneimittel aufgrund dieser Symptome für das Neugeborene mit seiner periodisch auftretenden Apnoe in Betracht kommt. Das gebräuchlichste Mittel für die Asphyxie eines Neugeborenen ist Opium, vor allem vor dem Hintergrund der verabreichten Anästhesie während der Entbindung oder des geburtsbedingten Schocks des Kindes. Zwei der relevanten Rubriken sind:

- Atmung: Asphyxie oder Erstickungsanfälle bei Neugeborenen
- Gemüt: Beschwerden durch Schock

Die Wahl des Arzneimittels
Betrachtet man die Träume der Mutter, so zeigt sich die Angst, die aus dem Erleben einer gefährlichen, lebensbedrohlichen Situation, wie beispielsweise eines Krieges, entstanden ist. Rubriken, an die man diesbezüglich denken könnte, sind:

- Gemüt: Beschwerden durch Furcht
- Gemüt: Furcht vor dem bevorstehenden Tod
- Gemüt: Träume vom Krieg

Darüber hinaus sind ihre Vorstellungen und inneren Bilder von Furcht geprägt; sie stellt sich vor, aufgeschnitten zu sein, dabei aber keinen Schmerz zu empfinden. Diese Symptome zeigen sich in folgenden Rubriken:

- Allgemeines: Schmerzlosigkeit von gewöhnlich schmerzhaften Beschwerden
- Allgemeines: Gefühllosigkeit und Unempfindlichkeit

Sie erlebt das Gefühl einer Abspaltung von dem, was mit ihr vorgeht, sie ist nicht mehr in ihrem Körper. Sie fühlt sich, als schwebe sie über ihrem eigenen Körper und beobachte die Vorgänge. Die dazugehörige Rubrik ist:

- Gemüt: Wahnidee, sie schwebt in der Luft

Alle diese Empfindungen, Gefühle und Gedanken, verbunden mit den postnatalen Episoden des Atemstillstands, deuten auf Opium als das Arzneimittel für das Neugeborene. Das Kind erhielt am 14. Tag seines noch jungen Lebens Opium in der Potenz C 200.

Erstes Follow-up
Das Kind reagierte nur minimal auf das Arzneimittel. In den ersten Tagen nach der Gabe kam es zu weiteren Episoden des Abfalls der Sauerstoffsättigung, dies allerdings in verringerter Frequenz und abgeschwächter Intensität. Diesen Ereignissen folgte stets Schläfrigkeit. Die Kleine begann, Gewicht zuzulegen und hatte drei Tage nach der Arzneimittelgabe ihr Geburtsgewicht nahezu wieder erreicht. Am 21. Lebenstag erhielt sie eine weitere Gabe von Opium C 200. Erneut reagierte sie nur schwach, wobei die Veränderung auch nur ein paar Tage anhielt.

Überprüfung des Verlaufs
Trotz der guten Indikationen reichte die Reaktion auf die beiden Gaben von Opium nicht aus, um dieses Mittel weiterhin zu verabreichen. Eine erneute Bewertung des Falles war unumgänglich. Der stärkste Aspekt war nicht das Traumgeschehen, das sich einige Monate vor dem Ende der Schwangerschaft abgespielt hatte. Die Träume dienten nur als Hinweis, dass sich ein anderer Zustand anbahnte. Der bei Weitem eigentümlichste Aspekt des Falles war die Furcht der Mutter, die zwei Tage vor dem Kaiserschnitt begonnen hatte. Ungeachtet der Tatsache, dass sie diese Operation in der Vergangenheit bereits erfolgreich überstanden hatte, war ihr Empfinden jetzt so, dass sie den Eingriff als unbekannt und furchteinflößend erlebte. Ihr Ängste und ihre Vorstellungen waren für sie derart real, dass ihr schwindlig wurde und sie so belastet war, dass sie sogar während der Anamnese, einige Wochen später, kaum darüber sprechen konnte. Das größte Gewicht wurde jetzt auf das herausragendste Thema dieser Ängste und Empfindungen gelegt. Auch unter der Prämisse, dass sie immer noch das Symptom von Schmerzlosigkeit bei schmerzhaften Ereignissen und das Gefühl zu fliegen zeigte, waren diese Symptome jedoch nicht die eigentümlichsten und damit die Schlüsselaspekte des Falles.

▼

▼

Die zentrale Empfindung der Mutter, die sie im Rahmen ihrer Vorstellungen in Bezug auf den anstehenden Kaiserschnitt erlebte, war das Gefühl, aufgeschnitten und auseinandergerissen zu werden, wobei etwas Wichtiges aus ihr herausgezogen wird. Es ist nicht einfach nur irgendein Teil von ihr, das herausgezogen und herausgerissen wird. Ein Teil ihres Körpers, der dort bleiben sollte, wo er ist, wird ihr entrissen und alles ist voller Blut. Sie spürt, dass sie gezogen wird; sie hat das Gefühl, nur noch halb zu sein, weil sie in zwei Hälften geschnitten worden ist. Sie ist nicht mehr sie selbst, weil ein Teil von ihr herausgeschnitten wurde, sie ist nicht mehr mit sich selbst in Kontakt. Sie hat eine Hälfte von sich verloren. Die hervorstechendste Empfindung im Kontext ihrer Ängste ist das Gefühl, aufgeschnitten worden zu sein, in zwei Hälften geschnitten zu sein, nicht mehr in Kontakt und auseinandergerissen zu sein.
Ausgehend von ihrer bildhaften Vorstellung ist es nicht allzu schwer, die Verbindung zu einem Kaiserschnitt herzustellen. Dort geschieht genau dies – der Körper wird aufgeschnitten und das Kind wird aus dem Bauch herausgenommen. Dadurch werden aus dem vorherigen einen Wesen nunmehr zwei. Die lebhafte Erinnerung an die Ängste und die Verbindung zum realen Geburtsprozess, dem sie entgegensah, brachte mich dazu, die zweite Reihe des Periodensystems in Auge zu fassen.
Unabhängig davon, ob ein Kind per Kaiserschnitt oder auf dem normalen Wege das Licht der Welt erblickt, kommt immer der Moment, ab dem das Kind gänzlich und uneingeschränkt von der Mutter getrennt ist. Das Durchschneiden der Nabelschnur markiert diese finale Trennung. Die Themen des Schneidens, der Trennung in zwei Hälften und des Entnehmens eines Teils von ihr, wodurch sie sich nur noch halb fühlt, deuten klar auf das Arzneimittel hin. Acidum fluoricum hat das Thema des Schneidens zum Zwecke der kompletten Trennung. Obgleich die Anzahl der Rubriken, die dies spezifisch repräsentieren, begrenzt ist, gibt es doch einige, welche das Element der Trennung zwischen Familienmitgliedern beleuchten, wie zum Beispiel:

▼

▼

- Gemüt: Wahnidee, sie müsse die Kinder aus dem Haus treiben
- Gemüt: Abneigung gegenüber Familienmitgliedern

An seinem 25. Lebenstag wurde dem Kind Acidum fluoricum in der Potenz C 200 verabreicht.

Zweites Follow-up

Innerhalb der ersten 36 Stunden nach der Arzneimittelgabe kam es zu wesentlich weniger Anfällen des Abfalls der Sauerstoffsättigung des Blutes als gewohnt, auch waren diese Episoden weit milder als zuvor. Die Kleine war lebhafter, fokussierter und in intensiverem Kontakt mit ihrer Umgebung. Nach Ablauf einer Woche verbrachte sie ganze Tage ohne einen Anfall. Die Besserung war so durchgreifend, dass sie aus dem Krankenhaus entlassen werden konnte.
Nach mehr als einem Monat im Krankenhaus konnten ihre Mutter und ihr Vater sie schließlich im Alter von 34 Tagen nach Hause bringen. In der nachfolgenden Zeit hatte sie ein paar milde Anfälle und einen etwas stärkeren, den die Eltern jedoch problemlos bewältigen konnten. Sie war weiterhin sehr aktiv, sie trat und bewegte sich viel. Manchmal war sie hellwach und schaute sich permanent um. Sie schlief viel und wachte auf, um zu essen. Nachdem sie nach Hause gekommen war, nahm sie deutlich mehr Milch zu sich – sie verdoppelte nahezu ihre Trinkmenge, was an einen Wachstumsschub denken ließ. Eine Zeit lang konnte sie sogar gestillt werden. Sie verlangte sehr aggressiv nach Nahrung und nahm ihre Milch siebenmal pro Tag zu sich.
Ihre Mutter sagt: „Ich bin mit ihr verbunden, aber irgendetwas fehlt. Ich bin mit ihr nicht so eng in Kontakt wie mit meinem anderen Kind. Ihn konnte ich die ganze Zeit im Arm halten und ihn direkt stillen. Sobald er auf der Welt war, wurde er sehr rasch zu einem Teil von mir. Das war mit ihr zwar auch so, aber nicht so umfassend. Ich konnte sie im Krankenhaus alleine lassen und da war eine körperliche Distanz zwischen uns. Dass das so war, störte die Entwicklung der totalen Bindung. Ich bin mit ihr verbunden, aber nicht so ganz. Sie ist nicht in jedem Moment in mir völlig präsent. Ich fühle sie nicht immer da drinnen. Sie hingegen ist

▼

▼

mit mir verbunden. Sie kennt mich und erkennt mich. Sie schaut mich an und sieht mir in die Augen. Ich spüre, dass sie sich bei mir sicher fühlt. Wenn sie mich bisher angeschaut hat, hatte ich nicht das Gefühl, dass sie mich wirklich angesehen hat. Sie hat eigentlich nichts so richtig angesehen."

Im Zuge ihres Wachstumsschubs wurde ihr erneut Acidum fluoricum C 200 gegeben. Im Verlauf der folgenden Wochen gab es eine Reihe aufeinanderfolgender Tage, in denen sie keinerlei Anfälle erlitt. Hin und wieder machte sie den Eindruck, gleich in einen solchen Zustand zu verfallen, dies geschah dann aber doch nicht.

Im Alter von zwei Monaten hatte sie über mehrere Tage hinweg eine Erkältung mit Schnupfen und Schniefen. Ihre Mutter berichtete, dass ihre Tochter müder sei. Einige Tage zuvor hatte sich die Trinkmenge an Milch um 50 % erhöht und sie verlangte alle zwei Stunden nach Nahrung.

Acidum fluoricum C 200 wurde wiederholt. Sie reagierte in den folgenden 24 Stunden mit einigen Anfällen, denen dann aber keine weiteren folgten. Die Stauung ebbte ab. Innerhalb einer Woche nahm ihr Gewicht auf 3700 Gramm und ihre Körpergröße auf 53 Zentimeter zu.

Als sie drei Monate alt war, traten diese Episoden nur noch selten auf und waren in ihrem Verlauf sehr mild. Die Mutter berichtete, dass das Kind gut interagiert und sehr an seiner Umgebung interessiert ist. Es ist sehr aufgeweckt und beteiligt. Die Verbindung von der

▼

▼

Mutter zum Kind hat sich wesentlich verbessert. Sie beginnt, „ihre Anwesenheit zu spüren, auch wenn ich gerade nicht bei ihr bin; das geschieht immer öfter".

Ergänzende Bemerkungen

Dieser Fall ist aus mehreren Gründen lehrreich. Zum ersten ist er ein gutes Beispiel dafür, dass der Zustand des Kindes einen Einfluss auf die Verfassung der Mutter ausüben kann. Man könnte auch sagen, dass Mutter und Kind gemeinsam in den Acidum-fluoricum-Zustand eingetreten sind. Die Mutter allerdings benötigte nach der Entbindung zu keinem Zeitpunkt Acidum fluoricum und ist in der Folge zu ihrem gewohnten Arzneimittel zurückgekehrt.

Der andere wichtige Punkt dieses Falls ist der Unterschied zwischen der Verschreibung auf Basis der üblichen Symptome und dem tiefen Eintauchen in die im Patienten lebendige Empfindung („vital sensation"). Als Ergebnis der ersten Aufnahme des Falls erschien Opium als eine gute Wahl; gestützt wurde sie durch die Symptome, Rubriken, Schlüsselbegriffe und die Erfahrung mit dem Mittel. Diese Wahl jedoch ließ das Thema und das Eigentümliche des Falls außer Acht – die Gefühle der Trennung und des Schneidens. Diese Erfahrung verdeutlicht, dass Schlüsselbegriffe und Rubriken – gleichgültig, wie zutreffend sie auch sein mögen – das Ausschließen des eigentümlichsten Aspekts des Falls nicht wettmachen können.

8 Die Umgebung des Kindes

Ein Kind lebt in einer Umwelt, die von anderen Menschen, Ereignissen und Veränderungen bestimmt wird und die sämtlich auf das Kind einwirken und es beeinflussen. Wie bereits in den vorangegangenen Kapiteln erwähnt, vermögen stressbeladene Ereignisse im Leben eines Kindes Symptome hervorzurufen, die Energie einer Arzneimittelgabe aufzubrauchen oder sogar die Veränderung des Zustands des Kindes zu induzieren – was dann in der Notwendigkeit der Gabe eines neuen Arzneimittels resultiert. Von einigen solcher üblichen Kindheitsereignisse wie der Zahnung, dem Eintritt in die Schule oder der Geburt eines Geschwisterchens ist bekannt, dass sie einen Einfluss auf ein Kind haben können; daneben existieren aber auch noch andere, weit weniger geläufige Ereignisse, die ebenfalls solche Einflüsse ausüben. Die Erforschung all dieser Felder generiert Informationen, die insgesamt hilfreich für das Verständnis der Welt des Kindes sind.

8.1 Anlage versus Umfeld

Seit langer Zeit schon wird eine hitzige Debatte geführt, ob der Charakter und das Leben eines Menschen mehrheitlich vom Einfluss seiner inhärenten Natur oder von der Umwelt, in der er sich befindet, geprägt werden. Ist es die Anlage oder die Umwelt, die den größten Anteil an der Entwicklung haben? Wie schon in Kapitel 4 ausgeführt, herrscht mittlerweile die Ansicht vor, dass diese beiden Anteile miteinander verwoben sind und voneinander abhängen und dass jeder der beiden einen Anteil am harmonischen Zusammenspiel des Ganzen hat. Homöopathen betrachten dieses Thema mit etwas anderen Augen. Ein weiterer Mitspieler in der Gleichung bestimmt über die beiden Themen Anlage und Umwelt – und dies ist der Energiezustand.

Ein grundlegender Lehrsatz der homöopathischen Philosophie besagt, dass der innere dynamische Zustand, der als Energiefeld oder Energiezustand bezeichnet wird, alles in einer Person beeinflusst und steuert. Der physische Körper, die Gefühle, der Charakter, die geistige Leistungsfähigkeit, die Interessen, Verlangen und Abneigungen – alles steht in Verbindung zum inneren Zustand. Daraus folgt, dass alle sich aus diesen Qualitäten ableitenden Aspekte des Lebens eines Menschen indirekt durch seinen inneren Zustand bestimmt werden. Dies schließt die Beziehungen ein, die ein Mensch eingeht, seinen ausgeübten Beruf, die Entscheidungen, die er bezüglich seines Lebensweges trifft sowie die Dinge, die ihm geschehen. Sogar Unfälle oder andere Ereignisse, die vom Betreffenden scheinbar völlig unbeeinflussbar sind, unterliegen der Bestimmung durch den inneren Zustand. Wir wissen ja, dass „der

Stein immer dem Arnica-Patienten auf den Kopf fällt". Was auch immer geschehen mag, die Reaktion dieses Menschen auf das Geschehen und was es für ihn bedeutet, wird umgekehrt durch seinen inneren Zustand bestimmt werden. Es ist fast überflüssig zu sagen, dass die innere Verfassung über das gebietet, was in der äußeren Welt vor sich geht.

Homöopathen sind häufig Augenzeugen der – oftmals sogar recht dramatischen – Veränderungen, die ein Mensch in seinem Leben vollzieht, während er unter dem Einfluss eines Arzneimittels gesünder wird. Arbeitsstellen werden gewechselt, Ziele werden erreicht, neue Freundschaften bilden sich und schädigende Einflüsse werden eliminiert. Gute Gesundheit endet nicht an der Hautoberfläche, sie strahlt aus, um alles im Leben der Person und seiner Umgebung zu erfassen.

8.2 Causa occasionalis

Ich hatte schon erwähnt, dass die Dinge bei Kindern etwas anders liegen. Das Prinzip ist zwar dasselbe, die Wirklichkeit aber ist eine andere. In dem Maß, in dem Erwachsene sich fortentwickeln, können sie auch ihre Umgebung verändern. Sie können sich um eine bessere Stelle bemühen, eine schlechte Beziehung beenden, ihre Ernährung umstellen oder jede andere Veränderung einleiten. Anders ausgedrückt: Dadurch, dass sie gesünder werden, verfügen sie über die geistige und emotionale Kraft, das zu beseitigen, was Hahnemann als eine „die Krankheit unterhaltende Ursache" oder „Causa occasionalis" bezeichnet hatte – jene Aspekte ihres Lebens und ihrer Umgebung, die ihren schlechten Gesundheitszustand reflektiert und weiter unterhalten haben.

Ganz egal, wie gesund sie auch werden, bleibt Kindern diese Möglichkeit verschlossen. Sie sind von ihrer real existierenden Umgebung abhängig und haben von daher weit weniger willentliche Kontrolle darüber. Die Störung eines Kindes kann ein Überbleibsel oder der Ausdruck der familiären Probleme sein, der Beziehung der Eltern oder des Lebensstils der Familie. Bis oder solange solche schädlichen und ungesunden Einflussfaktoren nicht gelöst sind, wird das Kind dauerhaft davon beeinflusst sein. Diese die Störung unterhaltenden Faktoren sind ein konstanter Stress, zu dessen Bewältigung das Kind permanent Energie aufwenden muss.

Mit Sicherheit übt ein nicht gesundes Kind einen Einfluss auf seine Familie aus, ebenso wie auf seine Schulkameraden und Freunde. Nicht selten ruft dies Stress hervor und führt zu weiteren Störungen. Verbessert sich sein Gesundheitszustand, kann sich die gesamte Dynamik innerhalb der Familie oder der Schulklasse auch zum Besseren verändern. Was ein Kind aber im Gegensatz zum Erwachsenen nicht tun kann, ist, die Situation hinter sich zu lassen oder sich ungesunden oder schädlichen Einflüssen zu entziehen, die es nicht ändern kann. Dies ist ein bedeutsamer Unterschied, den es in der Behandlung von Kindern zu beachten gilt. So gesund ein Kind auch unter homöopathischer Therapie werden mag, es kann niemals gesünder werden als die Familie, dessen Teil es ist.

Was bedeutet das für den Homöopathen? Es könnte beispielsweise bedeuten, dass das passende Mittel nicht so tief zu wirken scheint, wie es das tun sollte oder dass die Dosis nicht so lange wirkt wie erwartet. Es könnte auch bedeuten, dass der Homöopath seiner Mittelwahl nicht vertraut und deshalb versucht ist, auf ein anderes Mittel zu wechseln, in der Hoffnung, dass dieses eine durchschlagendere Wirkung entfaltet. Hier ist es wichtig, sich erneut vor Augen zu führen, dass ein homöopathisches Arzneimittel nichts als pure Energie darstellt. Wird diese Energie durch eine Aufgabe absorbiert, so steht sie demzufolge nicht für eine andere Aufgabe zur Verfügung. Auf die Praxis übertragen bedeutet dies, dass die Energie des Mittels in den Fällen, in denen sie benötigt wird, dem Kind dabei zu helfen, mit dauerhaft vorhandenen, stressbeladenen Einflüssen fertig zu werden, einfach nicht dafür zur Verfügung steht, zusätzlich noch seine Gesundheit zu verbessern. Daraus folgt, dass Rückschläge hier häufiger zu beobachten sein werden und deshalb Wiederholungsgaben häufiger verabreicht werden müssen als gemeinhin üblich.

8.3
Ätiologie und Verwundbarkeit

Kindern ist nicht nur die Option verschlossen, stressbeladene Umgebungen und Situationen einfach zu verlassen, sondern sie sind dazu auch noch sehr formbar und empfänglich für äußere Einflüsse. Dies ist ein weiterer Unterschied zwischen Erwachsenen und Kindern. Im Allgemeinen haben sie noch nicht die Widerstandsfähigkeit, Stabilität, Stärke oder Bewältigungsstrategien entwickelt, die nötig sind, um äußeren Einflüssen zu widerstehen oder sie zu kompensieren.

Vom Kinderpsychologen und Psychotherapeuten Dr. Haim Ginott (1922–1973) ist das Zitat überliefert:

„Kinder sind wie nasser Zement. Was immer auf sie niederfährt, hinterlässt einen Eindruck."

Das sollte man aber nicht als einen Mangel oder Fehler der Kinder betrachten. Wie wir im folgenden Kapitel noch sehen werden, gibt es sehr bedeutsame entwicklungsbezogene Gründe für diese Intensität der Aufnahme von sensorischen und äußeren Einflussgrößen; ohne diese Empfänglichkeit wäre die normale neuronale Reifung schlicht nicht möglich und denkbar. Das Wissen um diese Rezeptivität und die Einflüsse, denen ein Kind ausgesetzt ist, versetzt den Homöopathen in die Lage, eine Menge wichtiger Informationen über das Kind zu sammeln und zu erkennen, welche Faktoren möglicherweise im einzelnen zur Entwicklung seiner Beschwerden beigetragen haben.

Ein Beispiel zur Erläuterung: Auch Kinder, die zum richtigen Zeitpunkt zur Welt gekommen und gesund sind, vermögen ihre Körpertemperatur nicht selbstständig zu regulieren und sind deswegen völlig von ihrer Umgebung abhängig, um ihre Temperatur auf konstantem Niveau zu halten. Diese physiologische Tatsache war das verbindende Element der Probleme des in Kapitel 7 geschilderten Falles von Zöliakie. Neugeborene können ihre Körpertemperatur vor allem dann nicht auf dem notwendigen Niveau halten, wenn die Umgebungstemperatur zu niedrig ist. Da sie nicht in der Lage sind, die kritische Balance zwischen innerer Wärmeproduktion und der Abgabe von Wärme zu halten, haben Neugeborene einen weit schmaleren Bereich tolerabler Umgebungstemperaturen und sind deshalb sehr rasch gefährdet, zu überhitzen oder auszukühlen. Während ein Erwachsener sich problemlos an einen etwas kühlen Raum gewöhnen kann, könnte ein Neugeborenes unter den gleichen Umständen einen kritischen Wärmeverlust erleiden.

Aber es sind nicht nur physische und physiologische Funktionen, die bei jungen Menschen weniger widerstandsfähig sind als bei Erwachsenen. Auch die emotionalen und geistigen Funktionen der Kinder verdeutlichen deren Verletzbarkeit und Empfänglichkeit gegenüber äußeren Einflüssen. Vom klassischen Szenario eines kleinen Kindes, das Angst vor der Dunkelheit hat, bis hin zur Furcht, die sich einstellt, wenn es seine Mutter hinter einer Türe verschwinden sieht: Die Reaktionen eines Kindes sind immer der Indikator seiner Sensibilität. Die funktionale Entwicklung seines Gehirns (wie in Kapitel 4 beschrieben) spielt die primäre Rolle in der Art und Weise, in der das Kind diese Ereignisse erlebt und welche Bedeutung sie dadurch erlangen.

Aus diesem Grund sind Ätiologien – von Homöopathen als „Nie-mehr-gesund-seit…"-Ereignisse bezeichnet – in der Kinderanamnese von höherer Bedeutung als bei Erwachsenen. Bei Kindern geraten Einflüsse weit häufiger zu wahren Ätiologien, wohingegen bei Erwachsenen eine Stresssituation oder ein anderer Einflussfaktor typischerweise eine schon existente Schwäche aus dem Status ihrer Konstitution aktiviert.

Die meisten Erkrankungen von Kindern verfügen über eine emotionale Komponente oder Ätiologie. Je jünger das Kind ist, desto eher trifft das zu. Andererseits ist es aber auch so, dass dieser emotionale Aspekt umso schwieriger zu identifizieren ist, je jünger ein Kind ist. Nehmen wir den Fall eines präverbalen Kindes. Sie verfügen nicht über Worte, um ihren Gefühlen Ausdruck zu verleihen. Die verschiedenen Färbungen ihres Schreiens sind alles, was ihnen als verbale Kommunikation zur Verfügung steht. Für die Mutter ordnet sich ein Schrei ihres Kindes zwar in ein weites Feld verschiedener Bedürfnisse und Botschaften ein, allgemein betrachtet jedoch bleibt das Schreien ein sehr begrenztes Kommunikationsmittel – insbesondere gilt das für die Nuancen des emotionalen Leidens. Was die Kinder (noch) nicht in Worte fassen können, drücken sie in Form körperlicher Symptome aus. Damit soll jedoch nicht gesagt sein, dass die Beschwerden eines Kindes immer psychosomatischer Natur seien. Fieberzustände sind real, eine Ohrentzündung ist real, die Kolik, der Hautausschlag, das Asthma und das Erbrechen sind alle sehr real. Ohne über emotionale Wahrnehmung oder einen entsprechenden Wortschatz zu gebieten, ist dies eine Möglichkeit, über den inneren Zustand Auskunft zu geben.

Aus einem ähnlichen Grund wurde einer Kategorie gesundheitlicher Störungen die Bezeichnung „Kinderkrankheiten" verliehen; sie sollen der Entwicklung des Kindes förderlich sein. Im Verlauf des Wachstums nehmen die sich aus der emotionalen und geistigen Reifung entwickelnden Fähigkeiten sukzessive den Platz ein, den vorher der Körper innehatte. Das ältere Kind verfügt über die sprachlichen Fähigkeiten, um sein Leiden, seinen emotionalen Schmerz oder sein Unglücklichsein auszudrücken. Im größeren Rahmen betrachtet, erlernt und entwickelt ein Kind innere Schutzmechanismen, die es ihm ermöglichen, zumindest den Versuch zu unternehmen, den Status seiner Gesundheit im Angesicht mannigfaltiger emotionaler und physischer Herausforderungen aufrechtzuerhalten. Vergleichbar ist dies mit der Art, in der ein Neugeborenes die Thermoregulation seines Organismus entwickelt, um mit einer riesigen Vielfalt stark wechselnder thermischer Bedingungen seiner Umgebungen fertig werden zu können.

In der Betrachtung und Evaluation eines jeden beliebigen Symptoms sollten wir uns stets die Frage stellen: „Was teilt uns der Körper des Kindes über seinen inneren Zustand mit?" Das Zusammenfügen aller Informationen zu äußeren Einflüssen und Ereignissen, spezifischen körperlichen Symptomen, dem aktuellen Stadium der Entwicklung und den elterlichen Einflüssen ist unabdingbar, um herausfinden zu können, was wirklich ausgedrückt wird.

8.4 Adoption

Die Verfassung der Mutter während der Schwangerschaft spielt eine zentrale Rolle bei der Evaluation des gesundheitlichen Zustands des Kindes und ermöglicht uns, seine innere Verfassung zu erkunden. Wie soll der Homöopath vorgehen, wenn diese Informationen nicht verfügbar sind, wie es bei adoptierten Kindern der Fall ist? Gelegentlich gibt es noch Zugang zu Aufzeichnungen zur Pränatalzeit und der Geburt und manchmal ist die leibliche Mutter sogar noch aufzufinden. Meistens sind solche Informationen aber nicht verfügbar. Manchmal sind die der Adoption vorausgehenden Umstände nicht zu eruieren. Ich behandele in meiner Praxis einige junge Mädchen, die aus China adoptiert wurden, sowie einige Kinder, die aus Russland und anderen osteuropäischen Ländern stammen – bei allen bleiben Details ihres Lebens als Waisen offen.

Es ist eine bekannte Tatsache, dass viele Waisenhäuser in China, Asien, Zentraleuropa, Russland und anderen Ländern nicht über die Mittel verfügen, um den ihnen anvertrauten Kindern die Unterstützung und Bedingungen zu bieten, die man sich für sie wünschen würde. Die häufig anzutreffende hoffnungslose Überfüllung dieser Einrichtungen, deren ärmliche Ausstattung, der Mangel an emotionaler Zuwendung und Hilfestellung, unzureichende Ausbildungseinrichtungen und medizinische Betreuung können das ihre zu einem schwierigen, der Adoption vorangehenden Leben beitragen. Ungeachtet dessen, dass die Details dieser Mängel nicht ans Licht kommen, hinterlassen diese frühen Erfahrungen beim Kind immense Spuren. Bei diesen Mädchen und all den anderen adoptierten Kindern ist alles, was wir mit Sicherheit wissen, letztlich nur der Reigen der tatsächlich vorhandenen Symptome. Eine mit Sorgfalt durchgeführte homöopathische Behandlung kann den Kindern substanzielle Hilfestellung in der Bewältigung jener frühkindlichen Stresssituationen geben.

8.5 Familiendynamik: Eltern, Geschwister und entferntere Verwandte

Das Lebensumfeld des Kindes ist geprägt von seinen Familienmitgliedern und anderen mit seiner Pflege beauftragten Personen. Mit jedem dieser Individuen unterhält es eine eigene Beziehung, die wiederum jeden Beteiligten laufend verändert. Von außen einströmende Einflüsse enden hier nicht. Die Familie als Entität wird aus einem Netz von Interaktionen und Einflüssen gebildet, in der jedes einzelne Mitglied mit jedem anderen verbunden ist – und alle Faktoren zusammengenommen kreieren eine Umgebung, die das Kind als seine Wirklichkeit wahrnimmt. Die Störung eines Kindes sendet in diesem Mix eine Welle von Störungsimpulsen durch das gesamte Familiensystem. Dabei ist es aber nicht allein diese bestimmte Krankheit, die das Signal ausmacht, das alle anderen Familienmitglieder beeinflusst. Bei jeder Krankheit intensiviert sich der ohnehin schon existente spezifische Wesenszustand eines Kindes, womit dann natürlich auch die inneren Zustände aller anderen Mitglieder verstärkt werden. Da sich alle immer gegenseitig beeinflussen, resultiert in diesem Fall eine verstärkte wechselseitige Einwirkung.

Ein Beispiel zur Verdeutlichung: In einer Familie mit fünf Mitgliedern beginnt das mit vier Jahren jüngste Kind eines Nachmittags zu husten und entwickelt später dann Fieber. Abends, als es an der Zeit ist, zu Bett zu gehen, ist es dann launisch, unruhig und hustet stark. Es will gehalten und geschaukelt werden. Der Husten hält während der Nacht an und hält die Mutter wach, weil sie mit dem Kind auf dem Arm permanent auf und ab laufen muss. Viele Eltern werden diese Situation kennen. Auch wenn es dem Kind am nächsten Tag wieder besser gehen sollte, ist es jetzt die Mutter, die aufgrund der Sorge und des Schlafmangels erschöpft sein wird. Ihr Geduldsfaden wird deshalb um einiges kürzer sein als gewohnt. Auch wenn sie sich nach Kräften bemüht, normal zu funktionieren, wird sie weniger Geduld für die restlichen Kinder und ihren Mann aufbringen können. Die gewohnte Stabilität, Sicherheit und Verlässlichkeit des Haushalts sind gestört. Die anderen beiden Kinder werden unterschiedlich darauf reagieren, und zwar jedes in Abhängigkeit von seinem inneren Zustand, aber reagieren werden sie.

Die Beiden werden spüren, dass ihre Mutter reizbarer als normal ist und dass sich ihr kleines Geschwisterchen ebenfalls anders verhält als gewöhnlich. Was geht hier vor? Wann wird alles wieder normal laufen? Was ist schiefgegangen? Haben sie selbst etwas Böses gemacht? Diese und viele andere Gedanken gehen ihnen bewusst und unbewusst durch den Kopf. Der Stressfaktor, dem sie ausgesetzt sind und auf den sie antworten, ist im Kern die Störung der Stabilität des Familiensystems. Dieser Stress kann in der Folge zur Entwicklung von Symptomen bei den Geschwistern führen. Dann kommt der Vater heim und findet eine erschöpfte Ehefrau vor, nebst einem übellaunigen, hustenden und fiebernden Kind und zwei weiteren Kindern, die dabei sind, ihre speziellen Symptome zu entwickeln. Ist es ein Wunder, dass er im Verlauf des Abends ebenfalls Anzeichen einer Störung zeigt? Angesichts dreier Kinder und eines Ehemannes, der im Begriff ist, die Auswirkungen dieses Stresses zu spüren, bricht die Mutter nun endgültig unter der Last ihrer familiären Sorge um die anderen Mitglieder zusammen. Allerdings kann sie sich es wegen der auf ihren Schultern lastenden Pflichten nicht erlauben, krank zu werden und zwingt sich deshalb, weiter ihren Aufgaben nachzugehen. Das Einzige, was sie sich zugestehen kann, ist, sich sehr schlecht zu fühlen. Kein Wunder, dass ihre Krankheit wesentlich länger bestehen bleibt als die der anderen. Ich nenne dies die „familiäre Kernschmelze".

Nach einigen Tagen wird sich das zuerst erkrankte Kind besser fühlen, in seinem Kielwasser aber zeigen sich die Auswirkungen eines gestressten Haushalts. Da sich jedes Familienmitglied um ihn herum noch in irgendeiner Phase von Krankheit befindet, ist es wahrscheinlich, dass das jüngste Kind innerhalb der kommenden Wochen einen Rückfall erleidet. Wie oft hören wir Schilderungen einer Erkältung oder Grippe, die von einem Familienangehörigen zum nächsten weitergegeben wird und die für gewöhnlich dem Durchziehen eines Erregers zugeschrieben wird? Es ist aber nicht unbedingt ein Erreger, der die Verantwortung trägt. Viel wahrscheinlicher gedeiht eine Krankheit auf dem Boden der Auswirkungen des

Stresses, der reihum weitergegeben wird und in einer erhöhten Empfänglichkeit für die in der Umgebung präsenten Erreger resultiert.

Wird eines der Familienmitglieder homöopathisch behandelt, profitiert die gesamte Familie. Sogar wenn sich nur die Verfassung eines Mitglieds der Gruppe bessert und dann auch stabilisiert, hilft dies, die oben beschriebene Dynamik der familiären Kernschmelze zu durchbrechen. Werden dann auch die übrigen Familienangehörigen behandelt, erhöht sich der Gewinn für alle, da jedes Mitglied dann gesündere Beziehungen zu den anderen unterhält. Die Tendenz zur Kernschmelze verwandelt sich dann in eine Tendenz zur Einheit, Freude und zum Glück.

Selbstverständlich wird es im Rahmen der normalen Wachstums- und Entwicklungsstadien immer auch zu Situationen kommen, die zu altersentsprechenden Spannungen oder Herausforderungen innerhalb der Familie führen. Eine erfolgreiche homöopathische Behandlung kann dazu befähigen, diese Stadien in größerer Stärke und Resilienz zu meistern.

Was können wir als Homöopathen tun, um unseren kindlichen Patienten zu helfen? Ich ermuntere meine Patienten, zu erwägen, so viele ihrer Familienmitglieder wie möglich behandeln zu lassen, indem ich ihnen das erläutere, was ich hier über die Eltern geschrieben habe. Sind die Eltern sich dieser Zusammenhänge erst einmal bewusst, erkennen sie diese auch selbst. Wenn ich nur ein Kind einer Familie behandle, stelle ich immer auch Fragen zu den anderen Mitgliedern und der familiären Dynamik, den Stressoren und besonderen Ereignissen, die stattgefunden haben.

8.6 Schule, Freunde und soziale Entwicklung

Während seiner ersten Lebensjahre ist die Welt eines Kindes auf sein Zuhause, seine Eltern und Familie beschränkt. Im Zuge des Wachstums vergrößert sich seine Welt und schließt andere Menschen und Orte ein. Diese Sozialisierung findet für gewöhnlich im Alter von vier bis fünf Jahren statt, nachdem das Kind ein Gefühl der Sicherheit, Geborgenheit und Identität innerhalb seines räumlichen Umfelds und seiner Familie etabliert hat. Ein zu früher Kontakt mit der äußeren Welt, d. h. bevor das Heim zu einem sicheren und stabilen Ort geworden ist, kann der Boden für starke Ängste im Kind sein. Ein zu später Kontakt hingegen kann zu einer Verzögerung der sozialen Reifung führen.

Das anamnestische Gespräch mit Schulkindern dreht sich um die Dinge, die für sie wichtig sind; normalerweise sind das ihre Freunde, die Schule, Geschwister, Eltern und ihre Freizeitaktivitäten. Vor dem Hintergrund dieser Themenkreise wird der innere Zustand des Kindes ganz von selbst zum Vorschein kommen. Um ihren Zustand verstehen und einordnen zu können, müssen wir eine Ebene tiefer gehen und innerhalb der spezifischen Themen nach den damit verbundenen Gefühlen, Erfahrungen, Reaktionen und Gedanken forschen.

8.7 Kieferorthopädische Regulierungen (Brackets)

Die Zähne vieler Kinder werden über einen Zeitraum von ein bis drei Jahren mit Brackets versorgt, um Malokklusionen oder andere strukturelle dentale Probleme zu korrigieren. Brackets bewegen jeden Zahn durch eine definierte Kraft, die über Metallbänder und Drähte erzeugt wird und auf das parodontale Ligament wirkt, in eine bestimmte Richtung. Zusätzlich erfährt der Knochen, in dem die Zähne verankert sind, aufgrund der Auswirkungen auf seine Blutversorgung strukturelle Veränderungen und einen Umbau. Während die Zähne sich in ihre neuen Positionen bewegen, sind häufige Anpassungen der kieferorthopädischen Apparate notwendig, typischerweise ist das alle sechs bis acht Wochen der Fall. Knochenstruktur wird abgebaut und neu aufgebaut, der Verlauf der Blutgefäße verändert sich und die sensiblen Ligamente der Zähne werden dabei hoch belastet. Überflüssig zu sagen, dass all dies kein schmerzloser Prozess ist. Signifikantes Unbehagen oder sogar deutliche Schmerzen sind im ersten Jahr des Tragens häufige Begleiter der ersten paar Monate und der ersten Tage nach jeder erneuten Anpassung. Dieser chronische Pegel von Zahnschmerzen kann die Wirkung eines Arzneimittels negativ beeinflussen. Typischerweise führt dies dazu, dass im ersten Jahr einer kieferorthopädischen Behandlung homöopathische Arzneimittel häufiger wiederholt werden müssen.

8.8

Unfälle

Zu den relativ häufigen Lebensereignissen zählen auch Unfälle. Ich erinnere mich an einen mehrere Jahre zurückliegenden Fall, als eine Mutter ihren kleinen Sohn zwecks der jährlichen Untersuchung zum Schulbeginn zu mir brachte. Sie gab mir das übliche Formblatt, in das die Krankengeschichte und die Resultate der Untersuchung einzutragen waren. Den ersten, von ihr auszufüllenden Abschnitt hatte sie schon bearbeitet, einschließlich der Fragen: „Unfälle?" und „Bitte erläutern". Die erste Frage hatte sie mit „Nein" beantwortet, bei der zweiten stand: „Reines Glück!"

Wie soll ein Homöopath mit Unfällen umgehen, die sich während der konstitutionellen Therapie eines Kindes ereignen? Wir müssen tun, was wir immer tun: Den Fall aufnehmen und das passende Mittel finden. Nicht jeder Mensch, der eine Prellung erleidet, benötigt Arnica montana. Viele Folgen von Unfallsituationen reagieren besser auf das Konstitutionsmittel als auf ein Akutmittel. Nur die gesamte Betrachtung des Menschen und der Situation werden deutlich machen, welches Arzneimittel wirklich benötigt wird.

8.9

Impfungen

Die meisten Eltern stellen in der Praxis Fragen zum Thema Impfung. Für uns Homöopathen ist es obligatorisch, die Fragen der Eltern zu beantworten und sich ihren Ängsten zu stellen. Wir müssen helfen, viele der populären Trugschlüsse, unkorrekten Annahmen und Missverständnisse bezüglich des Themas aufzuklären und sie damit in die Lage versetzen, eine fundierte Entscheidung zu treffen. Das meiste der Informationen dieses Abschnitts ist jedem Homöopathen wohlbekannt, kann aber von Nutzen sein, den Eltern dieses Thema nahe zu bringen.

Im Kreise der Eltern ist es geläufig, eine Impfung als die einzige Art zu betrachten, in der man sein Kind wirkungsvoll schützen kann. Sie müssen verstehen lernen, dass der Verzicht auf Impfungen nicht bedeutet, dass das Kind schutzlos ist. Eine homöopathische Behandlung gewährleistet einen besseren Schutz und dieser Abschnitt beinhaltet gedankliche Ansätze, mit deren Hilfe den Eltern dieses Konzept nahe gebracht werden kann.

Durch eine Impfung werden geringe Mengen von Erregertoxinen, ein Proteinsegment oder der gesamte Körper eines krankheitserregenden Mikroorganismus, manchmal in Form eines Virus, in den Körper des Kindes eingeschleust. Polio, als eine dieser körperfremden Substanzen, wurde in der Vergangenheit oral verabreicht. Heutzutage werden alle Impfungen injiziert, wodurch viele der natürlichen Verteidigungslinien des Organismus umgangen werden, wie zum Beispiel die Haut und die Schleimhäute der Nase und des Rachens. Die Vorzüge dieser Prozedur werden in der Antwort des Körpers auf die fremden Substanzen gesehen. Die Reaktion auf den Kontakt mit den meisten körperfremden Proteinen und zahlreichen Toxinen besteht in der Aktivierung des Immunsystems in Form einer Immunreaktion.

Das Immunsystem und seine Funktionen sind extrem aufwendig und komplex. Es besteht aus einer Reihe von Organen, einschließlich der Milz, dem Knochenmark, dem Thymus, Hunderten von Lymphknoten, kilometerlangen Lymphgefäßen und einer großen Bandbreite von Zellen, wie den Makrophagen, Neutrophilen, Eosinophilen, Lymphozyten und anderen Zellstrukturen. Darüber hinaus gehören auch noch Antikörper in nahezu unüberschaubarer Anzahl dazu, eine Kaskade von Dutzenden Hormonen und Chemikalien, wie Histamin, Bradykinin, spezifische Proteine, die Komplement-System genannt werden, usw. – und alle Einzelelemente wirken präzise orchestriert zusammen. Innerhalb des Immunsystems gibt es zwei Hauptlinien, von denen die eine für die Bekämpfung akuter Infektionen und die Produktion von Antikörpern zuständig ist, während die andere gegen langfristig wirksame Viren und entartete Körperzellen, wie z.B. Krebszellen, gerichtet ist. Die Funktionen des Immunsystems sind von einer derartigen Komplexität, dass viele davon bis heute noch nicht vollständig verstanden sind, obwohl auf diesem Feld schon jahrzehntelang Forschung betrieben wird.

Seit der ersten Erwähnung der Existenz eines Abwehrsystems durch Thukydides im Jahre 430 v.Chr., der während einer Seuche in Athen beobachtete, dass es bei den zuvor Erkrankten offenbar eine Resistenz gegenüber der erneuten Infektion mit der gleichen Krankheit gab, wurden gewaltige Anstrengungen unternommen, diese Phänomene zu erforschen. Edward Jenner (1749–1823) stellte den ersten Impfstoff gegen die Pocken her; die Methode wurde damals „Vaccination" genannt, weil Jenner Kühe zur Herstellung seines Impfstoffs nutzte (das lateinische Wort für Kuh ist „vaccus"). Heute sind Impfstoffe gegen Tetanus, Diphtherie, Keuchhusten, Hepatitis A und B, Pneumokokken, Haemophilus influenzae, Masern, Mumps, Polio, Röteln, Windpocken, Herpes zoster, HPV (Humanes Papillomavirus), Meningokokken und Retroviren verfügbar. Folgt man den Impfempfehlungen des US-amerikanischen Centers for Disease Control and Prevention [1], beginnt man nach der Geburt mit der Impfung gegen Hepatitis B, gefolgt von 48 unterschiedlichen Impfungen bis zum Alter von sechs Jahren!

Der Gedanke, auf dem das Konzept der Impfung gründet, ist die Stimulierung des körpereigenen Immunsystems, um Antikörper und andere zelluläre Strukturen zu bilden, die eine permanente Immunität gegenüber der spezifischen Erkrankung sicherstellen. Indem die betreffende Person einer sehr geringen Menge des Proteins oder des tatsächlich infizierenden Organismus ausgesetzt wird, soll sein Immunsystem aktiviert werden, um einen lebenslang wirksamen Schutz aufzubauen, ohne dass dieser Mensch dafür die gesamte Erkrankung durchmachen muss.

Eines der sehr häufig anzutreffenden Missverständnisse zu Impfungen und „Allergie-Injektionen" – einer Serie von Injektionen, die, über Monate hinweg gegeben, die Desensibilisierung einer Person gegen eine Substanz bewirken soll, auf die dieser Mensch allergisch reagiert (z.B. Staub, Pollen, Gräser etc.) – liegt in der Behauptung, dass dieses Konzept auf dem gleichen Boden steht wie die Homöopathie: dass eine geringe Dosis des krankmachenden Agens einen Schutz gegen die Krankheit verleiht. Oberflächlich betrachtet scheint es zwar Parallelen zu geben, tatsächlich aber liegt nichts der Wahrheit ferner. Homöopathie und Impfungen funktionieren nicht nach dem gleichen Prinzip, sie haben noch nicht einmal das Geringste gemeinsam.

Impfungen sind eine künstliche Stimulation des körpereigenen Immunsystems auf dem Wege der Einbringung eines fremden Proteins, Mikroorganismus oder Toxins in den Organismus. Obwohl die Menge dieser Substanz klein ist, so ist sie doch präsent und messbar. Homöopathische Arzneien jedoch sind nicht materiell und agieren auf der Energieebene eines Menschen. Beim Einsatz einer Impfung passen die Symptome der Krankheit nicht zur Therapie. Eine Masern-Impfung wird verabreicht, um die Masern zu verhindern, obwohl keinerlei Symptome von Masern erkennbar sind. Noch einmal: Dies hat nichts mit den fundamentalen Prinzipien der Homöopathie gemein, die sich auf der Verschreibung des Simillimum aufgrund der Totalität der Symptome gründet. Die homöopathische Nosode Variolinum, gewonnen aus den Pocken, liefert dafür ein gutes Beispiel. Die homöopathische Indikation bezieht sich auf Symptome aus mit diesem Mittel geheilten Fällen. Diese Menschen waren nicht notwendigerweise an den Pocken erkrankt, sie zeigten kein klinisches Bild und hatten auch keine Pocken-Diagnose. Das Gleiche trifft auf Tuberculinum, Diphtherinum, Pertussinum und andere Nosoden zu. Die Inhaltsstoffe der Allergie-Injektionen entstammen einem weiten Feld bestimmter Substanzen, auf die ein Mensch in der Vergangenheit Abwehrreaktionen entwickelt hat. Eine Beziehung zwischen der Natur dieser Reaktionen, den individuellen Symptomen dieses Menschen und der Substanz, die sich in verdünnter Form in der Injektion befindet, ist aber nicht zu beobachten.

Dadurch, dass eine Impfung erfolgt, ist der Organismus gezwungen, etwas zu tun, was er nicht tun würde, wäre er in Ruhe gelassen worden. Wenn eine Behandlung erforderlich wäre, würden sich individualisierte Symptome zeigen, die dem Arzt angeben würden, welche Behandlung angezeigt ist. Zudem ist im Impfkonzept keine Individualisierung vorgesehen, alle Kinder erhalten die gleiche Impfung. Die Essenz der Homöopathie liegt im Anerkennen des individuellen Ausdrucks eines jeden Patienten, die in einer Individualisierung der Behandlung mündet. Impfungen dagegen sind eine universelle Behandlungsmethode asymptomatischer Kinder, bei der ihnen körperfremde Stoffe injiziert werden, um ihre Körper künstlich zu stimulieren, in einer abnormalen Art und Weise zu reagieren.

Der Zeitpunkt, zu dem Impfungen verabreicht werden, ist ebenfalls seltsam gewählt. Ungefähr 23 der empfohlenen Impfungen werden dem Kind im oder bis zum Alter von sechs Monaten verabreicht – 7 davon auf einmal im Alter von zwei Monaten, weitere 6 erhält es zwei Monate danach und weitere zwei Monate später folgt ein weiterer Stoß von 6 Impfungen. Dieses Vorgehen war mir von jeher ein Rätsel. Das Abwehrsystem des Kindes ist zum Zeitpunkt seiner Geburt noch gar nicht aktiv, es ist noch im Begriff, sich zu entwickeln und zu reifen, ebenso wie sein Herz, das Nervensystem, die Augen, Zähne, Knochen und die Leber. Der im Uterus heranwachsende Fötus benötigt noch kein eigenes funktionierendes Abwehrsystem, weil die Immunität diaplazentar von der Mutter für das Kind bereitgestellt wird.

Nachdem es zur Welt gekommen ist, ändert sich die Situation jedoch und das Kind benötigt eine eigene Immunkompetenz. In den ersten sechs Lebensmonaten beginnt der langwährende und komplexe Prozess der Reifung des Abwehrsystems. Während dieser Zeit erhält das Kind die benötigten Abwehrkörper über die Muttermilch. Nach Abschluss dieser sechs Monate ist das Abwehrsystem zwar noch weit vom Abschluss seiner Reifung entfernt, weil dieser Prozess noch mehrere Jahre in Anspruch nehmen wird. Es ist allerdings schon so weit differenziert, dass die Abwehrbarriere langsam Gestalt annimmt. Parallel zur sich entwickelnden eigenen Immunkompetenz nimmt das Maß der über die Muttermilch bereitgestellten Immunität ab. Diese gegenläufige Bewegung nimmt ihren Ausgang bereits mit der Geburt. Das Alter von sechs Monaten ist insofern signifikant, weil dies der Moment ist, an dem sich die beiden Richtungen kreuzen. Bis zu diesem Zeitpunkt entfällt der Hauptanteil der kindlichen Abwehrbereitschaft auf die Mutter bzw. deren Milch. Danach überwiegt der Anteil des kindlichen Abwehrsystems mit zunehmender Tendenz.

Im Licht dieser Fakten stellt sich die Frage, was die oben erwähnten, bis zum Alter von sechs Monaten verabreichten 23 Impfungen dann überhaupt aktivieren? Es existiert noch gar kein funktionales Immunsystem, das eine Abwehrreaktion initiieren könnte. Vom noch unreifen, kaum handlungsfähigen Abwehrsystem des Kindes ist kaum zu erwarten, einen solchen Reiz in angemessener Weise zu beantworten, erst recht nicht adäquat auf fremde Substanzen zu reagieren, die unter Umgehung der körpereigenen Verteidigungslinien in den Organismus eingeschleust wurden. Wir erwarten von einem Säugling ja auch nicht, im Alter von zwei Monaten ein Steak zu verspeisen, ein Autorennen zu fahren, Vorträge zu halten, Computer zu bedienen, Rechenaufgaben zu lösen oder auch nur seine Schuhe selbst binden zu können. Und dennoch hegen Ärzte die Erwartung, dass das kindliche Immunsystem über eine Impfung zu Leistungen in der Lage ist, zu denen es physiologisch noch viele Jahre lang gar nicht befähigt sein kann. Tatsächlich stört und unterbricht das bloße Einschleusen einer solchen Herausforderung in den Organismus die sorgfältig aufgebaute, komplexe Kaskade der Entwicklung des Abwehrsystems, manchmal sogar unter Hinterlassung irreparabler Störungen und nicht selten dem Kind damit immensen Schaden zufügend.

Warum führen Impfungen zu solch gravierenden Problemen? In Kapitel 4 wurden die Entwicklungsstadien und die Präzision der Abfolge ihrer einzelnen Phasen zum genau richtigen Zeitpunkt und in der exakten Reihenfolge diskutiert. Diese Beschreibung trifft auf sämtliche Aspekte des Kindes zu, einschließlich seines Immunsystems. Alle Abwehrorgane und deren Funktionen müssen koordiniert reifen, und dies zum genau richtigen Zeitpunkt während der jeweiligen Entwicklungsphase. Während der ersten fünf bis sechs Lebensjahre erfährt das Abwehrsystem den weit überwiegenden Teil seiner Entwicklung. Erst nach dem Abschluss der Pubertät steht dem Individuum ein vollständig kompetentes Immunsystem zur Verfügung, das ihm Schutz für den Rest seines Lebens bieten wird. Dieser Reifungsprozess läuft unter Eigenregie extrem gut und zuverlässig ab.

Über Impfungen wird versucht, diesen natürlichen Entwicklungsprozess zu verbessern und abzukürzen. Anstatt dem Abwehrsystem die Koordination seiner Entwicklung entlang einer definierten Zeitachse zu belassen, werden auf unnatürliche Weise fremde Proteine und Toxine in den Körper eingebracht und damit das noch unreife System mit einer Herausforderung konfrontiert, für die es noch gar nicht ausgelegt ist. Das daraus entstehende Problem ist, dass nicht nur das Immunsystem auf diesen Reiz inadäquat reagiert, sondern auch der gesamte restliche Reifungsprozess gestört wird. Das Gleiche würde passieren, wenn ein zweijähriges Kind versuchen würde, ein Gewicht von 25 Kilogramm anzuheben oder in einer Gymnasialklasse bestehen sollte. Das Ganze erinnert mich an den „Jetzt aber los und lerne!"-Ansatz der immer früheren Einschulungen. Das ist zwar eine richtige Maßnahme, sie erfolgt aber zu einem falschen Zeitpunkt des Lebens. Betrachtet man den Umgang mit Kindern im Allgemeinen, so hat der schnelllebige, von Ungeduld geprägte Zeitgeist die Menschen so nachhaltig geprägt, dass sie die Abläufe der normalen Entwicklungsprozesse, die sozialen, geistigen wie auch die immunologischen, nicht mehr abwarten können. Daraus entsteht Verwirrung auf allen Ebenen.

Eltern stellen die Frage, wie dies denn sein kann, weil Impfungen doch eine Immunität gegen die spezifischen Infektionen bewirken. Ein gegen die Masern geimpftes Kind wird diese Krankheit üblicherweise nicht bekommen. Ja, das Immunsystem, unreif und erst teilweise funktionsfähig wie es ist, wird häufig – wenngleich nicht immer – die gewünschten Antikörper produzieren. Dabei wird aber nicht erkannt, dass der Preis für diesen Zwang, eine Funktion außerhalb der Entwicklungskaskade auszuführen, die Entstehung von Unordnung im Immunsystem ist und der normale Entwicklungsablauf unterbrochen wird. Die Inzidenz von Abwehr-assoziierten und anderen gesundheitlichen Störungen der Kindheit, wie zum Beispiel Asthma und Arthritis, hat dramatisch zugenommen. So ist zum Beispiel in den USA während der letzten 60 Jahre ein 17-facher Anstieg der Fälle von kindlichem Diabetes zu beobachten – von einem von 7100 Kindern im Jahre 1950 bis zu einem von 400 Kindern heute [2].

Das ZNS ist am empfänglichsten für solche Störungen des Immunsystems. Unphysiologische Stimulationen der Immunität verändern die Funktionen der Gliazellen, deren Aufgabe die Ernährung, mechanische Verankerung und der immunologische Schutz der Nervenzellen ist. Anstatt die Hirnentwicklung zu fördern, setzen sie dann eine Vielzahl toxischer Substanzen frei, die Schäden an den Neuronen und deren Verschaltungen hervorrufen, was in Störungsbildern wie Autismus und anderen Entwicklungsproblemen resultiert. Bevor es Impfungen gab, war der Autismus ein extrem selten auftretendes Phänomen. Heute lebt in den USA in jeder 68. Familie ein autistisches Kind und jedes sechste Kind gilt in irgendeiner Form als „lernbehindert" [2]. Keine Maßnahme ist geeignet, dem zerstörerischen Effekt der Impfung eines gesunden Kindes auch nur annähernd etwas entgegenzusetzen und ihn zu kompensieren. Einzig die riesige Summe von 1,5 Mrd. $, die im Laufe der Jahre durch die US-Regierungen über ihr Programm zur Regulierung von Impfschäden (Vaccine Injury Compensation Program [3]) an Geschädigte ausgezahlt worden ist, verdeutlicht die von Impfungen ausgehende Gefahr [4]. Das sind atemberaubende Zahlen, mit denen zerstörerische Konsequenzen für die Betroffenen verbunden sind.

Zusätzlich zum Umstand, dass das Immunsystem zur Unzeit zu einer Funktion gezwungen wird, stellt sich noch ein weiteres Problem: Dem Organismus wird in erster Linie nämlich die Erfahrung einer typischen Kinderkrankheit vorenthalten. Wie bereits erwähnt, ist die Reifung des Abwehrsystems ein sorgsam abgestimmter, komplexer und über Jahre laufender Prozess. Vergleichbar ist dies vielleicht mit der über lange Jahre laufenden Schulausbildung, bei der in jedem Jahr systematisch und fortlaufend auf das Gelernte des vorherigen Schuljahrs aufgebaut wird. Die immer wiederkehrenden Tests und Prüfungen dienen nicht nur dazu, herauszufinden, was das Kind aktuell gelernt hat, sondern fordern es auch heraus, sie stimulieren und motivieren das Kind, sich weiter zu entwickeln. Gleiches vollzieht sich mit der Immunentwicklung. Auch hier werden Herausforderungen gebraucht, um die Abwehr zu aktivieren und die inneren Mechanismen des Schutzes und der komplexen Funktionen aufzubauen. Ohne solche Reize zu den genau passenden Zeitpunkten der frühen Entwicklungsphasen wird das Abwehrsystem für den Rest des Lebens dieses Menschen defizitär bleiben – vergleichbar mit einem Kind, das im Alter von sechs bis zehn Jahren das Lesen nicht erlernt und von diesem Defizit deshalb sein gesamtes Leben lang in irgendeiner Form begleitet werden wird. Die Auseinandersetzung mit irgendeiner der Infektionen aus der Gruppe der Kinderkrankheiten ist, zum richtigen Zeitpunkt erlebt, der exakt richtige Stimulus für das Immunsystem zur Fortsetzung seines Reifungsprozesses. Aus all den oben beschriebenen Gründen kann die Stimulation über eine Impfung nicht den gleichen positiven Effekt ausüben: die physiologischen Verteidigungsbarrieren werden umgangen, sie wird zum unpassenden Zeitpunkt durchgeführt, zwingt das Immunsystem zu einer Reaktion, für die es noch nicht gerüstet ist, und sie stört den Ablauf der physiologischen Reifungsprozesse.

Die Folgen solcher Störungen und unangemessener Reifungsvorgänge treten unter Umständen jahrelang nicht zutage. Diese Verzögerung zwischen dem zugrunde liegenden Störungsimpuls und seiner Manifestation ist es, die es dem Schulmediziner so schwer macht, einen Zusammenhang zwischen der Impfung in der Kindheit und einer Funktionsstörung des Abwehrsystems im fortgeschrittenen Alter zu sehen. Was sind die Konsequenzen aus dem Herumbasteln an einem sich in der Entwicklung befindlichen Immunsystem? Eine Folge ist, dass es jederzeit zu einer Störung der Abwehr kommen kann, und damit zu sehr ernsten Situationen. Das Immunsystem dient nicht nur der Bekämpfung von Infektionen, sondern spielt auch eine gewichtige Rolle bei einer Vielzahl von chronischen Erkrankungen wie Arteriosklerose, Thyreoiditis, Arthritis, Krebs, einer großen Anzahl von Autoimmunkrankheiten und vielen anderen chronischen Störungen. Als Kind im Alter von vier Jahren an Mumps zu erkranken, trainiert die Abwehr und bereitet den Boden für deren uneingeschränkte Funktionsfähigkeit, die den Menschen im weiteren Leben gegen jene chronischen Erkrankungen wappnen wird, die sich ansonsten aufgrund einer gestörten Immunkompetenz einstellen können.

Viele Eltern stellen die Frage: „Wenn ich mein Kind schon nicht impfen lassen soll, was sollen wir denn anstatt dessen machen?“ An solchen Fragen lässt sich ablesen, dass die Angst und die Erinnerung an Zeiten noch sehr lebendig ist, in denen Kinder aufgrund einer Polio-Infektion verkrüppelten, an Keuchhusten oder Diphtherie starben oder durch die Masern erblindeten, obwohl diese Zeiten schon viele Jahrzehnte zurückliegen. Und es ist ja auch sehr leicht nachvollziehbar, woher der Drang kam, einen Weg zu finden, Kinder vor solchen Gefahren zu schützen.

Bevor man sich diesen Fragen zuwendet, ist jedoch ein kleiner Rückblick auf die Geschichte zu empfehlen, um solche Ängste ins rechte Licht zu rücken und den Blick für die real existierenden Bedrohungen zu schärfen. Der dramatische Rückgang bzw. sogar die Eliminierung von Kinderkrankheiten wird im Allgemeinen dem weit verbreiteten Einsatz von Impfungen zugeschrieben. Dieser Gedanke wurde derart offensiv vertreten, dass Eltern ihn vorbehaltlos akzeptiert haben und er dadurch zu einer feststehenden Tatsache wurde, deren Hinterfragen geeignet ist, Ängste auszulösen. Bei vielen der potenziell gefährlichsten Kinderkrankheiten wie Masern, Diphtherie oder Keuchhusten existiert dieser Zusammenhang jedoch nicht. Vielmehr ist es hier so, dass bei jeder dieser Krankheiten die Inzidenz und Mortalität schon dramatisch zurückgegangen waren, bevor die Impfungen ins Bild kamen. Bessere Ernährung, höherer Lebensstandard, reineres Wasser, besseres Abwassermanagement und extreme Verbesserungen der Gesundheitspflege und Hygiene sind die Faktoren, die einzig und allein für den Rückgang dieser Infektionen verantwortlich waren. So waren beispielsweise im Jahre 1920 in den USA 7575 Todesfälle durch Masern zu verzeichnen [5]. Bis 1963, dem Jahr, bevor die Masernimpfung eingeführt wurde, war diese Zahl schon auf 100 Todesfälle pro Jahr zurückgegangen. Trotz dieser Zahlen beharren die schulmedizinische Welt, viele Regierungsstellen und Impfstoff-Produzenten darauf, dass der Rückgang der Inzidenz und Mortalität erst nach der Einführung der Impfung eingesetzt hat. Um die verbliebene Inzidenz auch noch zu eliminieren, werden jetzt Millionen von Schulkindern geimpft; Tausende von Kindern werden davon Hirnschäden erleiden, Lernbehinderungen oder Autismus entwickeln. Zum derzeitigen Zeitpunkt ist noch nicht zu ermessen, welche impfbedingten gesundheitlichen Probleme der Rest der Kinder in ihrem späteren Leben zu erleiden haben wird.

Zusätzlich dazu, dass sie für sich in Anspruch nehmen, Kinder vor den Verwüstungen durch eine Kinderkrankheit gerettet zu haben, versuchen die Impfbefürworter ihre Position dadurch zu stärken, dass sie medizinische Studien als schlagende Beweise ihrer Behauptungen anführen. Diese Studien sammeln Aussagen, die Ärzte hinsichtlich einer durchgeführten Behandlung, des Krankheitsverlaufes und den zu erwartenden Folgen machen; sie basieren auf den publizierten Ergebnissen medizinischer Forschung, dem Fundament der medizinischen Wissenschaft. Von medizinischer Forschung wird gemeinhin angenommen, sie sei eine vollständig unabhängige und rein an der wissenschaftlichen Fragestellung orientierte Methode, um verschiedene Behandlungsansätze, Arzneisubstanzen und Methoden objektiv zu evaluieren.

Zumindest für den Bereich der Impfungen ist dies von der Wahrheit weit entfernt. Die überwiegende Anzahl der Studien, die Impfungen propagieren, wird von den Herstellern der Impfstoffe und von Ärzten, die auf deren Lohnlisten stehen, finanziert. Diese Interessenskonflikte werden nur sehr selten thematisiert. Weil Impfungen ein Multi-Milliarden-Geschäft sind, können auf solche Weise zustande gekommene Studien schwerlich als objektive wissenschaftliche Arbeit betrachtet werden. Sie kommen samt und sonders zu dem Schluss, dass Impfungen nicht nur sicher und effektiv, sondern sogar essenziell für das Wohl des Kindes sind. Die Studien sichern die langfristige Sicherheit von Impfungen zu, d.h. die Abwesenheit entsprechender Risiken, obwohl es kaum Forschung zu den langfristigen Effekten von Impfungen oder deren Zusammenhang mit chronischen abwehrassoziierten Störungen gibt. Beispielsweise kamen die ersten Studien zur Hepatitis-Impfung für Neugeborene zu dem Schluss, dass es keine nachteiligen Effekte gäbe. Der Beobachtungszeitraum dieser Studie betrug aber nur drei Monate nach der Impfung. Jedes neurologische oder entwicklungsbezogene Problem, das sich im vierten Monat ergeben hätte, wäre von daher nicht als im Zusammenhang mit der Impfung stehend erfasst worden. Auch ein Vergleich der Inzidenz chronischer Erkrankungen zwischen geimpften Gruppen von Kindern oder Erwachsenen und Vergleichsgruppen, die keine Impfung erhalten hatten, wurde nicht angestellt.

Ist man sich der störenden Natur einiger der am häufigsten umgangenen Dogmen des Impfkonzepts erst einmal bewusst, so hilft dies, das Thema Impfung realistischer zu betrachten. Aber die Frage „Wenn schon keine Impfung, was dann?“, steht nach wie vor im Raum. Die Entscheidung, ob man impft, hat nichts damit zu tun, ob man dadurch sein Kind schützt oder nicht. Es ist eine Selbstverständlichkeit, davon auszugehen, dass jedermann sein Kind vor Schaden bewahren will. Die Kernfrage ist, welches der beste Weg ist, seinem Kind das Optimum an Sicherheit zu verschaffen. Das ist mehr als die bloße Wiederholung des gleichen Themas, tatsächlich ist es eine völlig andere Frage. Die erste These stellt in den Raum, dass Impfungen der einzige Weg sind, um ein Kind vor den Risiken übertragbarer Krankheiten zu schützen, und dass es sich ohne Impfung in konstanter Gefahr befindet. Das zweite Thema ist die Frage, welcher von mehreren Wegen der beste ist und die besten Resultate erbringen wird.

Die Homöopathie kann diesen Schutz aufbauen. Die Eltern sollten dabei darüber informiert werden, dass es nicht zutreffend ist zu denken, das homöopathische Mittel stelle diesen Schutz bereit. Was die Homöopathie aber leisten kann, ist, dem Kind den Weg freizumachen und damit so gesund zu werden, dass es nicht empfänglich ist für Infektionen, Mittelohrentzündungen, Erkältungen, Polio, Tuberkulose, Keuchhusten, Diphtherie, Hepatitis oder irgendeine andere Erkrankung. Es ist das eigene, natürliche und störungsfrei funktionierende Immunsystem des Kindes, das so arbeitet, wie es das tun sollte und damit diesen maximalen Schutz bereitstellt. Nur ein krankes Kind ist empfänglich für ansteckende Krankheiten. Es kann Ihnen die Arbeit sehr erleichtern, wenn Sie den Eltern einen der grundlegenden Lehrsätze der Homöopathie nahe bringen: Ein Kind ist nicht krank, weil es eine infektiöse Erkrankung hat, sondern es bekommt diese Krankheit erst dadurch, dass es krank ist. Die Homöopathie sorgt dafür, dass es nicht krank ist.

Das eigene Kind impfen zu lassen ist zu einer solch integralen, nicht hinterfragten Regel der modernen Medizin geworden, dass der Gedanke, davon Abstand zu nehmen, bei den Eltern manchmal starke Furcht auslöst. In erster Linie wollen die Eltern das Beste für ihr Kind. Und sogar nachdem sie sich mit dem Thema mittels der permanent anwachsenden Fülle von Artikeln, Büchern und Berichten zu den damit verbundenen Gefahren informiert haben, bleibt es für die Eltern extrem schwierig, eine Entscheidung zu fällen, sie sind befrachtet mit Angst. Niemand kann ihnen diese Entscheidung letzten Endes abnehmen. Man kann ihnen Informationen an die Hand geben, ihre Fragen beantworten und sie ermutigen, sich selbst weiter zu informieren – aber die Entscheidung treffen müssen sie selber.

8.10 Abschließende Bemerkungen

Alle Patienten werden beeinflusst durch die Menschen in ihrer Umgebung, durch bestimmte Ereignisse und Situationen – und beeinflussen diese auch umgekehrt. Sich mit diesen Feldern intensiv zu beschäftigen, kann in jedem Patientenfall nur dienlich sein. In der Behandlung von Kindern kommt ihnen eine noch höhere Bedeutung für das Verständnis des Kindes zu. Auch ist es sehr hilfreich für dieses Verständnis, sich dauerhaft vorhandener Stressfaktoren in der Familie oder einer speziellen Familiendynamik bewusst zu werden, die das Kind aus sich heraus nicht ändern kann. Solche Informationen vermitteln Einsichten, die für die Handhabung des Falles nach der ersten Verschreibung wichtig sind.

Literatur

[1] Centers for Disease Control and Prevention (Zugriff: 16. Dezember 2009)

[2] **Miller D (Jr).** A User Friendly Vaccination Schedule. 2004. Online erhältlich unter LewRockwell.com; Website: http://tinyurl.com/63l3d (Zugriff: 16. Dezember 2009)

[3] **National Vaccine Injury Compensation Program (VICP).** Online erhältlich unter: HRSA.gov/vaccinecompensation (Zugriff: 16. Dezember 2009)

[4] **Levin M.** Vaccine Injury face grueling fight; Los Angeles Times, 29. November 2004. Online erhältlich unter: http://tinyurl.com/yezutr3 (Zugriff: 16. Dezember 2009)

[5] **NIH/NIAD.** Emerging and Re-emerging Infectious Diseases Website. Online erhältlich unter: http://tinyurl.com/54mn2. Vergl. dazu auch: United States Centers for Disease Control Morbidity and Mortality Weekly Reports Website: http://www.cdc.gov/mmwr (Zugriff: 16. Dezember 2009)

9 Die Eltern

9.1 „Die abgeordneten Eltern"

Einer der erfreulichsten und belohnendsten Aspekte der Behandlung von Kindern ist die Zusammenarbeit mit den Eltern zum Wohl des Kindes. Die Homöopathie ist nicht einfach nur eine Behandlungsmethode oder ein medizinisches System, in dem Eltern sich einem Arzt vorstellen, der dann ihr Problem löst, woraufhin sie wieder nach Hause gehen können. Homöopathie ist eine gemeinschaftlich unternommene Anstrengung, wobei Techniken und medizinische Substanzen zum Einsatz kommen, die auf einer philosophischen Perspektive des Lebens und Heilens beruhen.

Aus diesem Blickwinkel betrachtet ist es zwingend erforderlich, die Eltern in die Behandlung ihres Kindes mit einzubeziehen. Die Eltern als Verbündete an seiner Seite zu haben ist extrem hilfreich, in manchen Fällen sogar unverzichtbar, um gute Arbeit leisten zu können. Die meisten Eltern – auch sehr gut informierte – profitieren von dem Wissen, das ihnen der Homöopath vermitteln kann. Ich lege Wert darauf, etwas Zeit dafür aufzuwenden, den Eltern die grundlegenden Ansichten der Homöopathie zu erläutern: Wie wir Gesundheit und Krankheit sehen, dass wir das ganze Kind betrachten und nicht nur isolierte Funktionssysteme, was von einer Behandlung erwartet werden kann, was es mit der Rückkehr alter Symptome auf sich hat und wie das Mittel wirken wird. Von herausragender Bedeutung ist dabei für mich der Punkt, dass ich den Eltern dadurch helfen kann, ihr Kind besser zu verstehen und ihre Fähigkeit entwickle, ihr Kind aus dem Blickwinkel der Homöopathie zu beobachten. Ich nenne diesen Prozess „die Eltern abordnen", um den Gedanken der Teamanstrengung noch weiter zu verdeutlichen.

Den Eltern Wissen zu vermitteln ist ein fortlaufender Prozess; jede Konsultation eröffnet die Möglichkeit, ihnen weitere Informationen mitzugeben, ihre zwischenzeitlich neu aufgetauchten Fragen zu beantworten und bestimmte Details der Symptome des Kindes und seiner Entwicklung zu beleuchten. Ich informiere Eltern auch darüber, auf welche Charakteristika, Meilensteine der Entwicklung oder Symptome sie besonders achten sollten und welche Situationen einen besonderen Stress auf das Kind ausüben – all dies natürlich in Bezug zum verordneten Arzneimittel.

Die Eltern durch den Behandlungsprozess zu führen, indem sich mittels der Prinzipien der Homöopathie ihre Sicht auf das Leben erweitert, hat gewaltige Vorteile. Zum einen sind wissende Eltern besser in der Lage, ihr Kind zu beobachten und dem Homöopathen über seine relevanten Symptome und Eigenheiten Auskunft zu geben, was dann wiederum dem Kind zugute kommt. Zum anderen erlangen die Eltern ein tieferes Verständnis für ihr Kind, sie sind eher in der Lage, zu verstehen, was sein Verhalten, seine körperlichen Symptome und Handlungen über seine innere Welt mitteilen will. Dies eröffnet eine gänzlich neue Ebene des Verständnisses und empathischer Verbindung und ermöglicht das Entstehen eines engeren und intimeren Bandes zwischen den Eltern und ihrem Kind. Und diesem Prozess als Beobachter beizuwohnen und ein Teil davon zu sein, ist eine spannende Erfahrung.

Der Wert, der mit der Vermittlung von Wissen und der Integration der Eltern verbunden ist, wird sichtbar, wenn man die Schilderungen der persönlichen Erfahrungen einer meiner Patientinnen, Rachel Lipman Mostow, liest. Als Patientin und Mutter von vier Kindern, die allesamt homöopathisch behandelt wurden, befindet sie sich in einer guten Position, um zu beschreiben, wie sie den Teamansatz in der Homöopathie empfindet.

Fallbeispiel 13: Die Sicht der Eltern

Bericht der Mutter

Bevor ich die Homöopathie für meine Kinder entdeckte, war ich der Meinung, ich wüsste am besten, was gut für ihre Gesundheit sei. Ich wartete ab, bis sie krank wurden, brachte sie dann zum Arzt, um von ihm Medikamente zu bekommen, mit deren Hilfe sie wieder gesund würden. Husten, Schnupfen und Fieber waren unsere Feinde, und der Arzt hatte für jeden von ihnen eine Medizin. Indem ich eine „homöopathische Mutter“ wurde, lernte ich, nicht mehr auf diese singulären Symptome zu achten, sondern begann stattdessen, mein Kind als ganzes Wesen zu beobachten.

Mein Weg zur Homöopathie begann mit einer Situation, die ich als lebensbedrohlich empfand: Das Asthma meines Sohnes Ari hatte ein krisenhaftes Stadium erreicht. Als er im Babyalter dieses Asthma entwickelte, war ich mit ihm in unserer Stadt zum pädiatrischen Top-Spezialisten für Asthma gegangen. Obwohl Ari auf gar nichts allergisch reagierte und auch keine zugrunde liegende Ursache gefunden werden konnte, wurden seine Anfälle zunehmend häufiger und heftiger. Als er drei Jahre alt wurde, erlitt Ari eine Serie von Asthma-Anfällen, die so schlimm waren, dass die Gabe eines Steroids in flüssiger Form erforderlich wurde, von dem mein Arzt gesagt hatte, es sei eine „Atombombe“.

▼

▼

Der Asthma-Spezialist teilte mir mit, dass mein Junge ein sehr krankes Kind sei, das in Zukunft alleine schon zur Freihaltung seiner Luftwege mehr und mehr Medikamente benötigen würde. Ich konnte die Vorstellung einfach nicht aushalten, eine endlose Reihe von Nächten an seinem Bett stehen und ihm hilflos zuschauen zu müssen, wie er um Atem ringt. Das war der Punkt, an dem ich mich entschied, nach einer anderen Behandlungsmethode für ihn zu suchen.

Als ich zum ersten Mal zu Dr. Linda Johnston kam, hatte ich keine Ahnung, was mich erwartete. Die Dauer und die Themen der ersten Konsultation überraschten mich völlig. Nicht nur, dass ich niemals zuvor zum geistigen und emotionalen Zustand meines Sohnes, in Verbindung mit seinen körperlichen Symptomen, befragt worden war. Ich realisierte schockartig auch, dass ich überhaupt keine Vorstellung mehr vom „gesunden“ Zustand meines Kindes hatte. Ich hatte ihn über eine so lange Zeit schon nur noch krank erlebt. Ich war an dem Punkt angelangt, seinen Gesundheitszustand daran zu messen, ob er an einem bestimmten Tag um Luft ringen musste oder nicht.

Es war Dr. Johnstons geduldige, gründliche Art der Gesprächsführung, die mich zur Erkenntnis brachte, dass mein Sohn auf viele verschiedene Arten krank geworden war und nicht nur körperliche Schwierigkeiten hatte. In seinem Fall war die bisherige Therapie beinahe so zerstörerisch wie die Krankheit selbst. Innerhalb eines einzigen Jahres der Behandlung hatte er sich von einem offenen und glücklichen Kind zu einem launischen, argwöhnischen und verschlossenen Menschen gewandelt. Dr. Johnston half mir zu erkennen, dass die Persönlichkeitsveränderungen, die sich im Zusammenhang mit Aris Erkrankung vollzogen, als ein Teil seines spezifischen Reigens von Symptomen zu sehen sind. Und diese Erkenntnis gab mir nicht nur neue Hoffnung auf eine zukünftige Besserung seines Zustands, sondern vermittelte mir – für mich genauso wichtig – ein neues Verständnis für den Menschen, der mein Sohn im Kern war. Als gesundes Kind war er ein glücklicher, offener Mensch gewesen. Meine Verantwortung als Elternteil bestand darin, ihn in diesen gesunden Zustand zurückzuführen; seine Träume, Ängste,

▼

▼

Nahrungsvorlieben, sein Schlafmuster und das soziale Verhalten – all dies gab der Ärztin Hinweise für die Auswertung seines Asthma-Falles, und zwar genauso viele, wenn nicht sogar mehr, als sein Keuchen und Husten.
Ein weiteres neues Konzept war für mich der Gedanke, dass die körperlichen Symptome meines Sohnes im absoluten Sinne nicht bedeutsam waren. Ich erkannte schnell, dass seine Symptome nach der Einnahme eines homöopathischen Arzneimittels die Symptome der Krankheit imitierten, dies aber in einer Intensität, die er aushalten konnte. Dadurch wurde ich wiederum in die Lage versetzt, mein Kind während dieser Zeit nicht mehr als „krank" wahrzunehmen.
Wie oft habe ich Dr. Johnston nach der Gabe eines Arzneimittels angerufen, um von ihr Hilfe zu erbitten – und sie lehrte mich, aufmerksam abzuwarten und zu beobachten, was ich bis zum heutigen Tag so sehr schätze.
Ab dem Moment, an dem ich verstanden hatte, dass es einen für meinen Sohn erreichbaren Zustand der optimalen Gesundheit gibt, war es mir möglich – als häuslicher Partner der Ärztin – zu beobachten, wann mein Sohn aus diesem optimalen Zustand herausfiel und ihn dann zum richtigen Zeitpunkt in die Praxis zu bringen.
Ich lernte auch zu erkennen, dass mein Kind nicht von einem Moment zum anderen sehr krank wurde; er zeigte Zwischenstadien, die einem Muster folgten und die sich immer dann aufbauten, wenn ihm seine gesunde Energie sukzessive abhanden kam. Ich entwickelte ein neues Paradigma der Bewertung von Krankheit: Ich beobachtete die Gesamtheit seines geistigen, emotionalen und körperlichen Zustands und verglich die Änderungen dann mit dem Zustand von Gesundheit, der im Laufe der homöopathischen Behandlung immer wieder erreicht worden war. Wann immer Ari sein vertrautes Muster des „Abstiegs" zeigte, rief ich Dr. Johnston an, um sie vorzuwarnen, dass wir in der nächsten Zeit möglicherweise ihre Hilfe benötigen würden. Durch Telefonate, die wir in den folgenden Tagen führten, konnten wir anhand der Symptomatik dann den optimalen Zeitpunkt für die Konsultation festlegen.
Einer der für uns erfreulichsten Momente kam einige Monate nach dem Beginn der Behandlung, als Ari, immer noch drei Jahre alt, mich

▼

▼

anschaute und aus heiterem Himmel sagte: „Ich habe kein Asthma mehr, oder?" Er fühlte sich zum ersten Mal in seiner für ihn erinnerlichen Lebenszeit „gesund". Heute, im Alter von zehn Jahren, ist er ein sehr selbstbewusster und mit Selbstvertrauen ausgestatteter Junge, der der Ärztin gegenüber klar ausdrücken kann, wie er sich fühlt und dazu die Methoden der Beobachtung nutzt, die sie uns beigebracht hat. Wenn er hin und wieder für ein paar Tage nicht ganz er selbst zu sein scheint und mit seiner Umgebung über Kreuz liegt, frage ich ihn, ob es an der Zeit sei, zu Dr. Johnston zu gehen. Sogar mit zehn Jahren kann er abschätzen, wann er dazu „ja" sagen sollte und wann er sagen kann „lass es uns noch ein paar Tage beobachten".
Die Homöopathie enthob mich der passiven Rolle desjenigen, der sein Kind blindlings einem Arzt übergibt und der es dann ab und zu kurz in seiner Praxis sieht; sie beteiligte mich anstatt dessen als aktiv Mitwirkende am Behandlungsprozess, indem ich die Symptome meines Kindes zu deuten lernte. Schließlich war ich ja diejenige, die 24 Stunden pro Tag mit ihm verbrachte und von daher war es nachvollziehbar, dass meine häuslichen Beobachtungen die Wahrnehmungen der Ärztin während der Konsultation ergänzen und unterstützen würden.
Der für mich unerwartete Bonus besteht darin, dass all dies mich zu einem stärker mit meinem Kind verbundenen Elternteil machte. Ich bin heute in der Lage, die Gemütslagen meines Sohnes zu verstehen und kann daher mit ihnen, unabhängig von Liebe und Akzeptanz, offen und verstehend umgehen. Darüber hinaus verschafft mir das Wissen Seelenfrieden, dass seine Symptome sein Potenzial erhöhen, indem sie anzeigen, dass er keine Energie an das Bemühen verliert, in einem krankhaften Zustand irgendwie zu überleben. Indem Dr. Johnston mich als Mutter in den diagnostischen Prozess mit einbezog, hat sie mich gelehrt, ein wahrer Partner in den Bemühungen um die Gesundheit meines Sohnes zu sein.

9.2
Wessen Fall ist es?

Häufig stellt sich die Frage, wieviel von dem, was die Eltern berichten, in die Analyse übernommen werden sollte. Wie viel von dem entspringt ihrem eigenen Zustand und welche Anteile sind wirklich objektive Beschreibungen ihres Kindes? Grundsätzlich ist alles, was ein Mensch äußert, denkt oder macht, ein Ausdruck seines inneren Wesens – etwas anderes ist nicht möglich. Diese Tatsache vorausgesetzt, wie kann dann jemand irgendwann etwas anderes oder jemanden beschreiben als sich selbst? Die Antwort ist ganz einfach: Er kann es nicht. Glücklicherweise jedoch stellt dies kein Problem dar, wenn es darum geht, nützliche und notwendige Informationen über das Kind zu erlangen. Die Verantwortung, die nützlichen Informationen aus dem Bericht der Eltern herauszufiltern, liegt bei uns. Rufen Sie sich die Fallbeispiele der vorangegangenen Kapitel noch einmal ins Gedächtnis. Im Juglans-cinerea-Fall war der Stellenwert der Informationen der Mutter nicht so hoch wie im Fall von Cimicifuga (► **s. S. 118 ff.**) oder Carboneum oxygenatum (► **s. S. 105 ff.**). Die Entscheidung darüber, wie wertvoll die durch die Eltern gegebenen Informationen sind, muss jeweils von Fall zu Fall getroffen werden. Ich habe die Erfahrung gemacht, dass die Informationen umso belastbarer sind, desto vertrauter die Eltern mit der Homöopathie und geübter in der Technik der Beobachtung ihres Kindes sind.

9.3
Der Druck der Gruppe

Die Anwendung der Homöopathie gründet sich auf einem anderen Verständnis von Gesundheit, Krankheit und Symptomen, ja sogar auf einer anderen Sicht des Lebens. Infolgedessen führt die Wahl der Homöopathie als Behandlungsmethode für sich selbst manchmal unbeabsichtigt dazu, dass sich Freunde, Verwandte, Lehrer oder Gleichaltrige von diesem Menschen abwenden. Nicht jeder kann Verständnis für diese Entscheidung aufbringen oder sie unterstützen. Sogar für jene Menschen, die einen natürlichen Lebensstil pflegen, ist die Grenze dann erreicht, wenn eine schulmedizinische Behandlung der Kinder abgelehnt wird.

Für die Verwandten oder Freunde eines Elternpaars, die nicht über homöopathisches Wissen verfügen, kann es außerordentlich schwierig sein, zusehen zu müssen, wie das Kind unter einer Erkältung, einer laufenden Nase, einem juckenden Hautausschlag, einer Sinusitis oder irgendeiner anderen Störung leidet. Ihre gut gemeinten Empfehlungen, Ratschläge, Interventionen und ihr Dringen auf „richtige" medizinische Betreuung des Kindes können für die Eltern extrem problematisch werden. Schon unter optimalen Bedingungen ist es eine Herausforderung, die Prinzipien und Wirkungsweise der Homöopathie zu erläutern. – Es ist schon schwierig denjenigen gegenüber, die Interesse an der Materie zeigen und erst recht für diejenigen, die der Homöopathie ablehnend gegenüberstehen und nur ein scheinbar unnötig leidendes Kind sehen. Der Druck auf die Eltern kann enorme Ausmaße annehmen. Der Homöopath sollte sich dessen bewusst und darauf vorbereitet sein, den Eltern darin beizustehen, auch gegen den Widerstand ihnen nahe stehender Menschen, zur Wahl der Homöopathie zu stehen.

Viele der Informationen, die in diesem Buch und anderen einführenden Werken zur Homöopathie zu finden sind, können an Eltern weitergereicht werden. Sie dienen dem Zweck, ihnen für den Fall, dass sie ihre Entscheidung gegenüber anderen zu rechtfertigen hätten, entsprechende Argumentationshilfen an die Hand zu geben. Aus meiner Erfahrung heraus ist es für die Eltern schwierig, wenn nicht sogar unmöglich, Gegner von der Richtigkeit und dem Wertvollen ihres Tuns zu überzeugen. Dies sollte auch nicht überraschen. Wir als Homöopathen sind uns der nahezu unüberwindlichen gedanklichen Barrieren der Schulmedizin und auch der festen Überzeugung ihrer Anhänger bewusst. Für gewöhnlich rate ich den Eltern, sich nicht in Debatten oder Verteidigungsdiskussionen mit Menschen zu begeben, die sie, die Eltern, davon überzeugen wollen, welch großen Fehler sie doch mit der homöopathischen Behandlung begehen. Anstatt dessen rege ich an, Antworten zu geben wie „Ich schätze dein Interesse und deine Sorge um mich und mein Kind sehr. Was mir zur Zeit aber am ehesten helfen würde, wäre deine Anerkennung, dass ich ein intelligen-

ter, informierter Erwachsener bin, der sein Kind liebt und aufgeklärt genug ist, um das zu tun, was das Beste für mein Kind ist, auch wenn du mit meinen Entscheidungen nicht übereinstimmst."
– Manchmal wird ein wohlgesinnter Gesprächspartner dennoch mit der Diskussion des Themas fortfahren wollen, die Entscheidungen der Eltern in Zweifel ziehen und ihnen weiterhin das Gefühl geben, etwas Falsches zu tun oder ihnen Angst einjagen. In diesem Fall könnten die Eltern ihr Statement erweitern um die Bemerkung: „Ich habe dich gebeten, mich als intelligenten Erwachsenen zu respektieren, dem das Beste für sein Kind am Herzen liegt. Wenn du dazu nicht in der Lage bist, werde ich diese Diskussion hier und jetzt beenden."

Manchmal nehmen Lehrer für sich in Anspruch, medizinische Diagnosen zu stellen und den Eltern entsprechende Therapievorschläge zu unterbreiten – einschließlich des Beharrens darauf, dass das Kind psychotrope Arzneimittel einnehmen sollte, wie sie zum Beispiel gegen Depressionen, Hyperaktivität oder Aufmerksamkeitsdefizit-Störungen eingesetzt werden. Ein Kind, das aufgrund von Hyperaktivität, Verhaltensstörungen oder anderen Lernbehinderungen homöopathisch behandelt wird, verlangt von seinen Lehrern unter Umständen mehr an Zuwendung und Arbeitsaufwand ab und verursacht auch mehr Stress, weil das Arzneimittel eine gewisse Zeit benötigt, bevor sich positive Effekte bemerkbar machen. Einige Lehrer sind in diesem Prozess eine große Stütze und bringen viel Geduld auf, andere hingegen nicht; deren Reaktion kann sogar in der Forderung münden, dem Kind als Vorbedingung für den weiteren Schulbesuch sofort psychotrope Arzneimittel zu verabreichen. Es ist äußerst wichtig, den Eltern in einer solchen Situation die maximale Unterstützung zu geben. Ich war schon des Öfteren gezwungen, Lehrer daran zu erinnern, dass sie keine Ärzte sind und kein Recht haben, sich in die Entscheidungen und die Wahl der Therapieform einzumischen.

Kinder werden hin und wieder wegen kleinerer Symptome aus der Schule mit der Maßgabe nach Hause geschickt, erst dann wieder zum Unterricht zu kommen, wenn die Symptome vergangen sind. Häufig musste ich schon Briefe schreiben oder Telefonate mit Lehrern führen, um zu bestätigen, dass sich das Kind in meiner Behandlung befindet und nicht unter einer ansteckenden Erkrankung leidet, somit auch keine Gefahr für seine Mitschüler darstellt. Ich erinnere mich an einen speziellen Fall, in dem eine Mutter mit ihrem achtjährigen Sohn in der Praxis erschien; das Kind litt seit einigen Tagen unter Schnupfen und leichtem Husten. Die Mutter sagte zu mir: „Ich weiß, dass eigentlich keine Notwendigkeit besteht, zu Ihnen zu kommen, aber die Schule macht mir eine Menge Ärger, weil ich ihn noch nicht zum Arzt gebracht habe, damit er Antibiotika bekommt."

Hahnemann rät den Homöopathen, zunächst einmal festzustellen, was genau an einem Fall krank ist, bevor man sich entscheidet, was zu tun ist. So war es auch in diesem Fall. Die Diagnose der Mutter war ziemlich korrekt, das Problem lag nicht beim Kind. Der Junge benötigte noch nicht einmal eine Dosis seines Arzneimittels. Es war die durch die Schulleitung kreierte Situation, der man sich widmen musste. Im Wissen, dass es dem Jungen eigentlich gut ging und es für sein Umfeld keine Gefahr darstellte, wenn er zur Schule ging, musste ich der Schulleitung dies in einer für sie verständlichen Art und Weise versichern. Ich schrieb also „Penicillin" auf ein Stück Papier, befestigte dieses an seinem Hemd und schickte ihn zur Schule. Weder die Mutter noch ich hörten danach noch ein einziges Wort.

Im Kapitel 8.9 wurde das Thema Impfung ausführlich diskutiert, um Eltern, die mit dem Thema ringen, einige nützliche Fakten an die Hand zu geben. Auch für Eltern, die sich klar gegen eine Impfung ihres Kindes entschieden haben, kann diese Frage erneut im Rahmen des Schuleintritts aufleben, wenn eine Impfung seitens der Schule als Voraussetzung für die Zulassung des Schülers verlangt wird. Ich kann natürlich nur die Situation in den USA mit einiger Sicherheit beschreiben, andere Länder mögen ähnliche Regelungen haben. Viele Eltern werden absichtlich zu dem Glauben verführt, es sei gesetzlich unumgänglich vorgeschrieben, dass ein Kind alle vorgesehenen Impfungen erhalten haben müsse, bevor es zum Schulbesuch zugelassen wird und dass die Eltern in dieser Frage keine Wahl hätten. Schulärzte und andere Offizielle verkünden, dass dies die Gesetzeslage sei. Sie ist es nicht. Ein extrem gut gehütetes Geheimnis ist, dass das Gesetz nicht über den elterlichen Rechten steht, indem es die Eltern zwingen könnte, ihr Kind gegen ihren Willen impfen zu lassen. Die Gesetzeslage in allen 50 Bundesstaaten der USA sieht vor, dass in medizinisch begründeten Ausnahmefällen von einer Impfung abgesehen werden kann. Der Brief, den ich Eltern an die Hand gebe, um in den Genuss dieser Regelung zu kommen und ihren Kindern den Eintritt in die Schule zu ermöglichen, hat folgenden Wortlaut: „[Name des Kindes] befindet sich seit [Monaten oder Jahren] in meiner medizinischen Betreuung. Aus medizinischen Gründen spreche ich mich gegen Impfungen bei ihm/ihr aus." Mehr musste diesem Statement nicht hinzugefügt werden. Dieser Brief wurde bisher immer akzeptiert und keinem der in meiner Behandlung stehenden Kinder wurde der Schulbesuch aufgrund fehlender Impfungen verwehrt.

9.4 Der Umgang mit der Schulmedizin

Im Verlauf der Behandlung von Kindern ist es manchmal nötig, mit Schulmedizinern zusammenzuarbeiten. Ein Orthopäde wird gebraucht, wenn ein gebrochener Arm zu richten ist, ein Chirurg ist vonnöten, um einen entzündeten Appendix zu entfernen, oder es entstehen andere Situationen, in denen die Dienste eines allopathischen Arztes gebraucht werden. Wenn ein Kind zum ersten Mal in die Praxis des Homöopathen kommt, ist es in der Regel zuvor schon mehrere Male von Ärzten behandelt worden. In Abhängigkeit von dem zugrunde liegenden medizinischen Problem des Kindes können das Rheumatologen, Nephrologen, Neurologen oder andere Spezialisten gewesen sein. Eine Reihe dieser Ärzte stehen dem Gedanken einer homöopathischen Behandlung positiv gegenüber, während andere offene Feindseligkeit zeigen und die Eltern damit in eine unhaltbare und stressreiche Situation bringen. In diesen Fällen gibt es zwei Ebenen, die zu beachten sind: Eine ist die Ebene der Zusammenarbeit des Homöopathen mit den Ärzten, die andere ist die Ebene der Interaktion der Eltern mit den Ärzten.

Auf welche Weise auch immer es dazu kommt, Homöopathen müssen sich manchmal mit Schulmedizinern zusammenschließen. Ist der Homöopath gleichzeitig auch Arzt, so ist die Kommunikation unter Umständen einfacher, als wenn der Homöopath kein Mediziner, sondern zum Beispiel Chiropraktiker, Naturarzt oder Heilpraktiker ist. Aber auch als Ärztin habe ich mitunter im Kontakt mit den anderen Ärzten eines Kindes schon unerfreuliche Situationen erleben müssen. Glücklicherweise ist mir das nicht allzu oft passiert. Eine der traurigsten Erfahrungen dieser Art musste ich in der Behandlung eines schwer erkrankten achtjährigen Kindes machen. Nach sechs Monaten sorgfältiger homöopathischer Therapie hatte sich die chronische Erkrankung des Mädchens bedeutend gebessert. Es waren nicht nur ihre Symptome verschwunden, sie brauchte auch keine allopathischen Medikamente mehr, war fünf Zentimeter gewachsen und hatte eine Schuhgröße zugelegt. Ihre Mutter war von der erfolgreichen Anwendung der Homöopathie so begeistert, dass sie die wundersamen Verbesserungen unter allen Umständen dem Spezialisten, der das Kind zuvor behandelt hatte, mitteilen wollte. Als dieser das Mädchen dann in seiner Praxis sah, war er über die Veränderungen gleichermaßen erfreut wie erstaunt. Er rief aus: „Sehen Sie, ich hatte Ihnen doch gesagt, dass es ihr besser gehen würde! Das Einzige, was Sie tun mussten, war, meinem Behandlungsplan zu folgen. Sie sieht wunderbar aus!" Erstaunt schaute das Kind seine Mutter an. Nach einer unheilschwangeren Pause sagte das Mädchen: „Aber ich habe Ihre Medizin doch gar nicht eingenommen!"

Jetzt lag das Erstaunen auf der Seite des Arztes. Er fragte die Mutter, was sie denn gemacht habe. Sie hatte die Behandlung bei ihm abgebrochen und das Kind war stattdessen sechs Monate lang nur homöopathisch behandelt worden. Wenn ein sonniger Tag innerhalb eines kurzen Momentes zu einem Sturm werden kann, so geschah das jetzt mit diesem Arzt. Er war wütend und begann der Mutter heftige Vorwürfe wegen des gefährlichen Weges zu machen, den sie seiner Meinung nach eingeschlagen habe. Am Ende seiner ausufernden Tirade informierte er sie darüber, dass er nunmehr juristische Schritte einleite, um das Kind ihrer Obhut zu entziehen, da sie offenbar nicht in der Lage sei, angemessene medizinische Entscheidungen zu treffen. Können Sie sich vorstellen, wie verstört die Mutter war? Da hatte sie wirklich gemeint, der

Arzt sei erfreut über die Fortschritte der Gesundung des Kindes – stattdessen fühlte er sich bedroht und drohte ihr, weil sie es gewagt hatte, seine Autorität infrage zu stellen. Obwohl sich seine Drohungen in der Folge als haltlos herausstellten, litt die Mutter noch monatelang unter Ängsten.

Dieser Fall war zwar der extremste, den ich in dieser Art erlebt habe, aber in einer Reihe anderer Fälle verweigerten Ärzte die Fortführung ihrer Behandlung für den Fall, dass das Kind weiterhin homöopathisch behandelt werde. Glücklicherweise ergibt sich jedoch in den meisten Fällen, in denen ein weiterer Arzt an der Behandlung beteiligt ist, eine produktive Zusammenarbeit. Es gibt für den konstruktiven Umgang mit anderen Ärzten keine fixe Regel, jeder Mensch und jede Situation ist anders. Wie auch immer der einzelne Fall gelagert sein mag, ein Homöopath wird immer wieder mit der Notwendigkeit konfrontiert werden, mit einer Vielzahl anderer Ärzte umgehen zu müssen, von denen jeder eine eigene Haltung zur Homöopathie hat.

Auch die Eltern müssen möglicherweise noch mit anderen Ärzten, Psychologen oder Therapeuten Kontakt haben. Einige dieser Eltern wollen mit allen an der Behandlung beteiligten Ärzten ganz offen reden, andere ziehen es vor, die Tatsache der homöopathischen Therapie für sich zu behalten. Welcher der beiden Varianten gewählt wird, hängt ganz vom Wesen der Eltern und der Therapeuten ab, mit denen sie in Kontakt kommen. Ich folge in jedem Fall dem Weg, den die Eltern vorgeben und tausche mich mit den anderen Behandlern und Ärzten bis zum gewünschten Maß aus.

9.5 Informationen über das Arzneimittel

Viele Eltern haben mir gesagt, dass eines der wertvollsten Elemente meiner Behandlung die Hilfe ist, die ich ihnen gebe, um ihr Kind besser zu verstehen, indem ich den Eltern die Themen und Charakteristika des Arzneimittels ihres Kindes erläutere. Dies ist auch deshalb hilfreich, weil ich die Eltern auf diese Weise für die Stressfaktoren und Situationen sensibilisieren kann, auf die ihr Kind reagiert. So können zum Beispiel die Eltern eines Lycopodium-Kindes auf Anzeichen einer Störung achten, wenn ihr Kind auf einer neuen Schule ist oder dorthin wechselt, weil das Situationen sind, die für Lycopodium besonders stressbeladen sind. Die Eltern eines Calcium-carbonicum-Kindes hingegen können mithilfe dieser Informationen darauf achten, ihre häusliche Umgebung so stabil wie nur irgend möglich zu halten und Ausschau nach Anzeichen einer Störung halten, wenn es zu größeren Verwerfungen der familiären Routine kommt. Im Zustand der Gesundheit sollte natürlich jedes Kind in der Lage sein, mit solchen Ereignissen umzugehen. Es ist das Wesen des für das Kind passenden Arzneimittels, das darüber entscheidet, in welchen Situationen die inneren Ressourcen rascher erschöpft werden. Insbesondere diese Information dient den Eltern als große Hilfe.

Ein interessantes Beispiel in diesem Zusammenhang ist das Arzneimittel Magnesium carbonicum. Das Thema und das Wesen des Mittels ist es, sich wie ein hilfloser Säugling zu fühlen, abhängig davon, umsorgt, ernährt, gewärmt und beschützt zu werden – und dies verbunden mit dem Drang und Verlangen, eigene Entscheidungen zu treffen. Der Patient fürchtet gleichzeitig aber, dass er durch die Formulierung der eigenen Wünsche diejenigen, von denen er abhängig ist, vor den Kopf stößt und sie ihn dann im Stich lassen, sodass er wie ein Waisenkind ganz alleine wäre, ohne jede liebevolle Zuwendung, ausreichende Nahrung oder häuslichen Schutz. Diese Aussicht ist so furchterregend, dass er seine inneren Wünsche unterdrückt und zu dem Menschen wird, den die anderen haben wollen. Er kann nicht er selbst sein, darf keine eigene Identität haben. Wäre die Angst vor dem Verlust der Menschen, von denen er abhängig ist, das einzige Thema, dann könnte der Patient ganz einfach auf zufriedene Weise abhängig bleiben; er würde die Wünsche und Bilder der anderen erfüllen und lebte dadurch in einer sicheren Beziehung, welche die Erfüllung seiner Bedürfnisse garantierte. Wäre andererseits der Ausdruck der eigenen Wünsche und Verlangen das einzige Thema, würde dieser Mensch dies einfach tun, ungeachtet der Konsequenzen. Der Konflikt und die Spannung in Magnesium carbonicum ergeben sich dadurch, dass beide Impulse gleichzeitig in Kraft sind. Der Drang, eine Identität zu haben, Entscheidungen treffen zu können, seine eigene Persönlichkeit zu haben steht im Gegensatz zu seiner hilflosen Abhängigkeit von anderen in Bezug auf Zuwendung und Ernährung. Dieser immer präsente Impuls nach dem Ausdruck seiner selbst, in Kombination mit der Furcht, genau deswegen verlassen zu werden, kreiert das Problem einer „zwickmühlenhaften" Situation. Seine permanente Furcht vor der Verlassenheit entsteht aus dem ihm innewohnenden und konstanten Verlangen, sich selbst zu zeigen. Die Unausweichlichkeit, verlassen zu werden, sollte dieser Drang nicht mehr unterdrückt und damit offenbar werden, ruft die Furcht in ihm hervor.

Stellen Sie sich ein Mädchen vor, das Magnesium carbonicum benötigt. Es klammert sich an seine Eltern, ist ängstlich und schüchtern. Sie fragt beständig: „Mami, liebst du mich?", oder klagt: „Mami, du liebst mich nicht!" Sie träumt, dass sie entführt wird und sie träumt von kleinen Tieren und deren Müttern und dass die Kleinen von ihren Müttern gefüttert werden. Wenn der Homöopath den Eltern die innere Welt ihres Kindes erklären muss, dann steht er vor der Aufgabe, ihnen zu vermitteln, dass die innere Wirklichkeit des Kindes nicht unbedingt etwas mit dessen Lebenssituation zu tun haben muss. Dies ist ein sehr wichtiger Punkt, da diese liebevollen und sorgenden Eltern ansonsten nicht verstehen können, wieso ihre Tochter in einer Welt lebt, in der sie sich aufgegeben wie ein Waisenkind fühlt, verlassen von ihren Eltern, sodass sie schutzlos, ohne Nahrung und Wohnung ist. Kommen die Eltern dann jedoch an den Punkt, akzeptieren zu können, dass dieses Bild die innere Welt des Kindes widerspiegelt, aus der heraus es das Leben wahrnimmt, beginnen das Verhalten und die Reaktionen des Mädchens einen Sinn für die Eltern zu ergeben. Es ist verständlich, dass ein Waisenkind permanent die Frage nach der Liebe seiner Mutter stellt. Der Traum von einem Muttertier, das seine Jungen nährt, versinnbildlicht das Gegenteil ihrer Gefühlswelt – sie hat keine Mutter und wird auch nicht genährt. Durch den Zugang zur inneren Welt ihres Kindes kommen die Eltern in die Lage, sowohl ihr Kind wirkungsvoll zu unterstützen wie auch die ersten Anzeichen für die Notwendigkeit der Wiederholung einer Arzneimittelgabe zu erkennen.

9.6 Die Abwesenheit von Schuld

Eltern fragen mich oft, woher diese Gedanken ihres Kindes kommen. Im oben geschilderten Beispiel würden die Eltern des Mädchens mir die Frage stellen, woher ihr Gefühl komme, verlassen oder alleine zu sein. Sie wollen wissen, warum sich ihr Kind so fühlt, wie es sich fühlt. Und sie wollen wissen, ob sie etwas getan oder unterlassen haben, was diese unerklärlichen Gefühle und Gedanken hervorgerufen hat, welche die Welt ihres Kindes dominieren. Liegt zusätzlich noch eine Verbindung zwischen dem Zustand der Mutter während der Schwangerschaft und den Symptomen des Kindes vor, fragt die Mutter, was sie gemacht habe, um ihr Kind zu schädigen und krank zu machen.

Warum ein Mensch krank wird, ist eine Frage, die so alt ist wie die Menschheit und auf die keine endgültige Antwort gefunden werden kann. Man weiß einfach nicht, warum eine ganz bestimmte fremde Energie in den gesunden, normalen Energiestatus eines Menschen eingreifen kann. Warum sich ein bestimmtes Kind in einem spezifischen Energiezustand befindet, ist ebenso nicht zu eruieren. Obwohl man nicht herausfinden kann, warum ein Erwachsener oder ein Kind krank wird, so ist eines klar: Die Eltern tragen daran sicherlich keine Schuld. Es ist sehr wichtig, diesen Punkt den Eltern gegenüber deutlich zu machen, ganz besonders dann, wenn die Mutter sich sorgt, dass traumatische oder Stress verursachende Ereignisse während der Schwangerschaft ihrem Kind geschadet hätten. In dem Maße, in dem Eltern sich der homöopathischen Sichtweise annähern, entwickeln sie Schuldgefühle wegen zuvor durchgeführter antibiotischer Behandlungen, Cortisongaben oder anderer medizinischer Maßnahmen und Impfungen. Die Aufgabe des Homöopathen ist es dann auch, den Eltern das Gefühl zu geben, dass ihre Schuldgefühle unbegründet sind. Zweifellos haben die Eltern immer das Beste gewollt, sie haben sich um ihr Kind besorgt und gekümmert und sollten jetzt, da sie einen besseren Weg zur Erhaltung seiner Gesundheit suchen, dafür hoch gelobt werden. Nichts kann die Vergangenheit ungeschehen machen, aber schon die bloße Tatsache, dass sie sich jetzt in der homöopathischen Praxis befinden, ist ein Beleg für ihre fortlaufenden Bemühungen, ihrem Kind in jeder nur erdenklichen Art und Weise zu helfen.

9.7 „Was?“ – und nicht „Warum?“

Die meisten Eltern sind der Überzeugung, dass sie ihr Kind sehr gut kennen und verstehen. Meistens trifft das auch zu. Dennoch geschieht es häufig, dass Eltern von dem, was ihre Kinder während der Fallaufnahme berichtet haben, überrascht sind. Die wahrhaft liebenden Eltern des oben angeführten Magnesium-carbonicum-Falles hatten keine Ahnung, dass sich ihre Tochter wie ein Waisenkind fühlt. Auch sind sie oft davon überrascht, dass der Homöopath solch verborgene innere Gedanken und Gefühle ans Tageslicht holen kann, während ihnen das nicht gelingt.

Homöopathen und Eltern hören dem Kind aus sehr verschiedenen Positionen zu, auch weil sich ihre Ziele voneinander unterscheiden. Ein Homöopath hört solche inneren Gedanken, weil er weiß, dass es sie gibt und zielt deshalb mit seiner Fragetechnik in diese Richtung. Er weiß, dass sich dort eine fremde Energie ausdrückt, die für gewöhnlich im Verborgenen lebt, unterdrückt und kompensiert wird. Im Fall von Kindern ist es manchmal einfach nur so, dass sich bisher niemand die Zeit genommen hat, dem Kind aufmerksam zuzuhören, ohne es dabei zu bewerten oder zu korrigieren.

Eltern wollen ihr Kind verstehen und dazu fähig sein, das Gleiche zu hören wie der Homöopath. Meine Empfehlung an die Eltern ist, ihrem Kind gut und aufmerksam zuzuhören und sich dabei auf das „Was?“ und nicht auf das „Warum?“ zu konzentrieren. Wie oben schon ausgeführt wurde, kann man einen Menschen dadurch verstehen lernen, indem man der Beschreibung seiner persönlichen Erfahrung zuhört. Die Frage, warum er so empfindet, ist dabei nicht hilfreich. Das Gleiche gilt für Eltern, die mit ihrem Kind reden. Das Passwort für den Zugang zur inneren Welt des Kindes ist hier die Frage nach dem „Was?“ – und dann sollte man in Ruhe der Entfaltung der erstaunlichen inneren Welt lauschen.

9.8 Schlussbemerkung

Die Arbeit mit Eltern, die Vermehrung ihres Wissens, ihre „Abordnung“ und Einbeziehung in den Behandlungsprozess, fügt dem gewohnten Modus der Behandlung von Kindern eine wunderbare und erfreuliche Dimension hinzu. Ich ermutige jeden Homöopathen, sich die Zeit zu nehmen, die Eltern so weit wie möglich in den Prozess mit einzubeziehen. Sollten Sie jemals an der Zweckmäßigkeit dieses Ansatzes zweifeln, lesen Sie erneut Rachel Lipman Mostows Beschreibung ihrer eigenen Erfahrung (► s. S. 145 ff.). Am Prozess beteiligte Eltern und ein gesundes Kind ergeben zusammen ein Siegerteam.

Die Zielsetzung dieses Buches bestand darin, über die Beschäftigung mit den neuen Methoden und Gedanken in der Homöopathie eine gänzlich neue Welt von Möglichkeiten und eine neue Qualität von Spannung, Erfolg und Erfüllung in der Behandlung von Kindern zu eröffnen. Es ist keine größere Belohnung vorstellbar als die erfolgreiche Therapie eines Kindes, wissend, dass ihm die Verbesserung seiner Gesundheit über die Dauer seines gesamten restlichen Lebens zugute kommen wird. Diese Kinder heranwachsen zu sehen, die Entwicklung ihrer Individualität zu beobachten und zu sehen, wie sie den Herausforderungen des Lebens mit innerer Stärke, Neugierde und Freude begegnen, ist eine der besten Erfahrungen, die man als Homöopath machen kann.

Dieses Buch ist nur ein Einstieg in die Anwendung der neuen Methoden der Behandlung von Kindern. Um die hier vorgestellten Methoden anzuwenden ist es hilfreich, sie zunächst eingehender zu studieren und sie dann in die Praxis zu übernehmen. Ganz sicher ist auch ein vertieftes Wissen zur Materia medica und Philosophie nützlich. Der wichtigste Teil jedoch ist zugleich auch der freudvollste – das Gespräch mit den Kindern. Indem der Homöopath eine sichere, ruhige Gesprächsatmosphäre schafft, sich dem Kind mit ehrlichem Interesse, Geduld und Akzeptanz nähert, kann er die wundervolle, erstaunliche und mit Überraschungen angefüllte Reise durch die Welt des Kindes genießen.

Personen- und Sachverzeichnis